かゆいところに手が届く

小児プライマリ・ケアガイド

編集／森田 潤

羊土社
YODOSHA

謹告
　本書に記載されている診断法・治療法に関しては，発行時点における最新の情報に基づき，正確を期するよう，著者ならびに出版社はそれぞれ最善の努力を払っております．しかし，医学，医療の進歩により，記載された内容が正確かつ完全ではなくなる場合もございます．
　したがって，実際の診断法・治療法で，熟知していない，あるいは汎用されていない新薬をはじめとする医薬品の使用，検査の実施および判読にあたっては，まず医薬品添付文書や機器および試薬の説明書で確認され，また診療技術に関しては十分考慮されたうえで，常に細心の注意を払われるようお願いいたします．
　本書記載の診断法・治療法・医薬品・検査法・疾患への適応などが，その後の医学研究ならびに医療の進歩により本書発行後に変更された場合，その診断法・治療法・医薬品・検査法・疾患への適応などによる不測の事故に対して，著者ならびに出版社はその責を負いかねますのでご了承ください．

序

　本書は『レジデントノート』に「小児診療 なぜ？ なに？ 指南」と題して1年間連載された内容に加筆修正したものです．欲張りすぎて倍の分量になりました．目的は，小児特有の事例，診療のコツ，よくある疑問点の解決法を通して小児を診る面白さを伝えることです．

　あなたが，どの専門科に進んでも子どもを診る場面は必ずやってきます．まずは小児への接しかたの基本（第1部）を理解して，あなたと子ども相互の間にある抵抗値を小さくしてください．実践すれば，よりスムーズに短時間に診療が進むことに驚くことでしょう．

　第2部を読めば，救急外来の初期対応が自分でできるという自信が湧くでしょう．ここがスタート地点です．その「わかった気持ち」を「腑に落ちる」理解にするためには（救急）外来で指導を受けながら患児に直接触れてみてください．近くにいる小児科医をつかまえて相談したり，この人はメンター*に値すると思われる小児科医の外来を見学がてらにベシュライバー*してみてはいかがでしょうか．

　ステップアップのための第3部には，本来の小児科医としての役割を臨床に則した具体的な内容で取り上げました．研修医が単独でかかわることは難しいとしても，あなたの視野を確実に広くし，子どもの生活の場まで見通せるようになるために必要な知識です．ここまで理解できると，子どもそのものを診ることが楽しくなってきます．さらに余裕があれば第4部に書かれているTipsを臨床場面で使ってみてください．

　小児科の守備範囲はどんどん広がっています．新生児医療と療育，園・学校医，発達障害，心身症，思春期医学，先天疾患の成人外来，新しいワクチンに遺伝相談などなど．本来全人的である小児科の医師はオールラウンダーなのです．また他科の医師にとっても，出ずる陽・蕾む花（新生児・小児）を知ることは，沈みゆく陽・落ち花（成人・老人）を理解することでもあります．

　執筆していただいた小児科名医の皆様に心より感謝いたします．執筆者の多くが日本外来小児科学会の教育検討委員会が行っている「小児プライマリ・ケア実習」（http://www.gairai-shounika.jp/）の指導医です．実際にクリニックや病院に行って指導を受け，豪華な語りをつまみに遅い夕食をごちそうになってはいかがでしょうか．学生や研修医を心からの笑顔で受け入れてくれます．それが世話好きで話し好きな小児科医である証です．

　最後に，遅筆な私を辛抱強く待ち，"しつこく"原稿の催促をしていただいた羊土社編集部に感謝いたします．

2010年7月吉日

森田　潤

＊メンター：ホメロスの叙述詩「The Odyssey」に登場する人物Mentorに由来し，教わる者にとってよき理解者，よき支援者としての役割を果たすよき指導者

＊ベシュライバー（独 Beschreiber, 英 Describer）：陪席しカルテ記載を行う人（口述筆記者）

カラーアトラス

[第1部第2章1（P.22）参照]

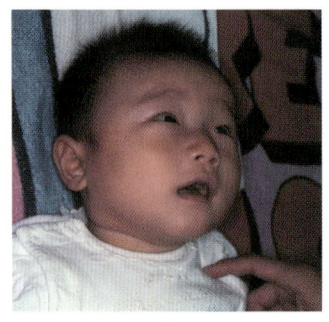

● 図1　39.4℃，キョロキョロして元気そう

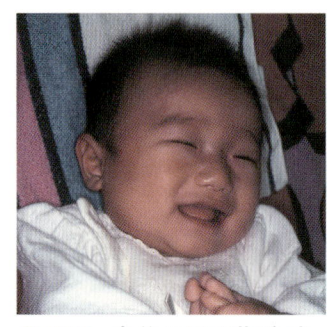

● 図2　自分の足で遊び，声を出して笑う

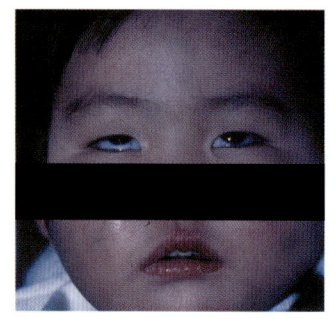

● 図3　けいれん発作中の顔

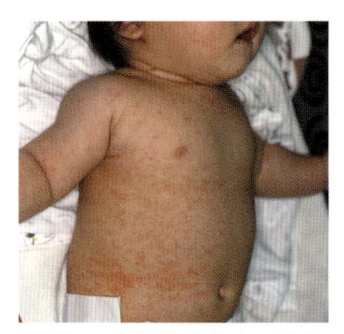

● 図4　突発性発疹症の発疹

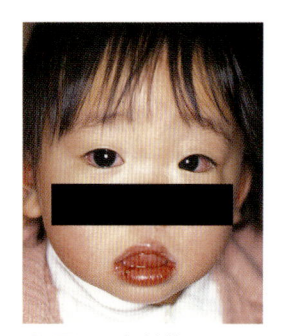

● 図5　急性期

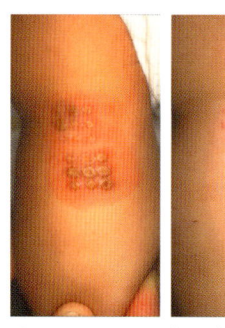

● 図6　BCG痕の変化（急性期と回復期）

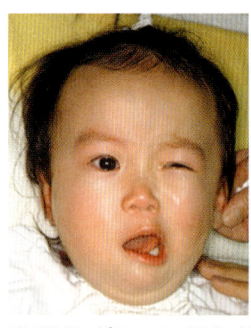

● 図7　泣いているとき

● 図8　泣きやんだとき

● 図9　初診時

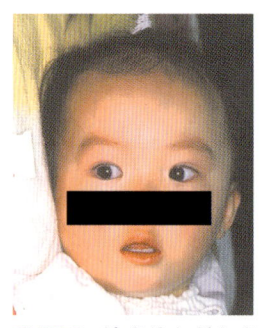

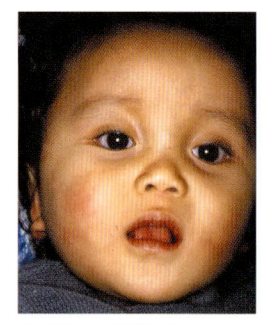

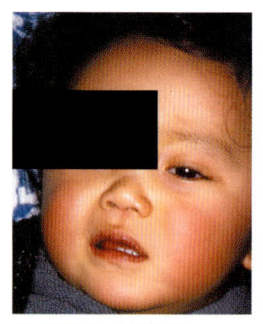

● 図10　回復時

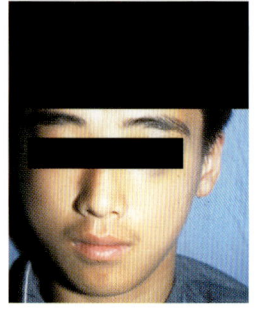

● 図11　来院時

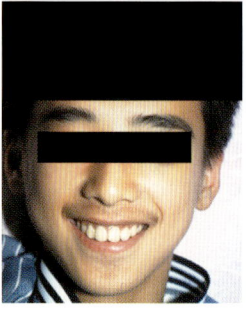

● 図12　加害者抑制後

● 図13　初診時・3病日

● 図14　回復時・6病日

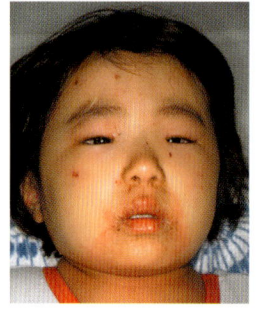

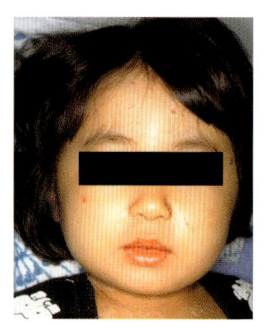

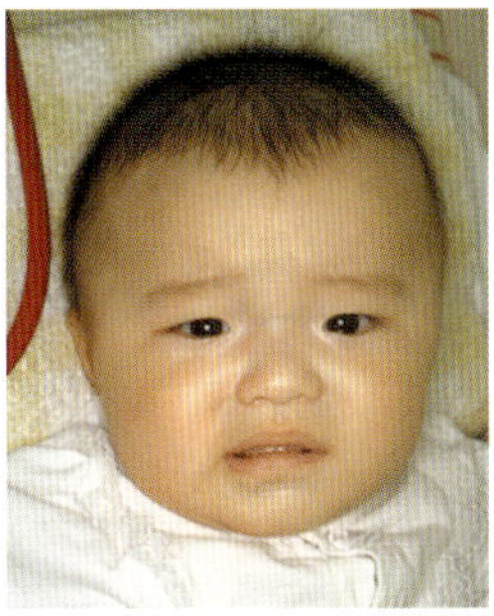

- 図15 初診時（ショック）
- 図16 整復4日後 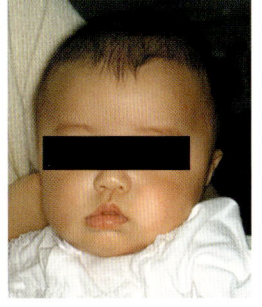
- 図17 急性期（能面様浮腫） 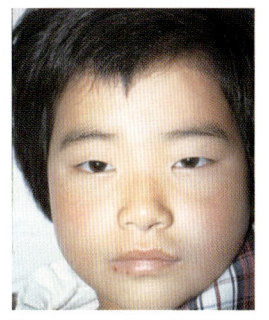
- 図18 回復期 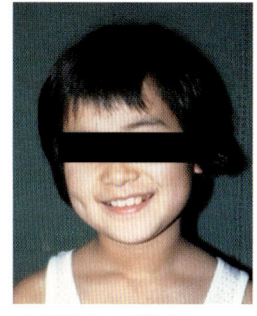
- 図19 急性期（浮腫） 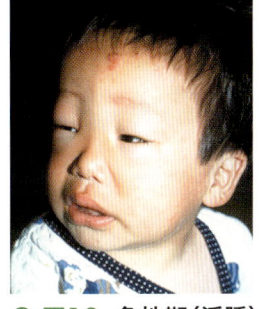
- 図20 回復期 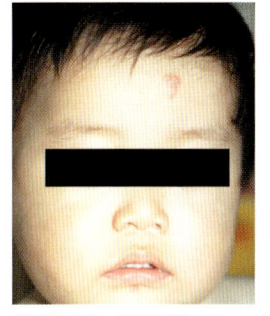
- 図21 初診時（興奮） 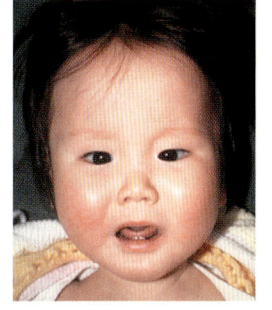
- 図22 回復時 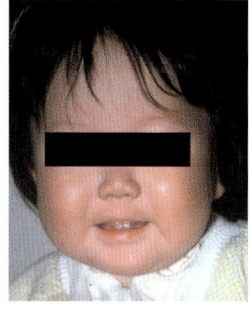
- 図23 初診時（傾眠） 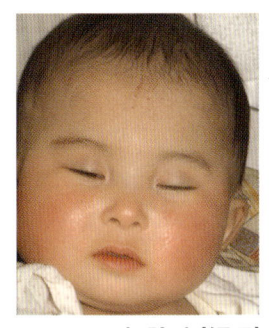
- 図24 回復時 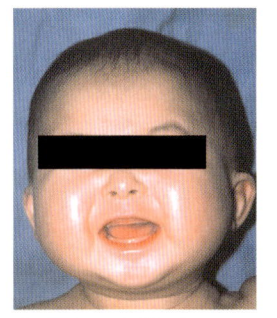
- 図25 発症7分後（ショック） 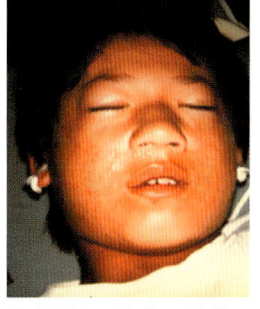
- 図26 回復1年後（蕁麻疹で再来） 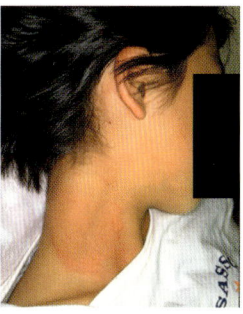
- 図27 発症初期 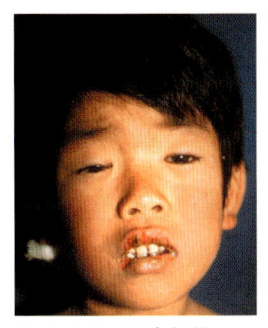
- 図28 進行中 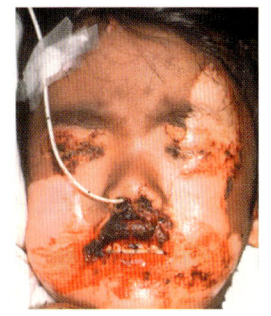
- 図29 急性期（3病日） 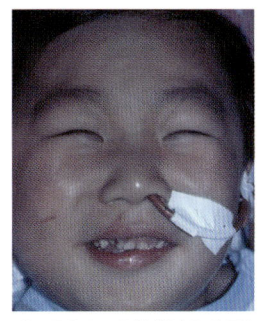
- 図30 回復期 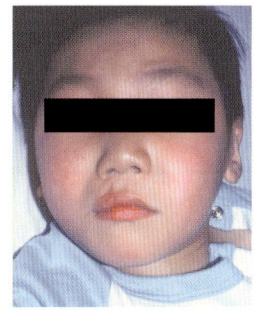

［第2部第2章5（P.76）参照］

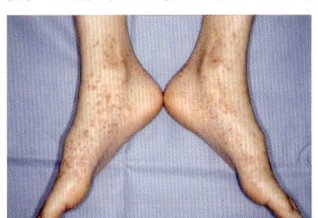

- 図1 下肢の出血斑

かゆいところに手が届く 小児プライマリ・ケアガイド

序 ……………………………………………………………………… 森田　潤

第1部　小児患者がやって来た！基本だけれど難しい診察のコツ

第1章　小児診療と成人診療はここが違う！

1. 小児を診るときの基本的なコツ ………………………… 久我修二、森田　潤　**10**
2. 決して小児の身体診察は難しくない　〜プロのコツで解決しよう…… 白川嘉継　**16**

第2章　まず重症度を見極める！

1. 顔つきによる初期印象診断　〜検証された医療経験の積み重ねから，経験的臨床診断学が生まれる ……………………………………… 武谷　茂　**22**
2. 小児プライマリ・ケアでのトリアージ …………………………… 南　武嗣　**32**

第2部　いざというとき必要な薬の知識とcommon symptomへの対応

第1章　薬の使いかた

1. 小児の処方のピットフォール 〜どう調剤され，どう飲まれるかを考えよう
  ……………………………………………………………………… 橋本剛太郎　**40**
2. 小児への輸液のキホン ……………………………………………… 進藤静生　**47**

第2章　救急でのcommon symptomへの対応

1. 発熱児への見立て ………………………………………………… 岩元二郎　**52**
2. けいれんであわてない …………………………………………… 岩元二郎　**57**
3. たかが咳されど咳，奥は深い …………………………………… 坂口万里江　**62**
4. 点滴に頼らない脱水治療 〜経口補液剤の正しい使いかたをマスターしよう
  ……………………………………………………………………………… 大部敬三　**71**
5. 腹痛，ここだけは押さえておこう ……………………………弓削　建, 大部敬三　**76**
6. 発疹の診かた，考えかた ………………………………………… 森田　潤　**83**
7. 鼓膜の診察法と急性中耳炎の治療 ……………………………… 深澤　満　**89**
8. 軽症外傷への対応と説明 ………………………………………… 山根浩昌　**94**
● 小児救急の心得十か条 …………………………………………… 岩元二郎　**100**

第3部　小児診療の醍醐味！小児プライマリ・ケアで必要な診療のワザを達人に学ぶ

1. 予防接種 〜どれだけ理解しているか？ ……………………………… 松尾勇作　**102**
2. 新生児を診る 〜奇形を見逃さず赤ちゃんの生きる力をみるために
  ………………………………………………………………………………… 藤田　位　**109**

3. 遺伝の話は特別なこと？ ～遺伝カウンセリング……………………渡邊順子 **118**
4. 乳幼児健診で小児科の楽しさを体験する ～子育ての手助けをめざす健診は楽しい
　………………………………………………………………………戎　寛 **127**
5. 多動な子どもをどう診るか　………………………………………金原洋治 **142**
6. 子どもの笑顔を育もう ～学校医への思いを膨らませてください　岩田祥吾 **153**
7. 話したがらない思春期の患者さんにどう対応するか…………関口進一郎 **162**
8. 中高生の身体症状に精神症状が隠れていたらどうする？………永光信一郎 **169**
9. 児童虐待 ～虐待される子どもたちの小さな叫びを聞き逃さないために
　…………………………………………………………………………大部敬三 **174**
10. 事故による傷害予防に取り組むとは ～詳細な情報をとることが予防の出発点
　…………………………………………………………………………山中龍宏 **181**

第4部　知って役立つTips

1. 手技のコツ ～こうすれば成功する！……………………………藤野　浩 **191**
2. 患者さん・保護者からこんな質問をされたらどう答える？ ……橋本剛太郎 **196**
3. 対面しない保護者への説明の落とし穴 ～ケータイを介した質疑応答の課題と対策
　…………………………………………………………………………田原卓浩 **200**

索引 …………………………………………………………………………………… **206**
編者・執筆者一覧 …………………………………………………………………… **210**

かゆいところに手が届く
小児プライマリ・ケアガイド

第1部　小児患者がやって来た！基本だけれど難しい診察のコツ

1 第1章　小児診療と成人診療はここが違う！
小児を診るときの基本的なコツ

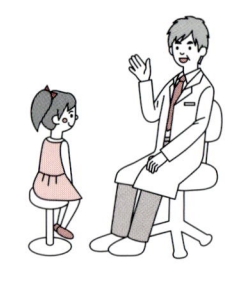

久我修二, 森田　潤

> **Point**
> - 場（診察室）の設定とあいさつで第一印象は決まる
> - 受診の動機を知る，そして共感の態度を示す
> - 3つの質問「食う・寝る・遊ぶ」
> - 泣かせない工夫
> - First, Do No Harm
> - 次につなげる医療

はじめに

　小児の診察は難しい…，でもどの科に進んでも子どもを診る機会はあります．ちょっとしたコツを知っていると，むしろ面白いものになります．基本的なコツをコミュニケーション技法を中心に集めてみました．医療面接の2つの役割－**信頼関係の形成と情報収集**－を子どもと保護者から得るためのいくつかのルールがここにあります．

● 6つの基本的なコツ

その1 「初対面のコツ」たかがあいさつ，されどあいさつ

　小児の診察を苦手になってしまう原因の1つに「手ごわい親の存在」があります．少子化と核家族化により，わが子に対する愛情はより深く強くなり，相談できる相手がいないため，「背水の陣」に追い込まれた状態で救急外来にやってきます．「藁にもすがる思い」のはずですが，「藁（研修医）では満足してくれない」のが実情です．長い待ち時間の後，頼りない若い医者が待っていたら親はどう思うでしょう．「手ごわい親」+「失望」→「手に負えない親」になっています．せめてその「失望」を最小限にする努力を始めましょう．
　そこで，まずあいさつによる「先制攻撃」です．

研修医A　こんばんは！（笑顔で）

研修医A　お待たせしました．（ちょっと申し訳なさそうに）

研修医A　○○さんですね．担当します△△です．（目を自然に合わせて）

研修医A　今日はどうされましたか？（おだやかな表情で）

　　小児の医療面接では，最初に**保護者といかに良好な信頼関係を築けるか**が勝負の分かれ目であり，診断の鍵となる情報収集に大きくかかわります．あいさつの後は**しばらく黙って**，保護者の口から出てくるストーリーに耳を傾けることにより，「何でも話してください」という雰囲気を作ることができます．同時に多くのbody-language signals（こどもの顔つき，親子のかかわりかた，保護者の手や目の動きなど）をさりげなく観察しましょう．

その2 「コミュニケーションのコツ」受診動機と共感の態度

丁寧な問診と診察＋十分な説明＋正しい診断でも満足してくれない？

研修医A　昨日，39.5℃の発熱を主訴に受診した7カ月の男児がいたのですが，深夜でも丁寧に問診して診察したんですよ．元気もあったし，おそらく突発性発疹だと考えて，十分に説明したのに．

指導医M　何か問題があった？

研修医A　特に大きな問題はなかったんですけどね．ただ親は帰るとき何となく不満気だったんですよ．せっかくを時間をかけて説明したのに損した気分でした！

指導医M　なるほど，丁寧に診察し，かつ十分に説明したけど親は満足していない…．その親御さんの1番の不安は何だったのかな？

研修医A　それは当然高熱だと思いますが…．

指導医M　高熱があることで何が不安なんだろう？

研修医A　…そうか，もしかして病気の詳しい説明よりも，高熱で脳に障害が残るのではないかとか，その辺が心配で受診したのかもしれないですね．

指導医M　その通り．同じ主訴でも受診動機は違うことが多い．受診動機を明らかにすることは，親と良好なコミュニケーションを作るうえでとても大切だよ．1番ご心配なことは何ですか？ というようなopen questionを使うとよいだろうね．さらにそこで親の不安や心配に共感する態度を出せると展開が変わったかもしれないね．

その3 3つの質問「食う・寝る・遊ぶ」

　　小児科特有の問診として「**出生時の記録（母子手帳）**」，「**発育・発達歴（健診）**」，「**通園の有無**」，「**予防接種歴**」，「**周囲の流行**」が大きなウエイトを占めます．

上記に加え次の3つの質問をします．

> ☐ 機嫌がいいか？
> ☐ 食欲があるか？ 水分が摂れているか？
> ☐ ちゃんと眠れているか？

この3つの質問がYESならまず安心です．落ち着いて診察を続けることができます．

研修医A：診察室に入った瞬間から狂ったように泣き叫ぶ子どもがいます．親からの問診はとりづらいし，身体所見もとりづらいし，どうしたらいいのでしょうか？

指導医M：確かに泣き叫ぶ子の問診や診察は難しいですね．そんなとき私は次の質問をします．『機嫌が悪いようですが，自宅や待合室でも不機嫌でしたか？ それとも私の前だけ不機嫌なのですか？』

研修医A：もし後者であれば親は笑って答えてくれて，場が少し和みますね．

指導医M：もし不機嫌が自宅や待合室でもあり続いているときは，髄膜炎や腸重積，外傷（骨折や肘内障），中耳炎，便秘など年齢を考慮した重症な鑑別疾患を頭において診察を続けます．

その4「診察のコツ」泣かせない工夫

ベテラン小児科医の診察では，子どもが大泣きすることが少ない．

❶ 場の設定

白衣を着ない．病院らしくない（図1）．診察室での医師-患者の配置にも気を配る（図2,3）．最初から"恋人の距離"に近づかない（子どもから離れておく）．

❷ 医師の表情と態度

にこやかに菩薩顔？で「大丈夫，君の味方だよ，すべて任せなさい」という雰囲気．目線の高さを子どもに合わせる．

❸ 言葉

- **診察の際，次に何をするか，その都度子どもに声をかける**
  「もしもしするね」，「ぽんぽんさわるよー」．
- **答えやすい質問から始めて，核心に迫っていく**
  「いま何歳？」→「何幼稚園？」→「痛いとこ指さして？」．
- **よく褒める**
  「おお，上手上手」，「うん，偉い」，「さすが3歳！」，「すごい100点満点だ！」．親や

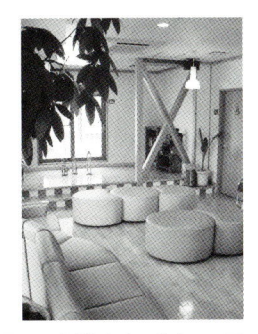

● 図1 病院らしくないアットホームな待合室で親も快適！
さらに癒しの音楽が流れている．

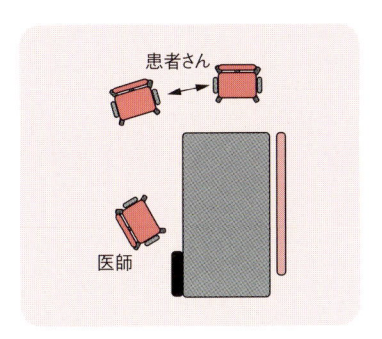

● 図2 平均的な医師（右利き）−患者配置
医師と患者間に適度な距離をおき，90度で対峙し，移動が可能な椅子を用いることで，圧迫感が薄れ子どもの受けるプレッシャーを軽減する役割がある．

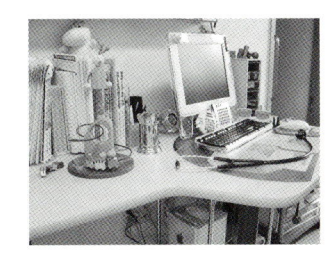

● 図3 診察台周辺の環境
診察台は整理整頓し，随所に子どもの興味を引くおもちゃを忍ばせている．

看護師と一緒に褒める．よいところが見つからないときは名前を褒める．「ステキな名前ですね」．

・うそはつかない

研修医A 子どもが『今日注射する？』って聞いたから，ウソはよくないと思い『あるよ』って答えたら，その後ずっと大泣きで診察になりませんでした．ウソもときに必要ではないのでしょうか？

指導医M でも1回ウソをついてしまうと，その子とのかかわりをなかなか修復できなくなります．『3つ数えると終わるよ』とか『赤ちゃん用のちっちゃな針にするよ』とかの言葉で交渉を図りたいものです．

❹ 道具

聴診器や手を温めておく．これ常識．

❺ 診察の順序

口と耳の診察は最後．まずは子どもから離れて，観察して耳をすまし，すぐに触ろうとしないこと．診察台に寝かせると泣く子は親の膝の上で診察．

❻ 診察の介助

口を診るときは固定が中途半端だと診る時間が長くなり小児科嫌いになる．3歳になると，口を大きく開けてもらい舌を前に出させ，「あー」，「えー」と言わせると結構見える．

その5「治療のコツ」

❶ "to help, or at least to do no harm"

「とりあえず抗菌薬出しておこう」→本当に細菌感染？

「とりあえず約束処方（風邪薬）」→咳がないのに鎮咳薬いるの？
「念のため点滴」→脱水はあるの？経口補液ではダメ？
「念のためX線検査」→治療が変わるときはOK．でも本当にいる？

❷ 次につなげる医療

自分の診察だけで勝負（確定診断）をつける必要はありません．求められているのはトリアージ（緊急か非緊急かの判断）です．あなたは次の小児科医にバトンをスムーズに渡す第1走者なのです．

- 緊急と判断したならば，まずABCの安定化をめざし，検査や診断に時間をかけず迅速に紹介する．
- 非緊急の場合，「熱型表」や「検査結果」を渡し，かかりつけ医再診へ．
- 他科に紹介するときは，自分の疑問を書いてフィードバックしてもらう．

その6「説明のコツ」

流行している疾患のパンフレット（リーフレット）を事前に用意しておくと親の満足度が上がる．既製品として日本外来小児科学会作成のものがあり，わかりやすい（『子どもの健康リーフレット』ノーブル・プレス，http://www.noblepress.jp/）．

❶ 薬の飲ませかたや飲みあわせなどを説明できると信頼度アップ

例えば，アジスロマイシンは1回量が多く，後味も苦く，子どもにとって不評である．その苦みをアイスの甘さと冷たさでごまかすことでうまく服薬できる．アイスの中でもハーゲンダッツ®は濃厚で成功率が高い．ちょっと値は張るが300円で肺炎の治療と思えば安いもの！お薬嫌いで困っている親に対して，信頼を得る絶好のチャンスです．

❷ 次はいつ受診したらいいのでしょうか？

研修医A　親に『次はいつ受診したらいいのでしょうか？』とよく最後に尋ねられるのですが，とりあえず『明日かかりつけ医を必ず受診してください』と言ってごまかしています．もう少し気の利いたことも言いたいのですが…．

指導医M　あくまで時間外診療はトリアージに重点をおくべきだと思うよ．ただ，少し経験を積んだら，『食う（食事・水分摂取）・寝る（睡眠）・遊ぶができていたら，少し様子をみていいでしょう．それが1つでもできなくなったら，また受診してください』という説明は比較的使えるフレーズかもしれません．

❸ キーパーソンを見極める

研修医A　お母さん，熱はバイ菌をやっつけようと頑張っているサインです．40℃あっても，脳が壊れたりすることはありません（キッパリ）．今日は解熱剤を使わず様子をみてもいいですよ．

母親	安心しました．今日はこのまま様子をみます．
研修医A	お大事に（うまく説明できたな！）．

2時間後…母親が申し訳なさそうな表情で再受診．

母親	先生，やはり解熱剤をもらえませんか？
研修医A	先ほど熱のお話はしましたよね？
母親	家に帰ったら祖父母が血相を変えて，『この子に障害が残ったらおまえのせいだからな』と怒るもので，どうしようもなくて…．
研修医A	私の説明したことをおばあちゃんやおじいちゃんに話していただけました？
母親	ええ，私なりに一生懸命伝えたつもりですが，焼け石に水といった感じで…すみません．
研修医A	そうですか…ちなみに今回はおばあちゃんかおじいちゃんはご一緒に来院されていますか？
母親	いいえ，家で待っています．
研修医A	…．

COLUMN なじみの患者さん

　子どもの診察はじっくり型ではなく，一瞬芸のところがある．のどや耳を診るのも一瞬で決まる．ここは経験が必要．その前にゆっくり保護者と井戸端会議をしておこう．自分の家庭環境を話題にできる場はそうそうないもの．診察室は自由に話せる数少ない場所だと思う．例えば，お姑さんの悪口とかご主人のクセとか．でも忘れないで，心理面の話に深く入るのは初診では無理．昔の遊郭でも"なじみ"になるのは少なくとも3回通った後から，とのこと．

参考文献

1) 飯島克己：「外来でのコミュニケーション技法」．日本醫事新報社，1995
　　純粋に勉強になります．読み返すたびに「ほ〜」とうなる内容です．
2) 真部淳，上村克徳：「小児科研修の素朴な疑問に答えます」．メディカル・サイエンス・インターナショナル，2008
　　まさにかゆいところに手が届く一品です．
3) 市川光太郎：「小児救急のおとし穴」．シービーアール，2004
　　小児科医の日常診療の基本が凝縮されています．読みやすいです．

Profile
久我修二
Shuji KUGA
国立成育医療研究センター手術・集中治療部
APLS, PALS, ACLS, JATECプロバイダー
福岡県の飯塚病院で初期研修をした後，小児科医→小児集中治療医の道を進んでいます．モットー：情熱をもって前へ！　マイブーム：お茶の間留学，スキューバダイビング，ホスト学．

Profile
森田　潤
Jun MORITA
こどもクリニックもりた
P.88参照．

第1部　小児患者がやって来た！
基本だけれど難しい診察のコツ

2

第1章　小児診療と成人診療はここが違う！
決して小児の身体診察は難しくない

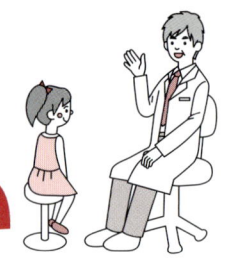

プロのコツで解決しよう

白川嘉継

> **Point**
> - コミュニケーションがとりにくい小児には，根気よくあせらずに
> - 意識レベルの評価では呼吸状態，対光反射，自発運動，姿勢に注意
> - 自分自身の精神状態を安定させて雑な診察をしないこと

はじめに

　会話ができる成人に慣れている研修医にとって，会話ができない小児の診察には，及び腰になるかもしれません．しかし，コミュニケーションの70％以上は非言語性コミュニケーションにより成立していますので，言語を使えない小児でも，診察に困ることはそれほど多いものではなく，慣れてくると楽しいと思えるようになります．協力が得られないこともよくありますが，疾患の種類が少ない小児では，ポイントさえつかめば，さまざまな疾患をもち身体予備能力の高い成人より状態の把握は簡単です．

コミュニケーションがとりにくい小児への対応

　自分の症状を述べることができないだけではなく，泣いてしまったりして所見がとれないことがしばしばあります．**根気よく時間をかけ，自分の精神状態を安定させて**，イライラしたり，焦ったりせずに診察を行うと，乳児は泣かずに微笑んでくれるようになります．

❶ 泣いている乳児への対応方法

　まず新生児は，声紋分析をすると「怖い，痛い」，「眠たい」，「お腹すいた」の主に3種類の泣きかたをしますので，これらを満たすことが大切です．怖がっているときにイライラしながらあやしても恐怖は取れませんので，心静かに慈愛の心をもって抱擁しましょう．抱擁にリズムをつけて揺するとさらに効果的です．
　新生児の聴覚系は出生時に80％完成していて，生後3日以内に母親の声を聞き分けることができます．2カ月頃までは，泣いている乳児の耳元で穏やかに語りかけると泣き止みます．左手で背部を支え，体を斜めに支持して，前後にゆっくり動かしても泣き止むこ

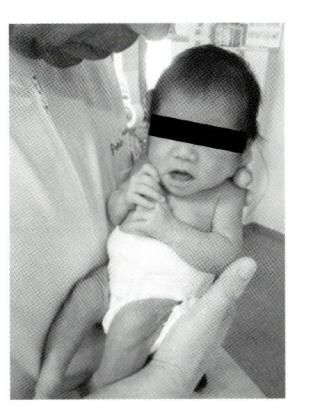

● 図1　泣いている乳児への対応
抱擁して体を丸め，耳元で囁きながらリズミカルに揺する．

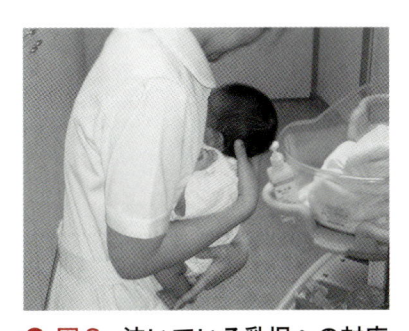

● 図2　泣いている乳児への対応
向かい合わせで抱擁し，可能な限り広い部分を接触させ前後に揺する．

とがあります．それでも泣きやまないときには，体を少し丸めて耳元で声をかけると泣き止みやすいようです．抱っこして体を丸め揺すりながら耳元で声をかける方法はさらに効果的です（図1）．3～4カ月になると，視覚が聴覚より優位に働くようになります．怖がらせると泣いてしまいますので，母親に抱っこしていただくか，ベッドに寝かせ，微笑みかけながら，乳児が微笑むまで待つとよいでしょう．数分以上かかることもあります．眠くて泣きやまない，あるいは原因がわからず泣くときには，乳児を向き合うように抱き，なるべく広い面を触れ合わせ，前後に揺する方法が最も効果的です（図2）．

　どうしても泣きやまない強い痛みは，成人同様に管腔臓器の痛みが多く，乳幼児では便秘，腸重積，ヘルニア嵌頓，中耳炎，精索捻転症などが隠れていることがあります．

　一度泣きだしたら止まらないという特徴が愛着障害をもつ子どもにみられます．愛着障害の子どもをもつ両親は対人関係を結ぶことに困難さをもっていることもあるので，まずは両親との接しかたに注意して，和やかな雰囲気のなかで診察を行えるように努力することが大切です．そのためには否定的な感情をもたず，受容的に両親と接し，上手に関係を結ぶ必要があります．特に初回面接時の第1印象が重要ですので，表情や声のトーンに十分配慮し，言葉を選んで対応することが大切です．子どもと母親や父親のよい所を見つけて褒めるようにすると，会話も進み，良好な関係が得られます．

❷ 何となくおかしいときの診察のポイント

　乳児期に何となくおかしいと感じるときには重症感染症が潜んでいることが多く，見落とすと取り返しがつかない事態に陥ります．乳児の自然治癒力は強いのですが，予備能力は低く，状態の悪化に際して時間単位で変化します．まずは母親の訴えをよく聞くこと．次に，**あやしたときに笑うかどうか**が大切です．重篤な疾患が隠れていると，あやしても笑わず，もしそのときに笑ったとしても時間の経過とともに笑わなくなる，あるいは表情が乏しくなるので，成人よりも診断は容易です．一見して目つきがおかしい，無表情なときは異常です．どうしても判断しにくい場合には，輸液をしながら観察し，改善がなけれ

ば入院させて観察するのがよいでしょう．日頃から上手にあやす方法を身につけておくことが大切です．

身体所見が取りにくいときの対応方法

❶ 聴診器を手で払いのける

　　聴診器を母親の腕に当てたり，子どもの足や腕に当てたりして，怖くないことを伝えてから聴診を始めると，泣かせずに，払いのけられずに聴診できることがあります．コミュニケーション障害，社会性の障害，想像力の障害をもっている学童や幼児では，何でもないものを怖がったり，予測を立てることができなかったりして，聴診器を払いのけることがあります．あらかじめ「10数える間だけ聴診させて」と言っておいて数を数えながら聴診すると意外と静かに聴診できます．まず背部から聴診することも効果的です．泣いている子どもの場合も背部からあるいは背部だけ聴診をせざるを得ない場合もあります．

　　乳幼児の呼吸器系の異常は喘鳴で診断されることが多く，肺胞音を聞いて，確定診断に至ることは少ないので，聴診時に泣いていても，吸気時の情報を得ることができ，それだけでも，ある程度は疾患の予測がつくこともあります．主に鼻から声帯までの異常で聴取される吸気性喘鳴，気管分岐部より下気道の異常で聴取される呼気性喘鳴，気管の異常で聴取される両方向性喘鳴に一般的に分けて考えられます．呼気性喘鳴は聴診しないと聞こえないこともありますが，呼気が延長する，肩が上がっている，横になれない，胸郭が過膨張しているなどの身体所見で，聴診できなくても予想することは可能です．乳児期から幼児期早期に問題になるのが気管に発症する腫瘍です．良性腫瘍がほとんどですが，年齢とともに一時的に増大して気管を閉塞することや，稀に2歳ごろまでに悪性化することもあるので，両方向性の喘鳴が聴取されたら精査しておく必要があります．

❷ 咽喉を見せてくれない

　　舌圧子を持たずに，ライトだけを手に持って，頭を押さえて，泣かせると吸気時によく見えます．年長児では口で吸気を行わせると，舌圧子を使わなくても視診できることもあります．口を開かないときは，鼻をつまんで舌圧子を挿入し，嘔吐反射で見ることができますが，最後の手段でしょう．嘔吐反射を誘発しなければならないときには，診察台に寝かせて，頭部を固定すると，座位よりも容易に観察できます．

❸ 新生児の肝臓の触れかたがわからない

　　新生児の腹壁は薄くやわらかです．直下に肝臓を触れますが，押さえすぎるとわかりにくくなります．右手の第2指あるいは第3指を肋骨弓下に当て5〜10 mm腹壁が沈む程度の圧迫と解除をくり返しながら下方に移動してゆくと，肝臓と腸管のわずかな硬さの違いと表面の性状の違いを指先に感じることができます（図3）．辺縁のところでさらに深く押さえ，そのまま指を上方にずらすと，辺縁の形状を触知できます．

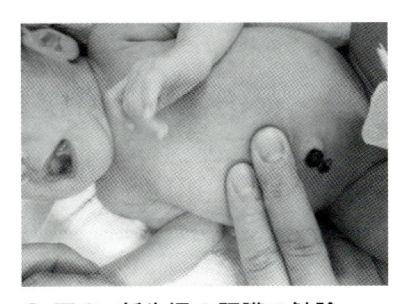

● 図3 新生児の肝臓の触診
5〜10 mm腹壁が沈む程度の圧迫と解除をくり返しながら少しずつ下方にずらす．

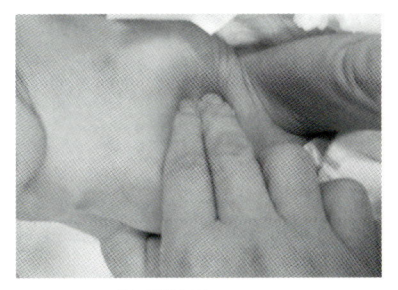

● 図4 腹部触診
左手で頸部を支え，45度まで起こし，首を少し前屈させると腹部の緊張が取れる．

❹ 便塊の触知方法がわからない

　　腹部の触診に際して，乳児では体を斜めに起こして頭部を少し前屈させると，腹壁の緊張が緩和され，さらに触診しやすくなります．上前腸骨棘内側下方から剣状突起の方向に向けて押さえると，比較的容易に便塊を触れることができます．軟便であってもソーセージ様に腫脹した腸管を触れることができます．泣いているときはむしろ触診しやすく，腹部に手を当て，吸気を待ち，吸気時に圧迫すると容易に触診できます．

❺ 疼痛の部位がわからない

　　診察室に入ってくるときの表情，呼吸のしかた，歩ける子どもでは歩きかたを睨みつけないようによく観察します．四肢の疼痛では，患部を動かさないことが多く，左右差の有無や動きが鈍い場所を探し，痛みの場所を予想して，その部分を触れてみます．頭痛時は，頭を動かさず，項部硬直があるとさらに動かしません．腹部では，痛みの部分の腹壁の筋緊張，デファンスの有無について触診します（**図4**）．極低出生体重児では，腹壁筋緊張やわずかなデファンスで，腸管穿孔が診断できます．

意識レベルと神経学的所見の診察方法

❶ 意識レベルの評価方法

　　小児の意識レベルの評価方法については，坂本の乳児の意識レベル点数評価法などがありますが，意識清明，呼びかけに反応する，痛み刺激に反応する，反応しないの4段階に大まかに分けて初期評価を行い，経時的にどう変化するかを観察するとよいでしょう．意識レベルが低下しているときには，呼吸状態，対光反射，自発運動，姿勢などをよく観察すると，中枢神経系の障害部位がある程度推測できます（**表1**）．意識障害は中枢神経系の問題だけではなく，胃腸炎，腸重積症，中腸軸捻転などの腹部疾患でも認められますので注意が必要です（**表2**）．

❷ 神経学的所見の診察方法

　　乳児の神経学的所見については仰臥位と腹臥位で動きをよく観察することで，原始反射

● 表1　神経学的診察

中枢性ヘルニアによる間脳障害パターン	呼吸	正常だが,あくび,ため息を伴うことあり(進行するとCheyne-Stokes呼吸)
	瞳孔	縮瞳＋対光反射
	人形の目現象※	あり
	運動	疼痛刺激を払いのける(進行すると疼痛刺激で除皮質硬直)
鉤ヘルニアによる動眼神経・中脳障害パターン	呼吸	正常(進行すると過呼吸)
	瞳孔	障害側の瞳孔散大＋対光反射遅鈍(進行すると対光反射消失)
	人形の目現象	正常(進行すると障害側の目のみ消失)
	運動	片麻痺,疼痛刺激で麻痺側のBabinski反射陽性 (進行すると疼痛刺激で両側のBabinski反射陽性と除脳硬直)
中脳・橋上部障害パターン	呼吸	過呼吸
	瞳孔	瞳孔正常大＋瞳孔不正円形＋対光反射なし
	人形の目現象	消失
	運動	自発運動なし,疼痛刺激で除脳硬直
橋下部・上部延髄障害パターン	呼吸	浅く速い呼吸あるいは不規則な呼吸
	瞳孔	瞳孔正常大＋対光反射なし
	人形の目現象	消失
	運動・姿勢	四肢弛緩

※人形の目現象：頭を急速に上下方向に動かすと眼球がその運動方向と反対方向に動く現象．この現象が消失し，頭部とともに眼球が動くと脳幹や中脳の障害が疑われる．
文献1から転載．

● 表2　非外傷性意識障害の内訳

心肺停止	20%	
細菌性髄膜炎	16%	
てんかん	15%	
中毒	14%	(バルビツール系薬剤5％,アルコール4％)
脳炎	8%	
脳血管障害	7%	(血栓症2％,頭蓋内出血4％)
低酸素および虚血	6%	
肝性脳症	5%	
胃腸炎	4%	
その他	3%	
原因不明	2%	

文献1から転載．

の多くや,粗大運動は観察できます．例えば,寝かせて追視をさせて,首を横に向かせると非対称性緊張性頸反射(asymmetrical tonic neck reflex：ATNR)は誘発でき,寝返りができるとATNRは消失しています．追視は出生時からみられ,もし追視がなければ,視覚が働かない,あるいは追視しない疾患を疑う必要があります．さらに,観察しながら,診察者の指を握らせたり,舌圧子をつままませたり,3cm立方の積み木をつかませたりして,

つまみかた・つかみかたを観察する方法で，指先の動きなどの微細運動もほぼ観察できます．泣かせないように簡単な方法で診察し，体幹と四肢の左右差や，筋緊張亢進，低下，不自然な動きなど異常を感じたら，詳細な検査に進みましょう．

幼児では歩かせたり，走らせたりさせて運動を観察し，転びやすい場合には，軽い脳性麻痺，脳腫瘍などが見つかることがあります．

さいごに

小児の診察は怖い顔をせずによく見ることが大切です．日頃から健常児をよく観察し，正常を知っておくこと，上手にあやす方法を知っておくことなども大切です．しかし，何よりも大切なことは，子どもを怖がらせないように，自分自身の精神状態を安定させて診療に臨み，雑な診察をしないことです．

お勧めテキスト

1) R. S. イリングワース:「ノーマルチャイルド」．（山口規容子，訳），メディカル・サイエンス・インターナショナル，1994
2) 市川光太郎:「小児救急のおとし穴」，シービーアール，2004
3) 横田俊一郎:「小児科外来診療のコツと落とし穴［3］乳幼児健診」，中山書店，2004
4) 市川光太郎:「小児科外来診療のコツと落とし穴［5］小児救急」，中山書店，2004

文献

1) 愛甲浩志，布井博幸:意識障害．小児科診療，64（11）：1708-1714, 2001

Profile 白川嘉継 Yoshitsugu SHIRAKAWA　福岡新水巻病院周産期センター
福岡看護専門学校水巻校長，
みずまき助産院顧問．

第1部　小児患者がやって来た！基本だけれど難しい診察のコツ

1 顔つきによる初期印象診断

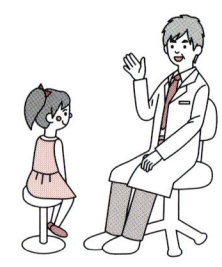

第2章　まず重症度を見極める！

検証された医療経験の積み重ねから，経験的臨床診断学が生まれる

武谷　茂

> **Point**
> - "顔つきから病状を読みとること"は，初期印象診断の第一段階であり，ER（救急救命室）や急患センター，診療所，さらに入院病棟における，トリアージ機能の基本です
> - 高熱がある乳児には，すぐに血液や尿，画像の検査を行って，根拠に基づく対応（EBM）が原則ですが，日常診療では，病歴と簡単な診察から診断と経過観察が可能です
> - 指導医が「この子の顔を見てごらん」と言います．病児の急性期と回復期の顔つきを比較しながら観察することで，その違いを具体的に表現でき伝えられるようになります（顔つき診断を教育する）
> - 「今の若い医師は，数字や情報を扱うのは上手だが，患者の顔を見て話すことができず，五感を使った診察のしかたを知らない．基本の欠落だ」（NHK『クローズアップ現代　聴診器が使えない』1997年5月20日より引用）

はじめに

　初期印象診断とは，患者さんと最初に出会った時点で，詳しい診察や検査を行う前に，第一印象で病気を診断したり問題となるサイン（症候）をつかむことをいいます．特に"子どもの顔"には，病気や症状の特徴がみられ，心理的内面がそのまま表れることもあり，それらの情報をプロの目でとらえ（顔つき診断）うまく対処しなければなりません．なかでも伝染性感染症と危急症は，初期診断直後の対応が後の経過を左右するカギとなるので，判断にあたっては機敏さと的確さが求められます．したがって，"初期印象診断"は外来ケアの重要なキーワードであると言っていいでしょう．

　（付：本稿に掲載する子どもの顔写真はすべて許可をいただいたものです）

研修医Aの場合　「突発性発疹症の顔つき診断」

❶ 乳児が母親に抱かれて登場，研修医A君が乳児の顔を見る

　研修医A　笑い顔がかわいいですね（図1，2）．
　母親　今は笑っていますが，今朝まで40℃もあったんですよ．

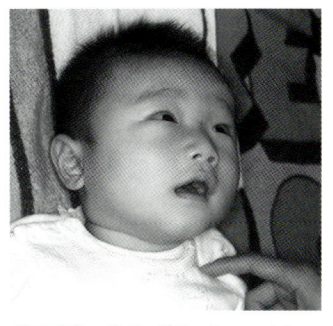

● 図1　39.4℃，キョロキョロして元気そう

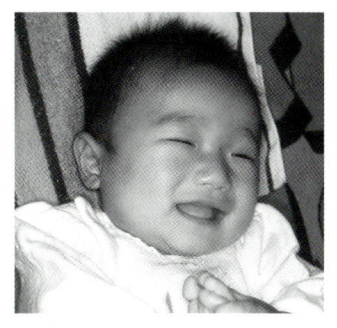

● 図2　自分の足で遊び，声を出して笑う

研修医A　本当に？ 顔が赤くて熱がありそうだけど，ご機嫌はいいんですね．
指導医A　顔を見ただけで，すぐに症状（発熱）と全身状態の良否がわかるでしょう．
研修医A　苦しいとか痛みがあれば，こんないい顔はしないでしょうね．
指導医A　病歴聴取で高熱だと聞けば，先に検査を行いたい気持ちになるのだが，顔つきを見ると"急ぐことはない"と判断できます．顔から全身状態もわかるってことだ．

❷ ついでに簡単な診察（触診）をする

指導医A　ほかに，着衣のままでわかることはないかな．
研修医A　発疹もないし，咳もしていませんが……．
指導医A　では，大泉門を触ってごらん．
研修医A　あっ，張ってる！ 大泉門膨隆があります．
指導医A　そう，軟式テニスボールのような張り具合でしょう．乳児では大泉門からも決め手となる情報が得られるんだ．

その後，全身の詳しい診察が行われた．

指導医A　お母さん，"突発性発疹症"が考えられます．

それから，母親に様子を見るよう伝え帰宅させた．
夕方，研修医A君は，夜間救急外来実習のため，救急病院へ向かう．

❸ 同日夜，その子がけいれん発作でERに救急搬送された

夜，自宅で〇君がけいれん発作を起こした．家族は名前を呼びながら，口にタオルを入れようと悪戦苦闘，最後は救急車で救急病院のERに運ばれた．けいれんはまだ続いている．

看護師　この子は緊急状態ですから直接処置室に運びます！（救急看護トリアージ）

看護師は救急処置の準備を急いでいる．

研修医A　けいれん発作を初めて見ました．顔つきは昼間と全く違いますね．
指導医B　一見して"けいれんの顔（図3）"だ，凝視がありチアノーゼもみられる（救急医の指導）．
研修医A　私は何をすればいいでしょうか．

指導医B	今からジアゼパムを静注するから，顔つきを見ておきなさい．

指導医はジアゼパムをゆっくり注射する．

研修医A	あっ，止まった，すごい．チアノーゼがとれて，呼吸も楽になった（**顔つきから治療効果がわかる**）．

乳児は目を開けきょろきょろしだし，母親に気づいて泣きはじめた．

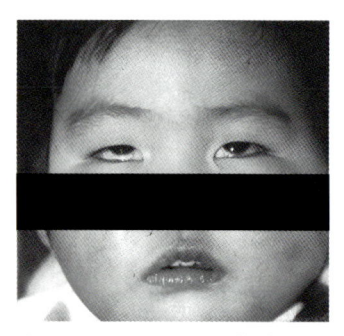

● 図3 けいれん発作中の顔
凝視とチアノーゼ（ロタウイルス感染症児，脱水症）（付：高感度フィルム撮影）

❹ **5日目，解熱後に発疹が出た**（図4）**ため再度来院した**

母親	昨日から熱が下がり，今朝は体中が赤くなっています．

母親は心配そうな顔で，胸腹部を見せようとする．

指導医A	お母さんご心配なく，この病気に伴う発疹で，4日後には消えてしまいます．
母親	薬疹かと思って心配しました，よかった（**発疹症は実例を多く見て学ぶこと**）．
指導医A	A先生，この発疹を見てごらん．
研修医A	細かくて，胸とお腹，背中にも出ていますね，頭にもいっぱい．
指導医A	A先生，この**発疹の様子を仲間に伝える**としたらどうするかなぁ？
研修医A	"躯幹に粟粒大の発疹がみられた…"というふうにですか？
指導医A	難しいねぇ，発疹をカメラに記録するってのはどうだろう．
研修医A	ああ，そうか，ビデオも使えますね．

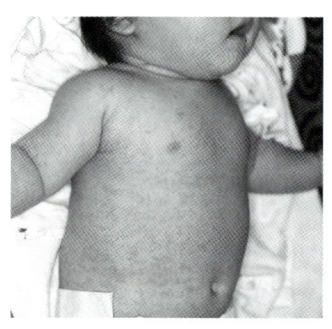

● 図4 突発性発疹症の発疹

COLUMN 突発性発疹症は医者を名医にもヤブ医者にもする

　突発性発疹症は，高熱とけいれんに対する緊張，細菌感染症かもしれないという不安，抗菌薬を使うかどうかの悩み，回復期に薬疹か？と思われる発疹出現，抗菌薬の副作用を思わせる下痢など気を使う病気で，最初の診断と治療方針が小児科医を名医にもヤブにもします．初診時から抗菌薬を使わずに，要領よく経過をみられるようになれば一人前の小児科医だ．

看護診断のプロ技を見習う

　臨床経験が豊富な外来コメディカルスタッフは，子どもの顔つき，姿勢，体位，動作，行動，便，尿，吐物，泣きかた，咳・呼吸音などを，**印象診断のチェックポイント**（表1）

にして観察していると話してくれます．そして，容易に**印象診断できる病気**に川崎病，SSSS（4S；staphylococcal scalded skin syndrome：ブドウ球菌性熱傷様皮膚症候群），伝染性紅斑，麻疹，水痘，ムンプス，溶連菌感染症などを，また喘息発作，脱水症，熱性けいれん，ショックをあげています．このような看護のプロ技を学ばなければなりません．

1996年から日本看護学会公認の「小児救急看護認定看護師」が誕生し，救急現場で患者さんのトリアージ業務や若い看護師・医師の教育を行っています．このようなスーパー看護師の存在によって，チーム医療の機能はさらに向上するでしょう．

● 表1　印象診断のチェック・ポイント

① 顔つき	表情, 顔色, 皮疹, 意識障害
② 姿勢	抱かれて, 支えられて, 臥位のまま
③ 動作	落ち着きがない, 不安そう, 恐怖感
④ 歩行	起立できない, 跛行, 歩幅が狭い, 酩酊様
⑤ 泣きかた	激しく（腹痛様）, 弱々しく（頭痛様）
⑥ 咳	百日咳, クループ, 喘息発作
⑦ 大便	便秘, 下痢, 血性, 下血, 白色
⑧ 吐物	飲食物, 胆汁性, 血性, 気道分泌液

苦い診療録：看護師の初期印象診断が活かされなかった例

救急外来でベテランナースが診察役の研修医に「この子は入院させた方がよさそうですね」と念を押して診療録を渡した．研修医は診察後，診療録に「一般状態は悪い」，「下肢に出血斑」，「腹部は硬い」と記入し，検査結果がわかる2日後に再来するよう説明して帰宅させた．だが，翌日，その子は自宅で死亡した．入院しても助からなかったかもしれないとはいえ，経験者の印象診断が無視された後味の悪い事例であった．喝！

memo

患者さんの撮影について

ところで，顔の写真撮影とその使用については保護者の同意や子どもの人権への配慮が必要であり，個人が特定されて生じるリスクの阻止，盗難や転用の防止に留意するのは当然です．私はよい信頼関係をつくるよう努めながら「私達の勉強のために使わせてください」とお願いして許可をいただいてきました．病気が治ったとき，家族と一緒に初診時の写真を見ながら，闘病中の苦痛に共感し苦労をねぎらい回復を喜ぶ，といった使いかたも有意義です．

教材学習について

未経験症例を教材学習で補うことも重要です．生きた臨床実習では症例を多く経験するのが第一ですが，短い研修期間内に経験できる症例は限られており，経験できなかった症例を写真など教材で学習するのは有用です．自分が経験した症例の局所見を記録してカンファレンスなどで発表することは復習にもなり，教材としての使用について考える機会になります．

研修医Bの場合　「この顔つきから何がわかりますか？」

研修医B君に，いくつかの症例について，①主訴と②初診時（急性期）の顔つきから何を考えるか話してもらいます．その際，回復後（期）の顔写真と比較すると，急性期の顔つきの特徴がわかりやすいでしょう．（なお，ここに掲載する症例写真は，1973年〜

1997年に著者が医学教育での使用許可をいただいたものです)

■：診断名　●：写真のポイント　▲：教材としての活用，指導のねらい

❶ **症例1：1歳，女，主訴：4日前から高熱があり，昨日から目が赤い**

指導医　抗菌薬を服用していて，熱が4日間続いている子，どんな病気を考えるかな？
研修医B　熱が続き，眼の結膜が赤く唇も腫れているので，川崎病を考えます．

■：川崎病発熱4日目
●：①結膜充血，②苺舌，③唇の腫脹，④BCG痕発赤
▲：公認チラシ「診断の手引き」[1]のように，視覚教材による学習が有効な代表疾患

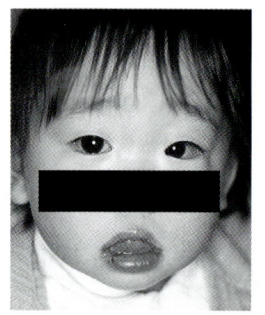

● 図5　急性期

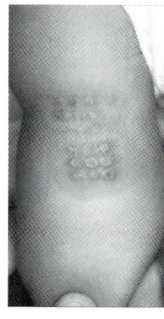

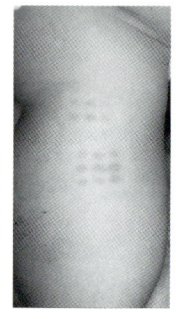

● 図6　BCG痕の変化（急性期と回復期）

❷ **症例2：1歳，女，主訴：かぜをひいた後，泣いたときの顔つきが変だ**

指導医　B先生は子どもが泣くと診察しにくいですか？ この子も泣いていますが．
研修医B　泣かれると困ります．へぇ，泣くとこんなに麻痺がはっきりするんですね．

■：Bell麻痺
●：泣くと右顔面の麻痺がわかる
▲：診察の際，泣くことのプラス面を強調できる写真

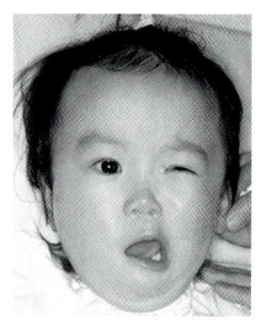

● 図7　泣いているとき

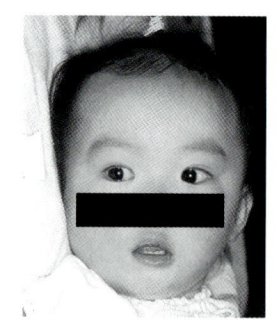

● 図8　泣きやんだとき

❸ **症例3：10生月，男，主訴：夏かぜで，熱と吐き気があり食べない**

指導医　3日前から夏かぜで発熱と嘔吐があり，食欲もない子です．髄膜刺激症状はありません．
研修医B　ショックの顔ですか？ ひどい脱水症ですが，回復も早いですね．

- ■：夏かぜ（腸管系ウイルス感染）による脱水症
- ●：初診時脱水症の顔（眼窩陥凹，口腔乾燥）が2時間半の輸液で回復
- ▲：治療効果は検査をしなくても顔つきから簡単にわかる

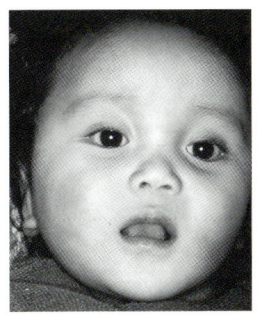

● 図9　初診時

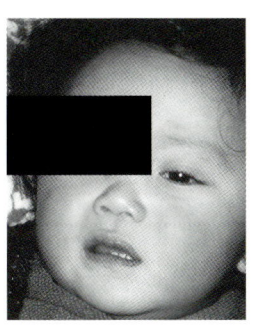

● 図10　回復時

❹ **症例4：12歳，男，祖母が「顔を打ったそうです」と不安そうに訴える**

指導医　祖母が付き添って来院．転んで顔を打ったそうです．よく見てください．

研修医B　初診時は何かに怯えている顔，後の写真では安心した顔つきがよく表れていますね．

- ■：被虐待児（父親による）
- ●：加害者が現われるかもしれない恐怖．父親を抑制したと知らされると安心した表情になる
- ▲：顔から子どもの心理状態も読みとれる

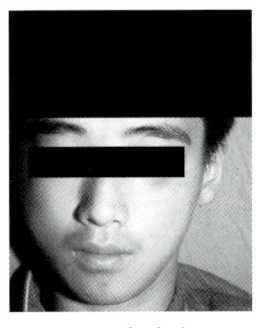

● 図11　来院時

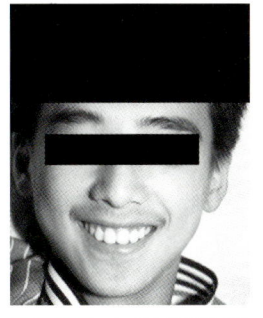

● 図12　加害者抑制後

❺ **症例5：3歳，女，主訴：眼と口の周囲が赤くなり，その部位を痛がる**

指導医　一昨日から顔が赤く，今日は前胸部まで赤くなったそうで，熱もあり不機嫌です．

研修医B　皮疹がありますが，初めてみる症状なので，わかりません．

- ■：ブドウ球菌性熱傷様皮膚症候群（4S）
- ●：口周に発赤と放射状亀裂がある．皮膚粘膜移行部の発赤，熱感，びらん
- ▲：特徴ある顔つき

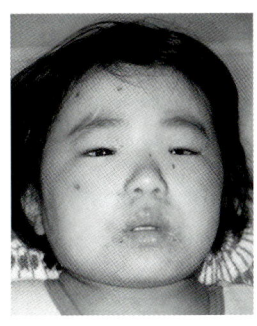

● 図13　初診時・3病日

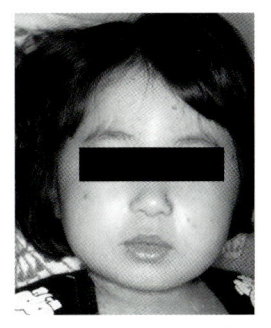

● 図14　回復時・6病日

❻ **症例6：4生月，男，主訴：急に不機嫌となり激しく泣く，何度も吐く**

　　指導医　乳児で急な不機嫌と嘔吐をみるようになり，顔色はよくありません．
　　研修医B　顔色は白っぽく辛そうですが，苦痛を言葉で表現できない子は難しいですね．

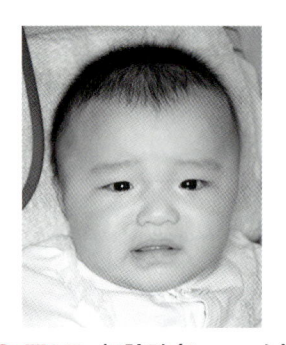

■：腸重積発症2時間後
●：ショック状態の顔．顔面と口唇は蒼白で不機嫌そう．眼窩陥凹
▲：全身状態が悪く緊急を要する子であると判断すべき顔つき．一見して"緊急児"だ

● 図15　初診時（ショック）

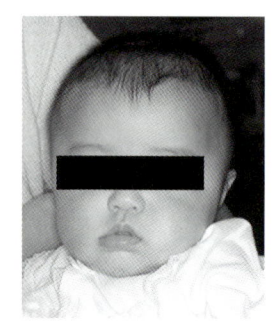

● 図16　整復4日後

❼ **症例7：10歳，女，主訴：顔が腫れてきた．尿が赤く量が少ない**

　　指導医　肉眼的血尿と顔面浮腫，1月前に溶連菌性咽頭炎に罹患しています．
　　研修医B　腎炎でしょう．回復期と比べてエクボがないし，"能面"みたい．

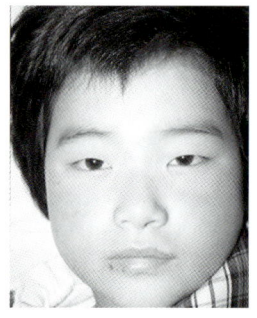

■：急性糸球体腎炎
●：能面様の顔面浮腫
▲："顔が腫れた"の訴えでも症例8と比べるとわかるように，腎の疾患によって腫れかたに特徴がある

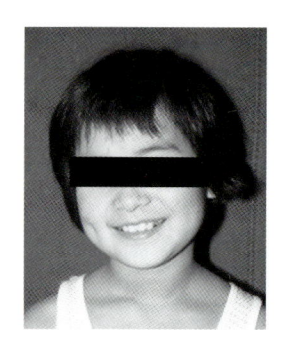

● 図17　急性期（能面様浮腫）

● 図18　回復期

❽ **症例8：1歳，男，主訴：尿量が少なく，5日前から全身が腫れてきた**

　　指導医　倦怠感が強く，乏尿と眼瞼や腹部に強い浮腫がある子です．
　　研修医B　腎炎の子の顔と違って，眼瞼の腫れかたがとてもひどいですね．

■：ネフローゼ症候群
●：浮腫は眼瞼に強く表情はとてもつらそう
▲：同じ腎疾患でも浮腫の様子が違い，顔つきでステロイドが効くかどうかわかる，という専門医もいる

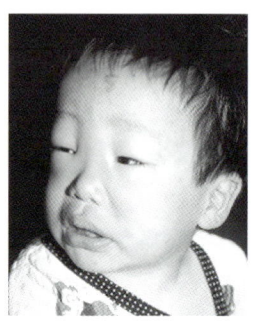

● 図19　急性期（浮腫）

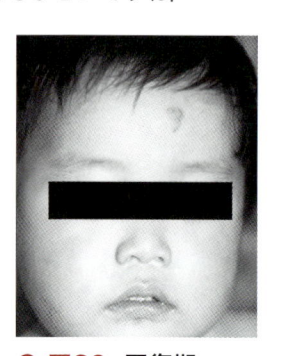

● 図20　回復期

❾ **症例9：10生月，男，主訴：初日に吐き，頻回下痢が4日間．よく泣く**

　　指導医　感染性胃腸炎による高度脱水症の子だが，見てすぐに特徴がわかる？
　　研修医B　わっ，怒っているような顔ですね，怖い顔だ．

■：ロタウイルス感染．嘔吐と下痢による高張性脱水，38℃，半日無尿
●：興奮状態，眼窩と鼻唇溝が陥凹，Na=150 mEq/L
▲：高張性脱水症の特徴がわかりやすい教材

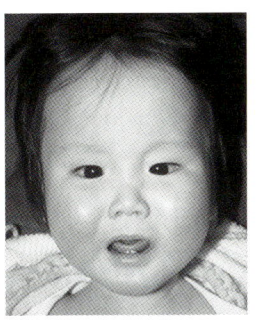

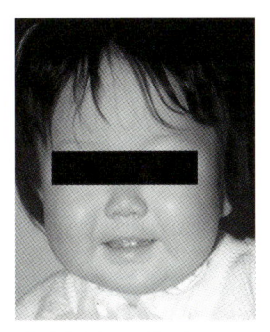

● 図21　初診時（興奮）　　　　● 図22　回復時

❿ **症例10：5生月，男，主訴：ひどく吐いて下痢が続く．昨日からぐったり**

　　指導医　前の例と違って，こんどは低張性脱水症だが，どうだろう．
　　研修医B　こちらは元気がないですね，眠っているんですか？

■：低張性高度脱水症
●：傾眠，皮膚は乾燥冷感，大泉門陥凹，13時間無尿，Na=128 mEq/L
▲：予後不良といわれている低張性脱水症もよい治療で見事に回復する

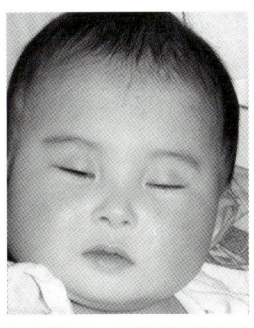

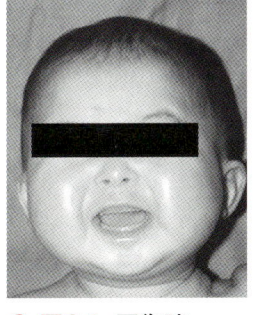

● 図23　初診時（傾眠）　　　　● 図24　回復時

⓫ **症例11：13歳，女，問題：抗菌薬の静脈注射5分後から様子がおかしくなった**

　　指導医　抗菌薬皮内反応"陰性"で，図25は同薬を静注7分後の様子だが，どうしようか．
　　研修医B　過敏反応ですね．あわてますが，まずショックへの応急処置でしょう．

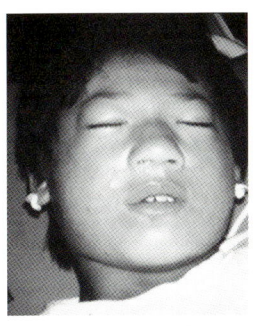

■：抗菌薬によるアナフィラキシーショック
●：強度の蕁麻疹と重度の喘鳴が急に同時に起きた状況，超緊急！
▲：再現できない緊急事態の教材

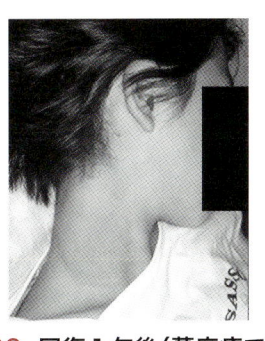

● 図25　発症7分後（ショック）　　● 図26　回復1年後（蕁麻疹で再来）

第1部-第2章-1　顔つきによる初期印象診断　29

⓬ **症例12：4歳，男，主訴：病院のかぜ薬を服用し，9日目から発疹が出てきた**

指導医　患者さん自ら薬剤副作用を訴えて，30年前の顔写真公開を申し出ました．
研修医B　主治医を通じて，薬物副作用の防止を訴えたかったのでしょうね．

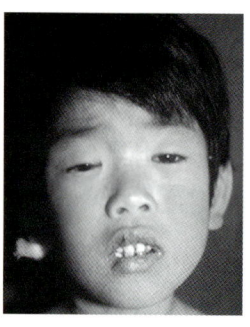

■：Stevens-Johnson症候群（EM剤？）
●：全身に発疹，皮膚粘膜移行部はびらん，倦怠感（その後，全盲，30年間自宅酸素療法）
▲：薬剤副作用の早期発見の指導に使う貴重な教材

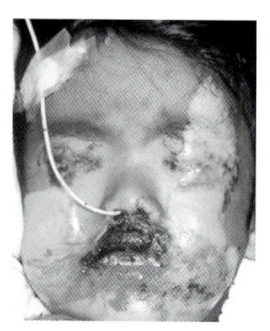

● 図27　発症初期
● 図28　進行中

⓭ **症例13：6歳，男，主訴：8日前に転んで頭に擦過傷，5日目より発熱と全身強直**

指導医　非常に稀な病気を紹介しよう．この顔はどうかな．DPTワクチンは未接種．
研修医B　笑っているようですけど，違いますか．

■：破傷風，受傷5日目に発症
●：痙笑，開口障害のためチューブ栄養，回復後の顔の方が辛そうに見える
▲：破傷風や天然痘など稀な疾患の教材

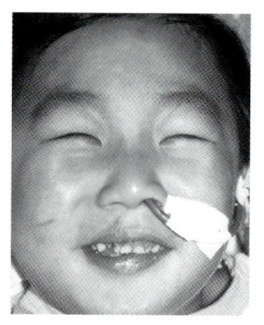

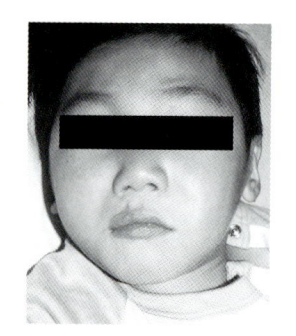

● 図29　急性期（3病日）
● 図30　回復期

プロに聞きたい！ Q & A

Q1　クリニックで開業医が，聴診器一本で患者さんを診ることができるのはなぜですか？

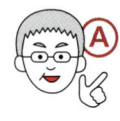

A　その開業医も研修医時代は，皆さんと同じように，かつては検査中心の診療をやってきたのです．実際には，それぞれの症例について，まず，①問診で得た情報と②診察所見から，病気や病態を想定します．つぎに，それを③検査結果とつき合わせて，どの程度合致しているか確かめます．これを重ねていくうちに合致率が上がり"検証済みの経験的診断学"が身につきます．つまり，胸部X線写真を撮らなくても，聴診で気管支肺炎はわかりますし，イチゴ舌と咽頭所見を見れば溶連菌感染症は診断で

きます．ときには肝腫と強い黄疸があるのに肝機能検査結果が正常であると，検査ミスを考えたりします．つまり，検査データは自分の診断能力を裏づけるためのものであり，検査が先行する実習では，臨床研修の成果はあがらないでしょう．

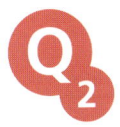

Q2 初期印象診断が有効であった事例があれば，教えてください

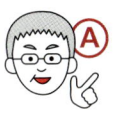

A たくさんありますが印象に残っている症例では，①聴診だけで気管支異物や気胸がわかった，②兄の受診ついでに「睾丸が大きい」という弟，触診で精索腫瘍（AFP5020）が見つかった，③かぜ症状の5歳児が腹部触診で卵巣奇形腫（無症状）を発見，④付添いの母親の甲状腺腫大に気づき，紹介したら悪性腫瘍だった，⑤予防接種の際，大泉門触診で水頭症（脳腫瘍）が見つかった，⑥咳の音による百日咳やクループ症候群の診断，などがあります．また，⑦便や尿，吐物も大変参考になりました．

さいごに

　顔つき診断を重視すること．誰でも，人と出会ってすぐに「お元気そうですね」とか「何かお困りでは？」などと，相手の心を読みとる習慣をもっています．そのように，受診してきた親子にも同じ姿勢で接するよう心がけねばなりません．まず相手の顔を優しく受け入れる気持ちで観察します．おやつの話でもして緊張をとってあげながら，訴える症状や本人が気づいていない症候をプロの眼でとらえるように気くばりをします．その感度と機敏さは**検証による経験を多く積む**ほど，より鋭く確かなものになってきます．いわゆる"**勘を身につけること**"です．さらに，自分が出会った印象診断の成功例を，単なる体験談に終わらせず，①顔つきから何がわかりどう検証したか，②医療面で役に立ったか，③その習得のしかた，を整理すれば，自前の"**顔つき診断学**"ができあがるはずです．そして，それを仲間や後輩に伝え議論することで症例物語の教育的価値があがってきます．こんな経験の積み重ねをしながら，**自分流の臨床医学**を築き上げる研修が大切だと思います．

お勧めテキスト
1）佐久間孝久：「アトラスさくま小児咽頭所見　第2版」．丸善プラネット，2008

文献
1）厚生労働省川崎病研究班：「川崎病（MCLS，小児急性熱性皮膚粘膜リンパ節症候群）診断の手引き改訂5版」．2002
http://www.kawasaki-disease.org/tebiki/tebiki.html

Profile　武谷　茂　Shigeru TAKEYA
たけや小児科医院
救急は義務感だけで働く医師にとっては苦痛であり，好奇心旺盛な医師には興味深い分野である．厳しい研修トンネルを抜け出たとき，そこで得た成果はほかの医師にはない，"汗と感動から得た宝物"であり，やがて，自分の臨床医学を意識するようになる．

第1部 小児患者がやって来た！基本だけれど難しい診察のコツ

第2章 まず重症度を見極める！
小児プライマリ・ケアでのトリアージ

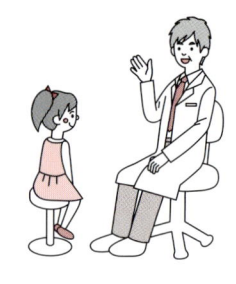

南 武嗣

Point

- 小児プライマリ・ケアでのトリアージは診断することではなく，まず緊急処置が必要か判断することです
- 小児患者評価のトライアングル（pediatric assessment triangle：PAT）．患児に触れずに観察するだけで評価します．①一般状態＝外観（appearance）はグッタリしていないか，②呼吸状態（work of breathing）は努力呼吸がないか，③皮膚への循環（circulation to skin）は皮膚色のチアノーゼや蒼白，褐色がないかを見ます
- 診察とバイタルサイン．A：気道（air way），閉塞の有無と気道の確保．B：呼吸（breathing），呼吸数とSpO$_2$．C：循環（circulation），心拍数と血圧（上腕で脈が触れる？）．D：神経機能（disability），意識レベルの評価．E：露出（exposure），全身の観察
- ふりかえり．検査や救急処置後または翌日，トリアージが妥当であったかふりかえります．このふりかえりにより不十分な点を反省し，トリアージの能力は向上します

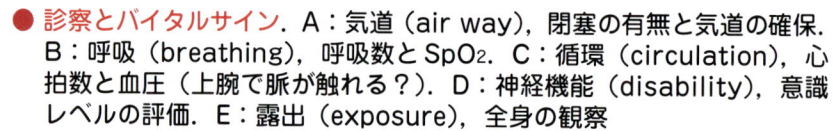

はじめに

　小児科外来には多くの1次軽症患児が受診しますが，そのなかに，2次，3次のより重症な患児が必ず紛れています．しかし，彼らは一見すると軽症の患児と見分けがつかないことを肝に銘じておいてください．
　診療はまず病歴や小児患者評価のトライアングル（pediatric assessment triangle：PAT）など患児に触れないものから始め，診察へと進みます．次に検査するかしないか，そして当日帰宅か，院内観察か，入院かの選択をします．少ない情報を基に少ない選択肢から決定しなければなりません．検査や救急処置が必要かの判断が第1で，診断は第2段階になります．緊急の患児を見落とさないよう努めましょう．

小児患者評価のトライアングル（PAT）

　PAT（図1）は患児に触れずに観察するだけで評価する方法です．経験のある小児科医は患児の入室時で評価しています．

❶ 一般状態＝外観（appearance）

一般状態＝外観（appearance）はグッタリしているかどうかを見ます．抱かれた小児では首を持ち上げキョロキョロと外界に関心を示すか，それともペッタリと保護者に体をくっつけているかを見ます．歩行できる小児では歩けるか，歩行できても辛そうにしているか，椅子などで横になっていないかを見ます．これだけで重症度はかなり評価できます．

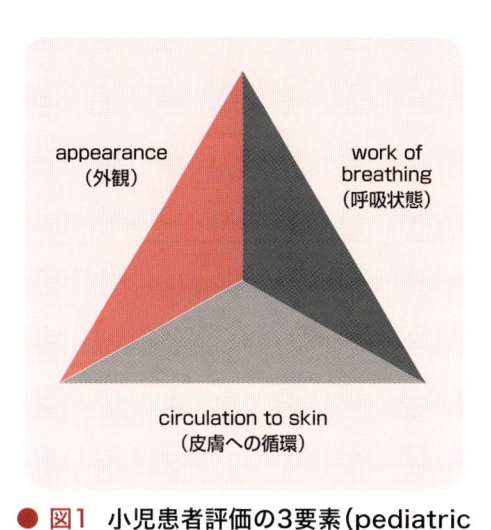

❷ 呼吸状態（work of breathing）

呼吸状態（work of breathing）は，陥没呼吸，鼻翼呼吸などの努力呼吸や起座呼吸などの呼吸の異常や，呻吟，嗄声（声のかれ）や喘鳴（ゼーゼー）などの呼吸音の異常をみます．

● 図1 小児患者評価の3要素（pediatric assessment triangle：PAT）

❸ 皮膚への循環（circulation to skin）

皮膚への循環（circulation to skin）は，循環不全や呼吸不全のとき，体の中心部の循環を維持するため末梢血管は収縮し，皮膚の色に現れます．チアノーゼはもちろん，細菌感染症の重症例でも皮膚色や顔色が何となく蒼白や褐色になることが多いものです．

症例 1

1歳，女児．前日より38.5℃の発熱と嘔吐1回あり，当日朝受診．母親にベッタリくっつき，周囲に関心なく，顔色もやや褐色．細菌感染症を疑いました．WBC 14,700，CRP 0.1．悪化したときは同日夕方の受診を，改善しても翌日は必ず受診を確約し経口抗生物質を処方．翌日受診，体温36.9℃．首を持ち上げ右手を伸ばし玩具に興味を示し，顔色も明るくなりました．WBC 10,600，CRP 4.1．経口抗生物質で治療可能な細菌感染であったと考えます．PATが有用であった一例です（図2）．

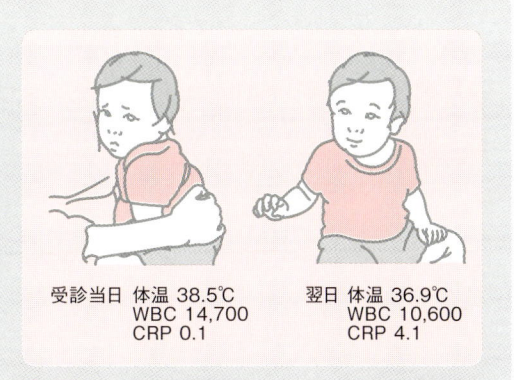

受診当日 体温 38.5℃
WBC 14,700
CRP 0.1

翌日 体温 36.9℃
WBC 10,600
CRP 4.1

● 図2 PATが有用だった1歳女児の症例

診察とバイタルサイン（ABCDE）

❶ A：気道（air way）

気道の閉塞があれば直ちに異物を取り除き，呼吸がなければ気道を確保しバッグなどで人工呼吸を開始します．

❷ B：呼吸（breathing）

呼吸数は6～12カ月で60/分，3～6歳で30/分以上だと2SDを超え異常です．

パルスオキシメーターはSpO_2のみでなく，心拍数も簡単に知ることができ便利です．SpO_2で94％以下は早い診療や処置が必要であり，91％では酸素投与を開始し，90％以下では直ちに持続的な治療ができる施設への入院や転送を考えます．

❸ C：循環（circulation）

心拍数と血圧（上腕正中で触れる）を診る．心拍数は6～12カ月で180/分，3～6歳で140/分以上あれば2SDを超え異常で，心筋炎などを疑います．血圧は上腕で触れなければ直ちに循環不全の対処が必要です．

爪を押さえて血液が戻ってくるまでの時間を毛細血管再充満時間（capillary refill：CR）といい，末梢循環不全をチェックする有用な方法です．環境温が普通であれば2秒以下が正常です．3秒以上あれば末梢循環不全が疑われ，血圧が正常でも代償されている可能性があり精査が必要です．

プロに聞きたい！ Q&A

Q1 年齢で違う呼吸数や心拍数を覚えるポイントを教えてください

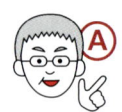

A 呼吸数，心拍数，血圧の正常値は新生児，乳児，幼児，学童と異なりますが，全部は覚えきれません．6～12月と3～6歳を覚えておき，他の年齢は推測すると便利です（表1）．

❹ D：神経機能（disability）

意識レベルの評価は，完全に意識清明のレベル，言葉刺激で覚醒するレベル，痛みの刺激に対し反応するレベル，痛みに反応しないレベルに分かれます．けいれんの後，意識の戻りが悪いときは脳炎の初期の可能性があるので注意を要します．マヒなどもあると不自然な動作をしますので気をつけて観察してください．

● **表1　バイタルサイン評価表**

呼吸数

	0-3生月	3-6生月	6-12生月	1-3歳	3-6歳	6-10歳
+2SD	80	80	61	40	32	26
+1SD	70	70	53	35	28	23
ノーマル	60	60	45	30	24	20
ノーマル	30	30	25	20	16	14
-1SD	20	20	17	15	12	11
-2SD	10	10	9	10	8	8

脈拍数

	0-3生月	3-6生月	6-12生月	1-3歳	3-6歳	6-10歳
+2SD	230	204	180	164	140	120
+1SD	205	182	160	147	125	105
ノーマル	180	160	140	130	110	90
ノーマル	90	80	80	75	70	60
-1SD	65	58	60	58	55	45
-2SD	40	36	40	41	40	30

文献1から転載

❺ E：露出（exposure）

全身の観察は患児に不安を与えぬようそっと衣服を脱がせましょう．麻疹などの発疹，点状出血や紫斑，外傷や虐待の跡などもチェックしましょう．

❻ 発熱

3生月以下の児で38℃以上，4生月以上3歳未満で40℃以上，38.5℃＋グッタリ，38.5℃が4日以上持続する場合は採血による検査を行ってもよいでしょう．

❼ 嘔吐と下痢

乳児では大量の下痢6回以上や哺乳ごとの頻回の嘔吐，幼児では大量の嘔吐＋下痢が10回以上，複数回の嘔吐や下痢＋グッタリや皮膚色不良の場合は検査や輸液が必要と考えられます．

プロに聞きたい！ Q&A

Q2　このような小児プライマリ・ケアのトリアージの原点は？

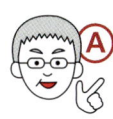

A　PATや緊急度の評価法はカナダ小児科学会とカナダ救急医学会が作成したものです．国立成育医療センター救急診療科では日本の国情に合ったトリアージ緊急度分類表（**表2**）を使用しています．

● 表2　緊急度分類表(抜粋)

症状	蘇生	緊急	準緊急	非緊急
意識	昏睡(疼痛刺激反応なし) けいれん重積	傾眠(疼痛刺激反応あり) けいれん頓挫：初発	清明 けいれん頓挫：既往あり (ダイアップ®指示)	
呼吸	呼吸停止・切迫(コードブルー) SpO_2＜90％ 　会話不能・意識障害を伴う 　上気道閉塞 　　窒息 　下気道閉塞 　　呼吸不全	SpO_2＜94％ 　会話困難・著名な陥没呼吸 　上気道閉塞 　　クループ・吸気性喘鳴 　下気道閉塞 　　聴診なしでも喘鳴あり	SpO_2≧94％ 　会話可能・軽度の陥没呼吸 　上気道閉塞 　　クループ疑いだが今は落ち着いている 　下気道閉塞 　　聴診にて軽度喘鳴(吸入指示)	【多呼吸の場合はSpO_2を確認】 呼吸数正常 呼吸窮迫症状なし 聴診所見正常
循環	心停止・切迫(コードブルー) ショック 低血圧	末梢循環不全(CR＞3秒) 頻脈(乳児＞220，幼児期以降＞180) 不整脈		
発熱		全身状態不良・循環不全を伴うもの 免疫不全状態 考慮すべき基礎疾患 3カ月未満の発熱	1歳未満気道症状なし(尿パック指示) 3歳未満で40℃以上 水分摂取不良 咳が著しい(呼吸の項を参照)	3歳以上で40℃未満 上気道症状などが明確で元気
嘔吐・下痢		かなりぐったりしている 循環不全を伴うもの 胆汁性嘔吐・血性嘔吐 急性腹症の疑い 下血・血便あり，ぐったり	それほどぐったりはしていないが乳児多量水様性下痢1日6回以上 授乳ごとに嘔吐・頻回嘔吐 年長児の嘔吐・下痢1日10回以上 血便あるも少量で元気	乳児で下痢6回未満 たまに嘔吐・溢乳 年長児の嘔吐・下痢1日10回未満
頭部打撲		意識障害あり・神経症状あり	意識清明 一過性意識消失・嘔吐	意識清明 リスクファクターなし
誤飲異物		直ちに処置を要するもの 気道異物	検査や指導で済むもの 鼻異物(ENT)・食道異物(X線撮影指示)	耳異物
熱傷		気道熱傷・広範囲熱傷	左記以外(狭域)	
外傷	外傷コード適応 外傷心停止(コードブルー) 切断→転送	外傷コード適応外の交通外傷・転落など 出血の続いている切創・刺創・咬傷 骨折(開放・激痛・循環/運動障害)	切創・刺創・咬傷 骨折疑い・打撲(X線撮影指示)	

文献2から転載

病歴

　病歴は症状や徴候がいつごろどのように起こってきたか的を絞って聴取し，既往歴やアレルギー歴，薬物の治療歴なども聴取しましょう．小児で注意すべき疾患は特定の病歴や経過をとることが多く，それらの代表的な疾患のシナリオを覚えておくと鑑別診断が容易になります．ただ，経験やシナリオにこだわると失敗も多く，「何かおかしい」と感じた

ときは院内での経過観察や，具体的な時間や症状の目安を示した再受診を保護者と確約することが重要です．時間が経過すれば病態が明らかになることがほとんどです．

症例2

1歳4カ月，男児．某日21時ころより発熱嘔吐あり．深夜0時に，40.2℃となり急病センター受診．検査，処方なく，様子をみるように指示されました．翌日，朝8時30分当院受診．顔色が土気色で，グッタリし動こうとしません（図3）．WBC 8,700, CRP 9.7. 敗血症や髄膜炎を疑い2次病院へ紹介．

病院ではWBC 9,200, CRP 12.2. 髄液検査で細胞数5067/3, 蛋白110.7, 糖43. 髄液迅速検査 H. inf b（+），髄液培養 H. inf b（+）.

発症から12時間という短時間で悪化したHib髄膜炎の典型例です．WBCは正常範囲内のことが多く早期診断はきわめて困難です．ぜひ覚えておいてほしいシナリオの1つです．

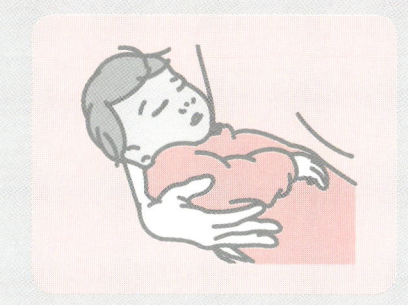

● 図3 Hib髄膜炎の1歳4ヵ月男児

「ふりかえり」と「わかちあい」

トリアージが正しかったかどうか「ふりかえり」が重要です．PATでは喘鳴と陥没呼吸がひどい喘息患児で，SpO_2が全く正常なことがあります．輸液やステロイドの投与，気管支拡張剤の吸入で状態が安定するとSpO_2が急に低下することがあります．多呼吸で代償されていたわけでSpO_2の数字に惑わされてはいけません．

逆にPATでは元気そうに見えても，バイタルサインで心拍数が年齢に比較し2SDを超えることがあります．心筋炎のこともあり，代償が破たんすると急変してショックに至ります．PATもバイタルサインもどちらも重要です．またどちらも正常ですが「何かおかしい」という症例で，後に病態が明らかになることもあります．「ふりかえり」により新たなシナリオの経験と何をもう少しチェックしておけばよかったかが加わり，臨床医のレベルが上がっていきます．アンダートリアージにならないように，何かおかしいと感じたら院内観察や再受診を有効に使いましょう．

臨床研修をする仲間との症例経験の「わかちあい」も重要です．自分がオフのときの当直時間帯に患児が入院し，初期対応を診ることができない症例も多いものです．担当の同僚によく質問し，症例の経験を分かちあいましょう．目前に患児がまだいますので印象に残ります．レポートに簡単にまとめ，症例ファイルを作るとよいでしょう．先輩医師の経

験や症例検討会の症例も自分の臨床力としましょう．

一般外来と救急外来

　当クリニック（小児科外来のみ）で2007年8月に看護師がトリアージを行い，総患者数931例中90例（9.7％）を中等症以上と判定しました．診療の結果，妥当と思われた症例は27例（2.9％総数比，30％トリアージ数比），入院した患児は9例（0.97％総数比，10％トリアージ数比）（図4）でした．入院に緊急を要した症例は緊張性気胸1例と$SpO_2$91％以下の喘息1例の2例のみでした．一般の小児科クリニックでは2〜3％ほどが中等症以上で，入院の対象者は0.5〜1％と考えられます．

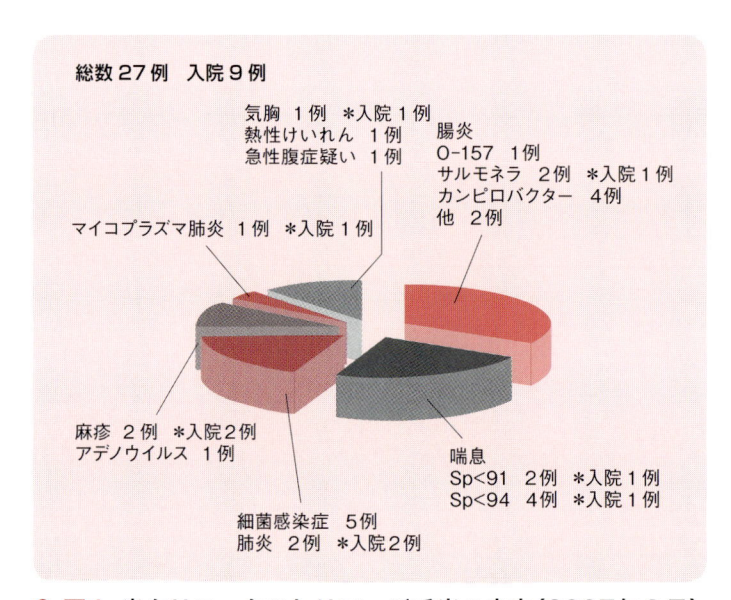

● 図4　当クリニックのトリアージ妥当の内容（2007年8月）

総数27例　入院9例
- 気胸　1例　＊入院1例
- 熱性けいれん　1例
- 急性腹症疑い　1例
- 腸炎
  - O-157　1例
  - サルモネラ　2例　＊入院1例
  - カンピロバクター　4例
  - 他　2例
- マイコプラズマ肺炎　1例　＊入院1例
- 麻疹　2例　＊入院2例
- アデノウイルス　1例
- 細菌感染症　5例
- 肺炎　2例　＊入院2例
- 喘息
  - Sp<91　2例　＊入院1例
  - Sp<94　4例　＊入院1例

プロに聞きたい！ Q&A

Q3　オーバートリアージはどの程度までが適当ですか？

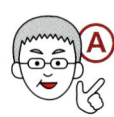

A　北米の救急外来でのトリアージは妥当症例の150％が目標にされています．当院はオーバートリアージの患者数が多すぎますので200％程度をめざしたいと思っています．鹿児島市夜間急病センターの2007年4月の総受診数1,222例中，中等症以上と診

断されたものが71例（5.8％），入院例は15例（1.22％）でした．当院の約2倍の中等症例数と考えられます．

国立成育医療センター救急診療科の2006年1年間の受診総数が38,564例，そのうちレベル1の蘇生と判定された症例が321例です．約1％弱，1日約1例，蘇生の必要な患児が搬送されて来るようです．

一般病院の救急外来の小児患者の重症度はそれぞれの病院の特性によって異なるでしょう．夜間急病センターの数字を参考に診療されるのも1つの目安になるでしょう．

お勧めテキスト

1）「小児救急学習用テキスト 原著第4版」．(Gausche-Hill, M., 他編，吉田一郎，井上信明，監訳)，診断と治療社，2006
2）宮坂勝之，清水直樹：「小児救急医療でのトリアージ」．克誠堂出版，2006

文献

1）上村克徳，羽鳥文麿：国立成育医療センター救急センターにおける院内トリアージシステム．東京小児科医会報，26（3）：3-11, 2008
2）宮澤佳子：小児トリアージの特徴と実際．看護技術，51（10）：26-30, 2005
3）阪井裕一：国立成育医療センター救急診療科．救急医療ジャーナル，12（4）：40-44, 2004

Profile 南 武嗣 Taketsugu MINAMI

みなみクリニック
1980年 九州大学医学部卒業／1986年 九州大学大学院終了，医学博士／1987年 ベルギー，ルーバン大学留学／1989年 九州大学医学部小児科助手／1992年 九州大学医学部小児科講師／1996年 南・末広クリニック開設／2002年 みなみクリニックに名称変更．病児保育室ダーグ・ヘム開設／小児のプライマリケアに関心があります．①トリアージ，②経口捕水液（ORT），③HibやPCV7などのワクチンの普及に努力しています．

第2部 いざというとき必要な薬の知識とcommon symptomへの対応

第1章 薬の使いかた

1 小児の処方のピットフォール

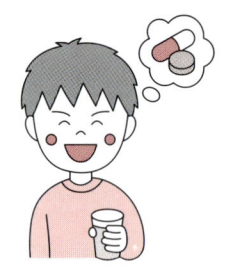

どう調剤され，どう飲まれるかを考えよう

橋本剛太郎

Point
- 小児の処方には小児特有の問題点がある
- 子どもにあわせて剤形を選び，体重や年齢にあわせて薬用量を計算する
- 用法の指示：小児にとって「食前」,「食後」って何だろう？
- 薬剤量（力価）ですか？ 製剤量ですか？
- なるべくシンプルな処方を心がけよう
- 君は薬の味をわかって処方している？「飲んでみなはれ，飲ませてみなはれ」

はじめに

　初期研修で小児科に配属される頃の研修医であれば，内科や外科の研修をすでに終えていますので，成人に対する処方箋はもうたくさん書いた経験があると思いますが，子どもに対する処方箋にはまだ慣れていないことでしょう．研修医の方は「成人量を体重に応じて減らして処方すればいいんでしょう？」くらいに思っているかもしれませんが，なかなかどうして，小児の処方には小児特有の問題点がけっこうあるんです．研修医Aさん，Bさんの処方を実際にみていきながら解説しましょう．

指導医　それでは次のような症例にどのような処方箋を書くか，まずやってみましょう．小児の薬用量の本を見ながらでかまいませんから，書いてみてください．

症例

　3歳男児．昨日から咳と鼻みず．今夕から38.5℃．全身状態はよく，軽い咽頭発赤以外に特記所見はない．急性上気道炎と診断した．体重13 kg．

指導医　咳と鼻みずがあって熱が出たので受診されました．当直していて一番多いケースですね．ではA君の処方箋を検討してみましょう．

> **処方箋❶**
> アスベリン®・シロップ　　26 mg
> ポララミン®・シロップ　　1.3 mg
> 　分3　　2日分
> カロナール®細粒　　　　　650 mg
> 　頓用　　3回分

薬用量について ― 年齢・体重にあわせて処方しよう

指導医　A君，ずいぶん苦労してましたね．

研修医A　はい．成人ですとだいたい3錠とか3カプセルとかだったんですが，子どもは体重にあわせて計算しなくてはいけないので大変です．それに，シロップか顆粒か，大きい子なら錠剤とか，剤形も選ばなくてはいけないし．

指導医　小児処方の第一歩は子どもにあわせて剤形を選び，体重や年齢にあわせて薬用量を計算する，ということですね．

シロップ薬の処方 ― 調剤をイメージしよう！

研修医A　咳に対してアスベリン®，鼻みずに対してポララミン®を処方しました．

指導医　センスのいい処方ですね．咳に対して直ちに鎮咳薬を使っていいのか，とか，抗ヒスタミン薬は鼻みずに効くのか，という問題はありますが，そのあたりはいずれ検討することにして，ここでは処方箋の書きかたの問題に絞って話を進めましょう．Bさん，まずシロップ薬の処方についてどう思いますか？

研修医B　シロップですので，何mLと書く方がわかりやすいと思います．

指導医　その通り．ふつうはシロップはmLで表記しますね．すると？

> **処方箋❷**
> アスベリン®・シロップ　　5.2 mL
> ポララミン®・シロップ　　3.25 mL
> 　分3　　2日分

指導医　確かに体重kgあたりの薬用量を忠実に計算するとこうなりますね．私も研修医になりたての頃，こんな処方箋を書いたことがあります．でもねぇ…A君，シロップ薬を調剤してみたことある？

研修医A　いえ…．

指導医　一度自分の処方箋通りに調剤させてもらうとよくわかる．メスシリンダーでコンマ以下を正確に量れるだろうか？さらに投薬瓶の目盛りに合うように精製水を加えて，お母さんはそのひと目盛りを量りとって子どもに飲ませるんですが，

ここでも誤差が出る．それを考えると，コンマ以下は四捨五入してもいいんじゃないだろうか．そもそも本に書かれた薬用量に多少の幅があることを読み取って，投薬の目的や子どもの様子も考えあわせながら調節してください．これが「医師のサジ加減」ですね．

処方箋❸
アスベリン®・シロップ　　5 mL
ポララミン®・シロップ　　3 mL
　　分3　　2日分

研修医A　これでサマになりました．

食前・食後の指示 ─ 患者さんには大きな問題！

指導医　次に，A君の処方箋には「分3」と書かれていますが，これだけでいいですか？
研修医A　あ，「食前」とか「食後」って書き忘れました．この子の場合は…「食後」ですかね．
指導医　成人に対してはどういう基準で決めていましたか？
研修医A　胃を荒らす薬剤は食後とか，…あとは…基準というのは….
指導医　小児科のプライマリ・ケア領域で食前食後が効能書に記載されているのはセフジトレン（メイアクトMS®）くらいでしょうね．あとはあまりきちんと決められてはいません．
研修医A　じゃあ，だいたい食後ということでいいですか？成人はだいたいそうでした．
指導医　う〜む．こんなエピソードがありましてね．食後の指示で処方して2日後再診．高熱が続いて苦しそうだが，薬を飲ませてないという．「食欲が全くなくて食べてないものですから，薬を飲ませてはいけないかと思って」．お母さんは真剣なんですよ．いつまでも「食後」にならなかったので飲ませられなかった，というわけです．え？実話ですよ．
研修医A　そうか．じゃあ子どもはみんな「食前」て書く方がいいのかなぁ．
指導医　じゃあこんな場合はどうです？夜中あまり眠れなくて明け方寝つき，朝遅く10時頃に起きた．朝の薬を飲ませた．昼12時，家族は昼食．ここで昼の食前薬？
研修医A　いや，それは早すぎます．ええと，じゃあ3時のおやつの「食前」に．
指導医　うまいこと考えるなぁ．じゃあ夕食のときは？
研修医A　う…．夕食前はパスして9時頃に．
指導医　そう．それでいいんですよ．起きている時間に等間隔で3回飲ませてもらえばいい．子どもが病気のときは三食キチンとは食べませんから，与薬を食前食後にこだわるのはオカシナことなんです．処方箋には用法として1日何回という指示を書かなくてはいけませんが，食前か食後かという指示は法的には要求

されていません．でもこれを書かないと薬剤師さんから必ず問い合わせがあります．きっと患者さんからも尋ねられるんでしょう．飲む側にとっては食前か食後かというのは重大な問題ですからね．もっとも，食卓で食前の薬をゴクリと飲んで，そのまま「いただきます」と食べ始める人が多いですが，あれは「食前」と言えるのかどうか．

研修医B う〜ん．食前・食後の指示１つにも小児にはそんなにいろいろな問題がまとわりついているとは知りませんでした．

指導医 処方箋に食前・食後をどう書くか，というのはそれぞれの病院の薬剤師さんたちとも話し合ってみるといいですね．

薬剤量と製剤量 ― 間違えると大変！！

指導医 では次にアセトアミノフェン（カロナール®）の処方はどうでしょうか？

研修医B 650 mgというのは，アセトアミノフェンとして650 mgということでしょうか，それとも細粒として650 mg？

指導医 実にいい質問です．本日の最大の問題点と言ってもいいでしょう．

研修医A アセトアミノフェンとして10 mg/kg/回なので13 kgで130 mg（薬剤量）です．20％顆粒なので顆粒としては（製剤量）1回に650 mgとなります．

指導医 もしこれを薬剤量（アセトアミノフェンの量）と誤解して調剤すると大変なことになりますね．テオフィリンや抗けいれん薬などでこういう誤解が起こると重大な事故になりそうです．実際そういう事故があります．

研修医A じゃあ，「製剤量として」とか「薬剤量として」とか書かないといけないんですか？

指導医 厳密にはそういうことになりますが，実際にはそこまで書く人はほとんどいませんね．病院によって違いますが，慣習的な取り決めがあって，例えばmgで表示したら力価（薬剤量），gで表示したら製剤量，という考えもあります．特に抗菌薬については製剤量ではなく力価（薬剤量）をmgで表示するという，暗黙の了解のようなものがあります．しかし，あくまでもこれらは慣習で，全国統一された取り決めというものはまだないようです．

研修医B 私の昨年の研修先ではオーダーリングシステムが完備していました．処方画面には製剤量で入力することになっていまして，あまり問題を感じませんでしたが．

指導医 そうですね．コンピュータ化されたおかげで薬剤のフルネームと濃度まで表示してくれますから，力価から製剤量を計算するのも容易になりました．
しかしBさん，抗菌薬も製剤量表示でしたか？

研修医B あ，抗菌薬は…力価表示だったような…．

指導医 はい．コンピュータ化されても抗菌薬は力価表示，ほかは製剤量表示という病院もありますね．つまり，病院によって取り決めが多少違うことがあるので，自分が慣れ親しんだ病院のやり方が他の病院でも通じるとは限らないのです．コンピュータ化されていない病院や診療所では，手書きで処方箋を書かなくて

はいけません．手書きが医師の基本的技量だと考えて，正確に書けるよう，修練してください．

指導医　この本を読んでいるあなたの病院ではどんな取り決めになっていますか？ あらためて見直してみてください．

薬の量と味 ── 飲んでみなはれ，飲ませてみなはれ

指導医　次はBさんの処方について検討してみましょう．

> 処方箋❹
> メジコン®・シロップ　　　8 mL
> ビソルボン®・シロップ　　5 mL
> ムコソルバン®・シロップ　5 mL
> メプチン®・シロップ　　　7 mL
> ペリアクチン®・シロップ　10 mL
> 　　　　分3　　2日分

指導医　おお，いくつもの薬品名が並んでいて，何だか豪華ですね．

研修医B　へへ．以前は薬の知識が乏しくて処方箋に1つか2つの薬を書くのがやっとでした．でも先輩の先生方は本も見ないで何種類もの薬をサラサラッと書き並べていくんですよね．すごいな，カッコいいなぁ，って思ってました．今日は本を見ながらですけど，精一杯いろいろ書きました．

指導医　なるほど．咳止め（メジコン®）に喀痰融解薬（ビソルボン®），気道粘液調整薬（ムコソルバン®），気管支拡張薬（メプチン®）も入ってますね．ペリアクチン®は鼻みずに対してですか？

研修医B　はい．ペリアクチン®には食欲増進作用もあると書いてありましたので．

指導医　そうですか．それではこの処方どおりに実際に薬を作ってみましょう．このシロップの1回量は何mLになりますか？

研修医B　約12 mLです．

指導医　調剤の都合で水を加えることもありますからそれ以上ですね．これを3歳の子に，あなた，飲ませられますか？

研修医B　ちょっと大変ですね．

指導医　あなたの親切心から出た，薬のてんこ盛りですが，子どもには迷惑かもしれません．それに，これだけ何種類もの薬を同時に飲んでも何かよくない相互作用は出ませんか？ 本には書かれていませんし，たぶん大丈夫でしょうけど，本当のところは誰にもわかりません．子どもの処方は，必要なものだけを…シンプル・イズ・ザ・ベストです．もう1つ．Bさん，あなたが処方したこの薬，さあ，な

研修医B　めてみてください．
研修医B　口あたりは悪くないけど…あ，うへっ，苦いです．あとで苦味が出てくる．
指導医　子どもは嫌がって飲んでくれないかもしれませんね．2日後に再診して，お母さんが「この子，薬をうまく飲んでくれなくて」と言ったら，あなたどう反応します？
研修医B　もう，せっかくあんなに考えて処方したのにぃ，って思って「お母さん，ちゃんと飲ませてくださいねっ」と言ってしまいそうです．
指導医　でも本当は薬の量が多くて味がマズかったから飲まなかったのかもね．私はよくみなさんに「飲んでみなはれ，飲ませてみなはれ」と言います．自分の処方がどんな薬にできあがっているか，薬局へ行って見てみましょう．処方した薬を1つ1つなめてみましょう．そして子どもに薬を飲ませてみてください．小さな子に薬を飲ませるということがいかに大変なことか，体験してみてください．そういう体験をしてみると，明日からあなたの処方はひと味ちがったものになることでしょう．

プロに聞きたい！ Q&A

Q1　小児に処方してはいけない薬にはどんなものがありますか？

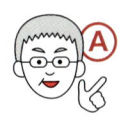

A　まず解熱薬としてはアセトアミノフェンとイブプロフェン以外の消炎鎮痛薬を処方しないこと．抗菌薬ではニューキノロンを使ってはいけません（ノルフロキサシンだけは例外的に限定使用を認められています）．ミノサイクリンは小児に使うべきでない，と理解しておきましょう．血管収縮薬の点鼻薬は乳幼児の鼻づまりに対して使ってはいけません．昏睡やショックを起こすことがあります．処方しようとする薬の添付文書をよく読む習慣をつけて，小児に使ってよいかを自分で確かめるようにしましょう．

Q2　食物アレルギーの子どもに処方するとき気をつけることは？

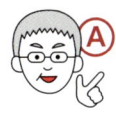

A　塩化リゾチームは卵白由来のタンパク質なので卵アレルギーの子どもに処方してはいけません．牛乳アレルギーの子どもにはタンニン酸アルブミン（牛乳カゼインが原料），耐性乳酸菌製剤の一部，酪酸菌製剤の一部は使えません．ゼラチンアレルギーの子どもには抱水クロラールの坐剤や種々のカプセルが使えません．成人では食物

アレルギーは稀でしょうが小児では少なくないので，このような配慮も必要なのです．

さいごに

小児に処方したときは「この薬はこの子に本当に必要か？」と自問してください．Feeling of doing something（何かをしている気分）になるために処方をしていないかどうか，気をつけたいものです．

お勧めテキスト
1）「小児の薬の選び方使い方 第2版」．（横田俊平ほか，編），南山堂，2006

Profile

橋本剛太郎
Gotaro HASHIMOTO

はしもと小児科クリニック
福井大学医学部の学生実習や研修医教育を引き受けています．「小児科医にならない人こそ，小児プライマリ・ケアをしっかり学んでおくべき」と考えています．

第2部 いざというとき必要な薬の知識とcommon symptomへの対応

第1章 薬の使いかた
2 小児への輸液のキホン

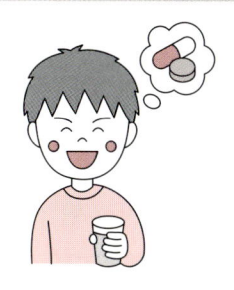

進藤静生

Point
- まずは，経口補液でチャレンジ．うまくいかないときに輸液療法を行う
- 複合輸液を使いこなす（組成を知る）
- 臨床症状から脱水を判定する

はじめに

　急性の下痢・嘔吐・発熱などの症状では，患児の親は病初期に医療機関に受診するのが一般的な姿となりました．したがって，プライマリ・ケアでは，まだ脱水に陥っていない場合や，脱水があっても軽症の場合がほとんどです．このような場合は，経口補液がファーストチョイスとなります．小児の輸液療法（点滴静注）は，経口摂取不能の脱水症と頻度は少ないですが循環虚脱の症状が認められるような場合に限られます．日本では小児に対する経口輸液の発達や体位の向上により，以前のような高度の脱水がみられることは稀になりました．

　輸液の基本は，患児の状態を症状，診察所見，検査データーから判断，計算したうえで，生理的食塩水や5％ブドウ糖に電解質を加えて輸液を作成するオーダーメイド輸液です．日本では複合輸液であるソリタ®T1号〜T4号と類似の輸液が数社から発売されており，1〜4号液ラインナップの複合輸液を有効に使用するのが一般的です．

各輸液の特徴

　現在，わが国で使用されている主な輸液製剤は**表1**のような組成です．

❶ 1号液

　乳酸添加生理食塩水をおおむね3分の2に希釈した組成（Na 80〜90 mEq/L，Cl 70〜80 mEq/L）のため相当量の電解質を含みます（Kは含みません）．

❷ 2号液

　Na濃度はほぼ1号液同様で，そこにK（20〜30 mEq/L）とPを混入し電解質の補給

● 表1 1～4号液の組成

商品名	Na	K	Mg	Cl	P	乳酸	ブドウ糖 %	ブドウ糖 kcal/L	pH
輸液開始液（1号）									
ソリタ®T1（味の素）	90			70		20	2.6	104	3.5～6.5
ソルデム®1（テルモ）	90			70		20	2.6	104	4.5～7.0
細胞内修復液（2号）									
ソリタ®T2（味の素）	84	20		66	10	20	3.2	128	3.5～6.5
ソルデム®2（テルモ）	77.5	30		59		48.5	1.45	58	4.5～7.0
維持液（3号）									
ソリタ®T3（味の素）	35	20		35		20	4.3	172	3.5～6.5
ソルデム®3A（テルモ）	35	20		35		20	4.3	172	5.0～6.5
EL®-3号（味の素ファルマ）	40	35		40	8		5.0	200	4.0～6.0
ソリタ®T3G（味の素）	35	20		35		20	7.5	300	3.5～6.5
ソルデム®3AG（テルモ）	35	20		35		20	7.5	300	5.0～6.5
術後回復液（4号）									
ソリタ®T4（味の素）	30			20		10	4.3	172	3.5～6.5
ソルデム®5（テルモ）	30	8		28		10	3.75	150	4.5～7.0

を目的としており，細胞内修復液としての役割をもちます．

❸ 3号液

総電解質濃度はさらに血漿の3分の1に薄められています．

❹ 4号液

ほぼ3号液からKを除去した組成になっており，外科手術など術後の状態が想定されたものです．

脱水症診断のポイント

- ☑ 大泉門の陥凹
- ☑ 眼窩の陥凹
- ☑ 口腔の所見：口唇の乾燥，口腔・舌の乾燥，唾液の粘稠・泡沫
- ☑ 泣いても涙が出ない
- ☑ 皮膚のツルゴールの低化
- ☑ 6時間以上排尿がみられない

表2を参考にして脱水症の程度を推測します．
表3の臨床症状などを参考にして脱水症のタイプを推測します．

● 表2　脱水症の程度と臨床症状

	軽症	中等症	重症
体重減少（％）	5%	10%	15%
皮膚ツルゴールの低下	＋	＋＋	＋＋＋
粘膜	湿～乾	乾	著名に乾
大泉門陥凹	－	＋	＋＋
脈拍	正	やや速	速
意識	正	傾眠	ときに昏睡
尿量	やや少	少	非常に少

● 表3　脱水症のタイプ（質）と臨床症状

	低張性	等張性	高張性
血清Na濃度（mEq/L）	＜ 130	130～150	＞ 150
皮膚ツルゴールの低下	＋＋	＋	正常
舌・粘膜	湿	乾	著名に乾
口渇	＋	＋	＋＋
脈拍	速・弱	弱	速
意識状態	無欲，ときに昏睡	脱力，無欲	興奮，易刺激性

❶ 高張性脱水症の症状

　　水欠乏，一次性脱水症とも呼ばれる．体液の喪失，高熱，過呼吸などによる水分の喪失の結果，電解質より水分が多く失われたときに起こります．血漿浸透圧，血漿Na^+濃度は高くなります．

❷ 低張性脱水症の症状

　　食塩欠乏，二次性脱水症ともいう．水と電解質が失われ，次に水分のみの補給があると血漿浸透圧は低下し，血漿Na^+濃度は低くなります．

輸液療法のポイント

❶ 初期輸液：（0～3時間）

　　脱水症によって起こっている循環障害を改善し，腎への血行を促すplasma expanderの役割です．

1）使用液

　　通常，1号液を使用します．ただし脱水症の程度が高度（10～15％欠乏）で，循環障害，低血圧がある場合は循環が回復するまで生理食塩水などの等張液を注入します．

● 表4　1日輸液量と輸液速度

	1日輸液量	輸液速度
乳児	100〜120 mL/kg/日	4〜5 mL/kg/時間
幼児	80〜100 mL/kg/日	3〜4 mL/kg/時間
学童	60〜80 mL/kg/日	2〜3 mL/kg/時間

2）時間

利尿がつくまで行います（軽〜中等症では0〜3時間以内）．

3）注意

K，Ca，Mgを含まない液を使用します．排尿のチェックは重要です．

❷ 修復輸液：（3〜24時間）

初期輸液で血行が回復し，利尿（2回以上の排尿を目安とする）がつくようになったら，欠乏している体液補給を行い，脱水症状の改善をはかります．輸液剤にはKなどの細胞内電解質を含みます．初期輸液より速度を落とし**表4**の速度より点滴を始めます．その後の利尿や臨床症状によって速度を調節します．

表4を参考にして1日の輸液量と輸液速度を決定します．

症状がとれ，経口的に電解質または水やスープが飲めるような状況になったら，外来での輸液は中止します．

プロに聞きたい！ Q&A

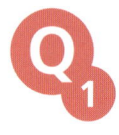

Q1 生月体重10 kgの乳児が2〜3日前より下痢，嘔吐が出現し，脱水のため体重が約950 g減少して救急外来を受診し，経口補液を試みましたがうまくいきませんでした．点滴はどのように開始したらよいでしょうか？

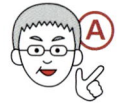

A 児の脱水は10％であり，**表2**から脱水症は中等症と判断できます．この時点ではhypovolemic shockをきたしているとは考えにくく，初期輸液としてはKを含まない1号液で対応できることが多いです．輸液速度は10〜20 mL/kg/時間で排尿がみられるまでおおむね2〜3時間輸液を行います．排尿がみられれば循環障害は改善したとみなし，輸液内容および速度の変更を検討します．

次に細胞内外の電解質補給を目的としたK含有の輸液（2号液）に変更し，1日輸液量と速度を**表4**を参考に決めます．

治療時間が24時間を超える入院患者であれば，さらに経口摂取可能となるまで3号液を用いて維持輸液を行います．以後は経口摂取の増加に合わせて輸液速度を漸減・中止します．

外来で輸液を行う場合には時間的な制約があるが，初期輸液開始後は少なくとも排尿を確認するまでは輸液を行います．時間が許すならば排尿後も維持液を輸液します．2日目以降は，自宅および外来での経口摂取の状況，脱水の程度について再評価を行いながら輸液内容および速度を選択します．

入院・外来いずれのときにも，可能であればルート確保時に採血を行い，血糖や電解質，脱水の程度の評価を行うことが望ましいでしょう．

さいごに

日本国内では近頃はあまり高度な脱水に遭遇することは少なくなりましたが，今後発展途上国などで活動するときなどは，まだ脱水による乳幼児死亡は多くみられるため，高度な脱水の対応も知っておくことが必要です．

お勧めテキスト
1)「新・輸液ガイド」．(Medical Practice編集委員会，編)，文光堂，2007
2) 浦島充佳：「エビデンスに基づく小児科・総合診療編」．医学教育出版社，2007
3)「小児科研修ノート」．(五十嵐隆，渡辺博，田原卓浩，編)，診断と教育社，2005

文献
1) 関根孝司：輸液製剤は理論的になぜこのような組成になっているのですか．小児内科，40(2)：287-289, 2008
2) 松山健：小児に用いられる主な輸液製剤とその特徴．小児内科，38(6)：989-993, 2006
3) 五十嵐隆：輸液の適応と内容．「小児科研修医ノート」，(五十嵐隆，渡辺博，田原卓浩，編)，pp436-439, 診断と治療社，2005
4) 中尾弘：脱水症．「開業医の外来小児科学」，(豊原清臣，中尾弘，編)，pp221-233, 南山堂，2007
5) 斎藤博：低張液の組成と特徴．輸液のすべて．腎と透析，63(増刊号)：220-225, 2007

Profile 進藤静生　Shizuo SHINDO　しんどう小児科医院
日本小児科医会国際委員会委員長として，台湾，仁川(韓国)小児科医会と情報交換中．

第2部 いざというとき必要な薬の知識とcommon symptomへの対応

第2章 救急でのcommon symptomへの対応

1 発熱児への見立て

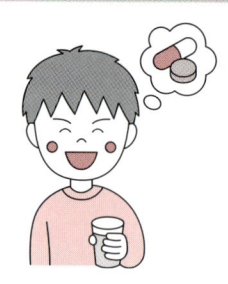

岩元二郎

> **Point**
> - 発熱の原因としては感染症が大部分であり，しかもウイルス性が多い
> - 迅速検査を積極的に行って自主的にフィードバックをかける

症例
発育・発達良好な10カ月男児．保育園に行き出して数日後，夜間に40℃の高熱があり，心配になって夜間救急外来を受診．

診療の手順・ポイント

診療の大まかな流れを下記❶→❷→❸に示します．

❶ まずは発熱児の問診とトリアージ

- 問診上で全身状態の評価を行います（活気，食欲，遊びなど）．
- 発熱以外の随伴症状がないかどうかを聞きます．
- 保育園の感染症の流行状況を聞きます．
- 視診にて，児の状況をPATでパッと見ます（図1参照）．
- 予防接種を聞いておきます（DPT，Hibなど）．

必ずチェックすべきこと

☑ 問診が終わったら（場合によっては同時併行で），トリアージのABCであるPAT（pediatric assessment triangle）をチェックすること．appearance（外観）とwork of breathing（呼吸状態）とcirculation to skin（皮膚への循環）の3つの指標（トライアングル）を客観的に評価します．見た目の評価法であり，"視診"を磨く道具でもあります．PATでパッ（およそ30秒）と診ます．

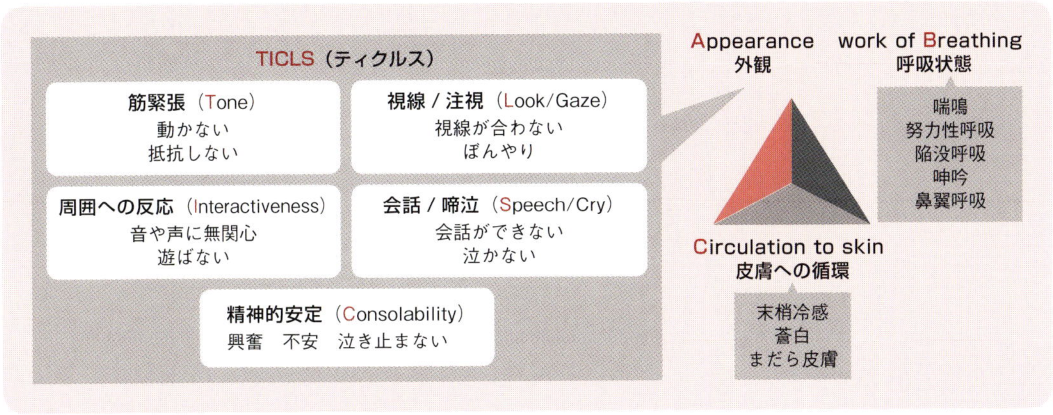

図1 pediatric assessment triangle

TICLS（ティクルス）
- 筋緊張（Tone）：動かない／抵抗しない
- 視線／注視（Look/Gaze）：視線が合わない／ぼんやり
- 周囲への反応（Interactiveness）：音や声に無関心／遊ばない
- 会話／啼泣（Speech/Cry）：会話ができない／泣かない
- 精神的安定（Consolability）：興奮　不安　泣き止まない

Appearance 外観

work of Breathing 呼吸状態
- 喘鳴
- 努力性呼吸
- 陥没呼吸
- 呻吟
- 鼻翼呼吸

Circulation to skin 皮膚への循環
- 末梢冷感
- 蒼白
- まだら皮膚

appearance（外観）の評価は，それぞれの評価項目の頭文字をとって，TICLS（ティクルス）と覚えよう

❷ 次に発熱のフォーカス（原因）を探る

- 熱のフォーカス（熱源）がどこにあるか，くまなく診察．
- 口腔内は最後に見ます．耳（鼓膜）を見ることも忘れずに．
- 乳幼児は全身を診ます．発疹の存在も見落とさないこと．
- 迅速診断キット（咽頭または鼻腔から検体採取する方法で，A群溶連菌，アデノウイルス，インフルエンザウイルス，RSウイルス感染などが10分以内に判明）を有効に利用します．

必ずチェックすべきこと

☑ 口の中を診ずして，小児を診察したとは言えず．口の中には宝石（**クリニカルパール**）がいっぱい詰まっています．子どもたちが診察で一番嫌がるところが口の中ですが，なかなか口を開けてくれない子でも，辛抱強く，口の中はしっかりと見ます．発熱を伴う発疹性疾患は，口の中を見て一発診断が可能（溶連菌感染症，突発性発疹，麻疹，手足口病など）．

身体診察のツボ

子どもたちの目線で診察を行うこと．見下ろす感じでは子どもたちが怖がって泣き出します．目をみてニコッと笑いかけながら，視線の動きで意識レベルを診ます．そして頭部，頸部，胸部，腹部，四肢とくまなく診て，最後に口の中を見ます．さらに鼓膜まで診たら完璧．発熱や嘔吐，腹痛，下痢，発疹など主訴が何であれ，見落としがないように，定まった診察の手順を身につけておくことが大事です．

❸ 最後に発熱の評価と今後の見通しについて説明

・家族に発熱の原因を説明します．
・今後の見通しと次回受診の必要性を説明します．
・熱型表（体温表）を手渡し，1日3回程度体温をつけてもらい，次回受診時に持参してもらいます．発熱初日には診察所見が乏しいことがあり，経過を見ることは非常に大事．救急外来受診の場合は，見落とし・見逃しがないよう，後日かかりつけ医受診を勧めることが肝要．
・解熱薬が必要か，抗菌薬が必要か，見極めが大事．ウイルス性か細菌性か，細菌性が疑われるときに抗菌薬を処方すべきで，むやみに処方しないこと．

こんなときは迷わず小児科へコンサルト

・随伴症状（嘔吐，咳嗽，呼吸困難など）を伴い，かつPATに異常があればコンサルトを．
・3カ月未満の乳児発熱の場合は，重症感染症（髄膜炎，尿路感染症など）の可能性もあるためコンサルトを（早めの救急外来を受診すべき発熱は，要注意の発熱にて小児科コンサルト必要．**表1**参照）．

● 表1　早めに救急外来を受診した方がよい発熱

・生後3カ月未満の赤ちゃんの38度以上の発熱
・水分を受けつけず，おしっこが半日くらい出ない
・嘔吐や下痢をくり返し，ぐったりしている
・初めてけいれんを起した
・顔色が悪く，あやしても笑わない
・眠ってばかりいる（呼びかけてもすぐに眠ってしまう）
・遊ぼうとしないでゴロゴロしている
・激しく泣き，あやしても泣きやまないでぐずっている
・夜も眠らず機嫌が悪い
・呼吸の様子がおかしい（不規則，胸がペコペコくぼむ，鼻の穴がヒクヒクする）

文献1から転載．

保護者への説明のポイントと注意

　突然の高熱で夜間外来を受診する場合，保護者は，子どもが高熱で頭がおかしくなるのではないか，怖い病気が潜んでいるのではないかという不安が強いのです．小児救急はこのように過剰な不安救急でもあります．薬を処方してもらうというより，不安を何とかしてもらいたいという気持ちが強いのです．そのためには，熱の出所がどこからか，今どのような状況か，検査が必要かどうか，今後の見通しはどうなのかをよく説明してあげることが大事です．そして，何度も熱が出ることに関しては，私自身は以下のように説明しています．

「病原体を排除するための免疫が十分でなく未熟であるために，熱でもって病原体を排除しようとしているのです．熱は決して怖いものでもなく，悪者でもない．生体防御反応として熱が出ているのですよ．病原体に接するたびに熱を出すことで，しっかりとした免疫を作っていくのですよ．熱を出すのは子どもたちが大きく成長するための避けて通れない試練であり，仕事でもあるのです」（保護者説明用として**表1**参照）

プロに聞きたい！ Q&A

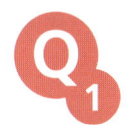

Q1 発熱のフォーカス不明のとき，どのように対処したらよいですか？

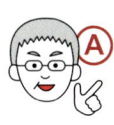

A 診察上で，発熱のフォーカスがはっきりしない場合，特に3カ月未満の場合でPATに問題があるようなら迷わず，重症感染症を鑑別するため，採血・検尿，血液培養などのsepsis work upをした方がよいです．この月齢では，細菌性髄膜炎と尿路感染症が最も怖いのです．3カ月以上の児では，検査しても，フォーカス不明の発熱は，occult bacteremia（潜在性菌血症）のことがあり，血液培養で肺炎球菌，インフルエンザ菌が検出されることが多くあります．

Q2 熱さまし（解熱薬）は使わなければならないの？

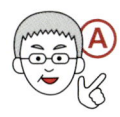

A いきなり高熱が出ると，親は頭がおかしくなるんじゃないかと恐怖を感じるもので，熱恐怖症ともいいます．高熱が出たらすぐに解熱薬といった短絡的な考えをしがちです．ここで何のために熱が出るのか，家族によく説明する必要があります．熱は病原体を排除しようとして出るものであり，一種の防衛反応なのです．熱を無理やり下げることは，自らが戦う力を逆に弱めてしまうことでもあり，病原体側にとっては，解熱薬を使うことは，ありがたいことでもあるのです．熱の出始めは，使ってもなかなか下がらず，ちょっと下がってまた高くなるのは，よく経験することです．熱さましは使ってもいいけど，使い過ぎないこと．1日2回までが限度．熱さまし以外の冷えピタ®，熱さまシート®などを使ってクーリングしてあげるとよいでしょう．高熱イコール重症ではありません．熱以外の症状をよく観察することです，と家族に説明しています．

Q3 救急外来で抗菌薬を使う必要性はあるの？

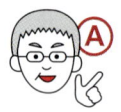

A 子どもの感染症を引き起こす病原体といえば，ウイルスと細菌があり，かぜといえばウイルスがほとんどです．抗菌薬は，細菌に対して効果があるのであって，ウイルスには効きません．ですから熱が出たからといって，むやみやたらに抗菌薬を処方するということは控えなければなりません．抗菌薬を使いすぎることにより耐性菌が必ず出現します．口の中を見て，これは溶連菌だ！と疑ったなら，迅速検査を施行し，陽性を確認してから抗菌薬を処方するといった手順を踏んでいけば，臨床力のさらなるアップが期待できます．

お勧めテキスト
1) 豊原清臣，中尾弘，松本壽通，出口雅経，徳丸実，下村国寿：「開業医の外来小児科学 改訂5版」．南山堂，2007

文献
1)「福岡県小児救急医療ガイドブック 必携！子ども救急 ～子どもの急病・事故対応マニュアル～」．（市川光太郎，監），福岡県，社団法人福岡県医師会，2007
http://www.fmc.fukuoka.med.or.jp/images/kodomoguidebook3.pdf

Profile
岩元二郎
Jiro IWAMOTO

飯塚病院小児科
麻生飯塚病院は福岡県筑豊地域45万人の中核病院で，24時間365日フル稼働の救命救急センター（ER）をを有しています．小児ERは"飯塚方式"と称し，当院小児科医と地域小児科医，そして院内非小児科医（家庭医・研修医）の三位一体で守る小児救急医療を展開しています．

第2部　いざというとき必要な薬の知識と
common symptomへの対応

第2章　救急でのcommon symptomへの対応

けいれんであわてない

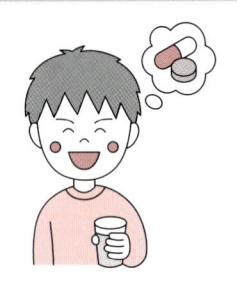

岩元二郎

> **Point**
> - 小児のけいれんは，保護者にとって恐怖そのもの．救急車受診のダントツ1位の病態である．そのなかでも代表疾患が熱性けいれんである
> - まずは救急のABCを行いながら，けいれんを止めること，そして原因を探ること
> - たちのよいけいれんか否かの判断のため，けいれんの持続時間，発作型（全般性か局在性か），意識障害や麻痺の有無を確認すること

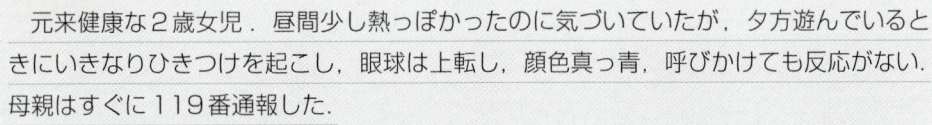

症例

元来健康な2歳女児．昼間少し熱っぽかったのに気づいていたが，夕方遊んでいるときにいきなりひきつけを起こし，眼球は上転し，顔色真っ青，呼びかけても反応がない．母親はすぐに119番通報した．

診療の手順

❶ 救急搬入前の情報と搬入時の状況確認

　　けいれんは突然発症するため，傍で見ている親にとって恐怖そのもの．死ぬのではないかという思いから，119番通報し，救急車受診のことが多いのです．救急隊からの情報を簡潔に尋ねることが大事．
・年齢，発熱の有無．
・けいれんは止まっているか，持続しているか．
・意識レベルはどうか，バイタル（SpO$_2$，呼吸数，心拍数）はどうか．

> **必ずチェックすべきこと**
>
> ☑ けいれんが止まっていない情報を入手したときは，けいれん重積状態と考え，救急のABCに準じて，バッグ＆マスク，酸素，輸液，抗けいれん薬（ジアゼパム，ミダゾラムなど）などを準備しておきます．もちろん気管内挿管の準備も怠りなく．救急カートの中を点検しておくこと．

❷ **けいれんが続いていたら，けいれんを止める**

けいれんが止まらずに搬入されてきた場合は気道確保，酸素投与，口腔内分泌物の吸引をしながら輸液確保を試みます．けいれんを止める薬剤のファーストチョイスとして，ジアゼパム（セルシン®）を静脈投与します（セルシン®0.3〜0.5 mg/kg 1〜2分で緩徐に静注．けいれんが持続したら，ミダゾラム®0.15 mg/kgを静注）．輸液確保に時間がかかる場合は，ジアゼパム座剤（ダイアップ®坐薬）を投与するとよいです〔ダイアップ®座薬（DZP座薬）0.4〜0.5 mg/kg/回．用法：37.5℃を超す発熱時に速やかに投与し，8時間経過後も発熱が持続する場合は同量を追加投与してもよい．通常2回投与で終了〕．

> **身体診察のツボ**
>
> 救急のABCと同時に，バイタルサインのほか，身体所見の評価も大事．体温は？ けいれんは全身性か局在性か？ 顔色は？ よだれは？ 嘔吐は？ 眼球の偏位は？ 手足の緊張は？ 尿の失禁は？ 乳児の場合，大泉門の膨隆は？ 項部硬直は？ などの所見を的確に評価します．

❸ **けいれんが止まった後は原因を探る**

けいれんの持続時間が5分以内で，病院に到着時にはすでにけいれんが消失していて，熱があるけれども元気よく，意識もはっきりしているときは，たちのよい**熱性けいれん**が多いです（**表1**参照）．けいれんが30分以上持続していたり，数分以内に治まっても意識障害が遷延している場合は，**けいれん重積状態**といい，髄膜炎や脳炎・脳症の鑑別のため原因精査入院が必要です．また，数分以内のけいれんを1日のう

● **表1 熱性けいれん（単純型）の特徴**

1. 発症年齢：生後6カ月〜満6歳以内
2. 熱が出て24時間以内に出現しやすい
3. 発作の持続時間は10分以内
4. 発作型は全身性（左右対称性）で巣症状なし
5. 発作終了後は持続性意識障害なく，麻痺もなし
6. 発作が短時間に頻発することはない
7. 分娩外傷その他の脳障害の原因となりうる疾患の既往なし，てんかんの家族歴なし

注）発作の持続時間が15分以上のもの，焦点性のもの，1日2回以上反復するものは，複雑型の熱性けいれんとみなされる
文献1から転載

ちに何度もくり返す場合は，**けいれん群発**といい，ウイルス性下痢症に伴う下痢けいれんのことが多いです．

> **必ずチェックすべきこと**
> - ☑ 有熱性か無熱性のけいれんか．重積状態か，群発か．
> - ☑ 意識レベルの遷延，麻痺が残っていないかどうか．
> - ☑ 脱水はないか，下痢をしていないか．外傷はないかもチェック．

こんなときは迷わず小児科へコンサルト

けいれんが止まらない状態で来院した場合は，迷わず小児科医にコンサルトした方がよいです．時間の長いけいれんは，とにかく早く止めることが大事．また，無熱性けいれんやけいれん重積，群発性けいれんは，単純な熱性けいれんとは言いがたく，原因精査が必要なためコンサルトは不可欠．

保護者への説明のポイントと注意

子どもは成人に比べ，けいれんを起こしやすい状態です．それはやはり，熱が出やすいのと同様，脳の未熟性によります．けいれんが起きたときは，あわてずに，どんなけいれんだったか，よく子どもを観察すること，10分以上続くときは救急車を要請すること，口の中に物を入れないことが大事です．30分以上長引くけいれんとけいれんは止まっていても意識がはっきりしない場合，熱が低い場合（低熱性）のけいれんは，単純な熱性けいれんとは言いがたく，原因を調べることが大事です（保護者説明用として，**表2**参照）．

● 表2 早めに救急外来を受診した方がよいけいれん

- 初めてけいれんを起こした
- けいれんが5分以上続いた
- けいれんの後，1時間以上経っても反応がない（＝意識が戻らない）
- けいれんの後にくり返して吐く
- けいれんの後で意識が戻らないうちに，またけいれんが起こった
- 半日に2回以上けいれんが起こった
- けいれんに左右差が認められる場合，四肢に麻痺が残っている場合
- 意味不明の言動を伴っている（異常に興奮している，異常に不機嫌）
- 発熱2日目（36時間）以降にけいれんが起こった

文献2から転載．

プロに聞きたい！ Q&A

Q1 ただの熱性けいれんなのか，悪いものなのかの鑑別基準は？

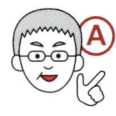

A 明らかに熱性けいれんだと考えられるのは，以下の要点を満たすときです．年齢として，生後6カ月から6歳まで．熱の上がりかけで，おおむね熱が出て24時間以内に出現．けいれんは全身性で，持続時間は5分以内．けいれんの起こる前後で意識がはっきりしている場合が考えられます．熱のないけいれん，熱が出て24時間以上経ってからのけいれん，けいれんが30分以上続く場合，けいれんが止まっていても意識がはっきりしない場合，などが熱性けいれんとは言いがたいもので，精査が必要です．

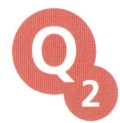

Q2 熱性けいれんの初期対応の手順，後方病院への搬送の基準は？

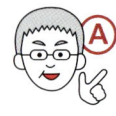

A 熱性けいれんは，病院に着いたときは止まっていることが多いです．初めてのけいれんの場合は，家族の心配が強いので，検査もしくは点滴をしながらしばらく数時間，病院で待機してもらい，経過をみることも大事．待ち時間の間に，熱性けいれんについてよく説明し，病状説明のパンフレットがあれば読んでもらっておくとよいでしょう．後方病院に搬送する基準ですが，けいれんが長い場合や意識レベルがはっきりしない場合，精査が必要なので，CTや髄液検査ができる病院に搬送した方がいいでしょう．

Q3 熱性けいれんの予防のためのダイアップ®坐薬の使用法は？

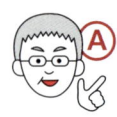

A けいれんは一度経験すると，もう二度と怖い思いをしたくないと家族は思うものです．1回起こした後，2回目以降のけいれんを予防するためには，だいたい熱が37.5℃以上出た時点で早めにダイアップ®坐薬を使用し，8時間後に38℃以上の熱があれば，さらにもう1個使うというのがポイントです[3]．ダイアップ®の副反応として，ふらふらしやすい，興奮しやすいということもあるので，しっかり説明しておく必要があります．ダイアップ®を使う最大の目的はけいれんを予防することですが，タイミングを失してしまい，けいれんを起こしてしまうこともあります．そのときは，ダイアップ®を使って早めに止められるという利点もあります．

お勧めテキスト

1)「開業医の外来小児科学 改訂5版」.(豊原清臣,中尾弘,松本壽通,出口雅経,徳丸実,下村国寿,深澤満,編),南山堂,2007

文献

1)「開業医の外来小児科学 改訂5版」.(豊原清臣,中原弘,松本壽通,出口雅経,徳丸実,下村国寿,深澤満,編),南山堂,2007
2)「福岡県小児救急医療ガイドブック 必携!子ども救急 〜子どもの急病・事故対応マニュアル〜」.(市川光太郎,監),福岡県,社団法人福岡県医師会,2007
 http://www.fmc.fukuoka.med.or.jp/images/kodomoguidebook3.pdf
3) 奥村彰久:熱性けいれんの再発予防:発熱時ジアゼパム間歇投与の効果をどうみるか?.「EBM小児疾患の治療2007-2008」,(五十嵐隆,他編),pp177-189,中外医学社,2007

Profile

岩元二郎　飯塚病院小児科
Jiro IWAMOTO　P.56を参照.

第2部　いざというとき必要な薬の知識とcommon symptomへの対応

3　第2章　救急でのcommon symptomへの対応
たかが咳されど咳，奥は深い

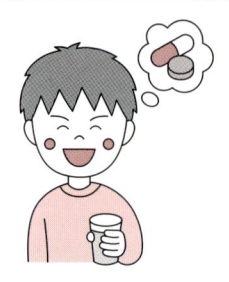

坂口万里江

Point
- 小児の咳のほとんどは呼吸器感染症やアレルギー，化学・物理的刺激などが原因です
- 月齢・年齢によって咳の原因や種類が推察されます
- 呼吸困難を伴う場合には，喘息発作，クループ症候群，気道異物，過換気発作を考えます
- 咳の鑑別には視診・問診・聴診・打診により診断の絞込みが可能です

症例　〜これって本当に気管支喘息？〜

症例1
気管支喘息と診断されている5歳男児．気管支拡張薬など投与されるも咳が持続．朝起きて黄色い痰が出る．聴診上喘鳴なく，咽頭所見で膿性鼻汁の後鼻漏確認．
→ウォーターズ法にて両上顎洞混濁，粘膜肥厚確認し，副鼻腔気管支炎症候群の診断．

症例2
気管支喘息と診断されている9歳女児．夜に喘息発作が止まらない，と受診．聴診上喘鳴なく，咳は夜中に集中して一度出だすと止まらず，「ヒーッ」となって息が止まりそうになるという．
→DPT接種児にもかかわらず百日咳抗体価にて凝集素価10倍未満，抗PT抗体，FHA抗体価の上昇を確認し百日咳の診断．

症例3

気管支喘息と診断されている8歳男児．気管支拡張薬投与にて咳込みは改善するが，薬が切れると咳き込み，特に食後に嘔吐が多い．乳児期より哺乳後に咳き込み，吐くことが多かった．

→上部消化管造影で胃食道逆流症を確認．

症例4

気管支喘息と診断されている13歳女児．学校で運動中，急に息苦しくなって喘息発作が出たと救急車で搬送．聴診上喘鳴なく過呼吸状態で手足がしびれるという．

→動脈血液ガス分析にて pCO_2 低下あり，過換気症候群の診断．

症例5

生後より喘鳴くりかえし精査目的で紹介となった3カ月男児．ミルクの飲みはよく，体重増加も良好．寝ると喘鳴消失し，かぜ症状で喘鳴悪化．

→喉頭・気管ファイバーで喉頭軟化症の診断．

診療の手順

必ずチェックすべきこと

- ☑ 受付トリアージとして体温，呼吸数，心拍数，SpO_2（客観的な緊急度の評価）
- ☑ 体重測定（→投薬量の計算に必須）
- ☑ 最近の病院受診歴，服薬歴（→どのような診断・投薬を受けているか？）
- ☑ 咳の出現時期，種類・性状，喘鳴の有無
- ☑ 家族歴
- ☑ 保育園通園歴
- ☑ 感染症流行状況（サーベイランス情報の利用）

memo

動脈血液ガス分析は侵襲大で手技困難．SpO_2 は簡便で pO_2 に相関．しかし pCO_2 は血液ガスでしか評価不能．

❶ 視診のポイント

まず診察室に入ってきたときから診療は始まります．小児はなかなか自分で症状を訴えることができませんが，見た目だけで緊急度が推察されます．

1）表情，目つき，顔色，活気，会話，姿勢，呼吸困難のサインに注目する

2）呼吸困難のサイン
- 多呼吸，呻吟，チアノーゼ，陥没呼吸，鼻翼呼吸，呼気延長，肩呼吸，起座呼吸，不穏・興奮など（$SpO_2 ≦ 96\%$）
- 意識混濁，二段呼吸，浅い呼吸，徐脈，血圧低下，けいれん，筋緊張亢進（$SpO_2 ≦ 90\%$）[*1]

> **memo**
> *1 緊急処置が必要なとき
> 動脈血液ガスを測定し直ちに酸素投与・気道確保・血管確保など緊急処置が必要．

❷ 問診のポイント

詳細かつ的確な問診は診断の絞込みに大きく役立ちます．

1）咳の出現のしかた（1日の咳の出る時期，期間）による診断
1）哺乳時むせこんで
　　→ 鼻咽頭逆流，誤嚥
2）哺乳後，年長児は食後や嘔吐後．げっぷや胸焼けの有無
　　→ 胃食道逆流症
3）突然・急に
　　→ クループ症候群，気道異物[*2]，アナフィラキシー．稀に気胸
4）4～5日前から
　　→ 副鼻腔炎，気管支喘息．発熱あれば気管支炎，肺炎
5）数週間前～1カ月以上前から
　　→ 百日咳，慢性副鼻腔炎，気管支喘息
6）1日中，夜咳き込んで眠れない
　　→気管支炎，肺炎，気管支喘息
7）夜眠れるが寝がけや朝起床時に咳が強い
　　→ 鼻・副鼻腔炎，副鼻腔気管支症候群[*3]
8）昼間は無症状だが夜中・朝方特定の時間帯に集中して
　　→ 百日咳
9）寝ると出ないが起きているときずっと，人前で特に
　　→ 心因性

> **memo**
>
> *2　気道異物
> 1歳前後の男児に多い誤嚥であるピーナッツ，豆類の摂取の有無を確認する（年長児でも喘鳴で入院後急速進行の無気肺合併でピーナッツ誤嚥の診断例あり）．
>
> *3　副鼻腔気管支症候群
> 気道分泌物の増加（後鼻漏・痰）→副鼻腔・気管支の慢性炎症．粘液線毛輸送系の異常．反復性肺炎や慢性咳嗽の原因．副鼻腔炎治療で下気道症状改善．成長とともに軽快する．

2）咳の種類による診断

① 乾性咳嗽（dry cough）

から咳，痰がからまない乾いた咳（コンコン，コホコホ）．上気道～下気道までの気道の過敏によって生じ，喘鳴を伴いません．

→上気道炎，鼻咽頭炎，気管支炎，肺炎の初期，煙草，花火など煙の吸引，咳喘息，心因性咳嗽．稀に縦隔腫瘍などの気道圧迫．

② 湿性咳嗽（productive cough）

痰がらみの咳（ゲホゲホ，グーグー，ゼーゼー，ゴロゴロ，ゼロゼロ）．乳幼児は気道分泌物が多く喘鳴を伴いやすいです．鼻かみできない乳幼児の後鼻漏も原因．

→気管支炎，肺炎，細気管支炎，気管支喘息，副鼻腔炎，ときに心不全[*4]．

> **memo**
>
> *4　心不全を疑うとき
> 新生児は動脈管依存性先天性心疾患によるductal shockの可能性も考え，酸素投与前に必ず心臓超音波検査を施行．

③ 犬吠様咳嗽（barking cough）

変な咳（オットセイのような，ケンケンした，イヌの遠吠えのような，かすれた）．喉頭部周辺の狭窄．嗄声や吸気性の喘鳴を伴い，呼吸困難を生じやすいです．

→クループ症候群（急性喉頭炎，急性喉頭気管支炎），急性喉頭蓋炎[*5]．

> **memo**
>
> *5　急性喉頭蓋炎の要因
> ジフテリアは稀有．インフルエンザ菌などでときとして重症化する．

④ けいれん性咳嗽（spasmodic cough）

咳き込みで顔面紅潮，咳き込み発作後に嘔吐を伴うような咳．乳児ではチアノーゼ（cyanosis）を伴うこともあります．

→百日咳が代表的．気道異物でも生じます．

⑤ 発作性咳嗽（paroxysmal cough）

「ヒーッ」となって息が止まるような咳（whoop）．1回の吸気の後に立て続けに出る

咳，小突くような連続性の咳（staccato）．
　→百日咳，気道過敏性の亢進*6．

> **memo**
> ＊6　気道過敏性の亢進をひき起こす要因
> 肺炎マイコプラズマ，肺炎クラミジア，気管支喘息，咳喘息．

❸ 聴診のポイント

> **身体診察のツボ：聴診所見の上手な取りかた**
> 1）聴診器を当てる前に，まず自分の耳で実際どんな咳なのか，咳の種類を確認します．実際に家族の前で咳の真似をしてどのような咳か確認します．
> 2）聴診器を当てるとき，子どもがご家族にしがみついて離れない場合には無理に前を向かせる必要はなく，背中から聴診します．
> 3）年長児ではゆっくり深呼吸をさせながら聴診し，深呼吸の指示が理解できない幼児では聴診中に風車やティッシュを吹かせるなどの工夫をします．
> 4）思春期の女児で乳房発達のよい場合，恥ずかしがるようであれば無理には衣服をまくり挙げず，衣服の下から聴診したり襟元から聴診したり配慮します．
> 5）泣き止まないとき，吸気時と呼気時に分けて意識を集中し fine crackles の有無，呼気終末時の喘鳴 wheeze や rhonchi，呼気延長，空気の入りかたの左右差，呼吸音減弱の有無などを可能な範囲で聴診します．
> 6）興奮が強いときにはいったん診察を中断し，吸入療法や輸液療法などの処置をして呼吸状態が落ち着いた頃や眠りについた頃に再度聴診します．
> 7）口腔内所見は舌圧子を嫌がることが多いので最後とし，咽頭発赤や扁桃腫大，膿性後鼻漏の有無などを確認します．舌圧子を使わないと約束して診ることも試します．

1）聴診所見の記載

① 吸気時の喘鳴（stridor）
　主として上気道由来で**グーグー**言うような音．
　　→鼻咽頭炎，副鼻腔炎，喉頭炎．1歳未満で先天性喘鳴，喉頭軟化症．

② 断続性肺副雑音
　いわゆる湿性ラ音 crackles，**吸気の終わり**に強く聴取．
　・coarse crackles（大・中水泡音：ゴロゴロ・ブツブツ）→気管支炎，肺炎．
　・fine crackles（捻髪音：パリパリ）→肺うっ血，肺浮腫，大葉性肺炎．

③ **連続性肺副雑音**
- **低音性のrhonchiいわゆる乾性ラ音**：粘稠な痰による気管支の狭窄で**グーギュー音．吸気呼気両相**で聴取．
  → 気管支喘息，細気管支炎．
- **高音性のwheeze**：末梢気管支の狭窄で**ヒューキュー音．呼気**に聴取．
  → 気管支喘息，細気管支炎．

救急外来での処方・治療

　上気道炎のほとんどはウイルス性のものであり，抗菌薬は使用しないことが一般的です．しかし，一般的な処方を受けているにもかかわらず咳が止まらない，と受診された場合には抗菌薬を要することがあります．初期治療において起炎病原体が不明な場合，地域の感染症流行状況や年齢，臨床症状により抗菌薬を選択します．

❶ 年齢別起炎病原体

1）新生児〜乳児
　クラミジア・トラコマティス，百日咳，黄色ブドウ球菌，B群溶血性連鎖球菌（GBS），大腸菌，RSウイルス（RSV）．

2）乳幼児
　肺炎球菌，インフルエンザ菌，モラクセラ・カタラーリス菌，RSウイルス（RSV），ライノウイルス（RV），メタニューモウイルス，インフルエンザウイルス，パラインフルエンザウイルス，アデノウイルス．

3）学童期
　肺炎球菌，インフルエンザ菌，肺炎マイコプラズマ，肺炎クラミジア，最近ではDPT接種児の百日咳罹患．

---

memo

＊ **細気管支炎について**
乳幼児の呼気性喘鳴はウイルスによる下気道感染症によるものが多く，乳児喘息との鑑別は容易ではない．細気管支炎の主な原因ウイルスはRSVであるが，最近の報告ではRSVによる喘鳴発症年齢は1歳未満が多く，アトピー素因の有無に関係なく気道過敏性を亢進させて喘息発症に関与するといわれ，1〜3歳未満の下気道感染に伴う喘鳴は，アトピー素因を有する児のRVウイルス感染症に合併することが多く喘息になりやすいと考えられている．また，アトピー素因の有無にかかわらず，ロイコトリエン拮抗薬がウイルス感染後の気道炎症を抑制することが示され，喘鳴を軽減・予防する効果をもつことが示唆されている．

＊ **百日咳の診断について**
近年DPTワクチン接種児や成人の長引く咳で，百日咳と診断されず，乳幼児への感染源になることが問題となっている．発作性の咳や夜間不眠，咳が止まらなく息苦しい，という訴えが決め手で，特徴的な白血球増多やリンパ球増加は認めない．確定診断には発症から4週以内では培養と核酸増幅法〔PCR法，LAMP (loop-mediated isothermal amplification) 法〕，4週間以上で血清診断（凝集素価測定またはEIA法）を行う．

❷ 疾患特有の治療

1）アナフィラキシー
- ボスミン®皮下注（0.03 mL/kg）
- 抗ヒスタミン薬点滴（アタラックスP® 1 mg/kg）
- ステロイド点滴・静注
  ヒドロコルチゾン5〜7 mg/kg（ソル・コーテフ® 100 mg，サクシゾン® 300 mg）
  プレドニゾロン，メチルプレドニゾロン1〜1.5 mg/kg（水溶性プレドニン® 10 mg，20 mg．ソル・メドロール® 40 mg[*7]，125 mg，500 mg，1,000 mg）

2）気管支喘息
- β刺激薬0.01 mL/kg（ベネトリン®，メプチン®）＋DSCG（クロモグリク酸ナトリウム）（インタール® 2mL）または，生食2mL吸入，20〜30分ごと，3回まで反復吸入
- ステロイド点滴・静注（前述）
  アミノフィリンloading点滴（ネオフィリン®）3〜4 mg/kg/1〜2時間[*8]
  アミノフィリン少量持続点滴（維持）（ネオフィリン®）0.6〜0.8 mg/kg/時間
  イソプレテレノール持続吸入（アスプール® 0.5%）2〜5 mL＋生食500 mL

3）細菌性肺炎，溶連菌感染症（中等症〜重症）
- 抗生物質点滴静注CTRX（ロセフィン®）50〜100 mg/kg/30分〜1時間

4）細気管支炎
- 全身管理．鼻汁吸引など対症療法中心．

5）クループ症候群
- ボスミン®吸入0.1〜0.2 mL＋生食2〜3 mL
- デキサメサゾン1回経口投与・静注・筋注
  デカドロンエレキシル®（0.1 mg/mL）0.15 mg（1.5 mL）/kg/回　経口投与
  デカドロン®（2 mg/0.5 mL/A）0.15〜0.60 mg/kg/回　静注・筋注

6）急性喉頭蓋炎
- 気管挿管．挿管困難例は直ちに気管切開．

7）気道異物
- 耳鼻科コンサルトのうえ，全身麻酔下での硬性気管支鏡による摘除術．

8）過換気症候群
- 動脈血液ガス分析でpCO_2チェック．ペーパーバッグによる深呼吸．

---

memo

[*7]　ソル・メドロール®40mg
ソル・メドロール® 40 mg製剤のみ乳糖使用されているためミルクアレルギーには禁忌．

[*8]　ステロイド急速静注
ステロイド急速静注で気分不良，チアノーゼ，血圧低下を起こす例あり．原則点滴静注で経過観察．ヒドロコルチゾン＞＞プレドニゾロン，メチルプレドニゾロン（コハク酸エステル）→デキサメサゾン（リン酸エステル）に変更．

こんなときは迷わず小児科へコンサルト

1）入院適応の中等症以上の肺炎，気管支喘息発作で，家族の都合でやむを得ず外来点滴通院治療が必要な場合．
2）$SpO_2 \leq 90\%$，意識混濁，呼吸促迫，チアノーゼなど直ちに緊急処置を必要とする場合．
3）血管確保や動脈血液ガス分析の検体採取が困難な場合[*9]．

memo
＊9　困難に直面した場合
小児科は処置や手技に手間がかかるため，チーム医療が基本です．困難があれば1人で解決しようとせず，緊急時は1人でも多く処置に当たれる人員を確保し，迅速に対応することが大切です．

保護者への説明のポイントと注意

なるべくやさしくわかりやすい言葉を選んで，咳の出る原因や今の症状の程度と必要な治療方針についてお話し，全身状態がよく緊急性がないことを理解し，安心して帰宅してもらえるように配慮します．家庭での対応としては安静を保ち，保温・保湿に努め，栄養・水分補給を十分に行うように指導します．一般に部屋の温度は20℃前後，湿度は60〜70％が最適であり，室内の乾燥，喫煙などの気道刺激物を避けるように注意します．

プロに聞きたい！ 研修医の苦手にこたえる Q&A

Q1 喘息の子どもを診ることがあるが，テオフィリンを使ってもいい？

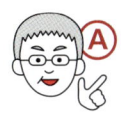

A テオフィリンは臨床的にはステロイドとの併用効果，運動誘発喘息の予防，気道過敏性の抑制効果などがあります．しかし最近ではテオフィリン関連けいれんなど，至適血中濃度内でもけいれんの報告があることなどから添付文書や小児気管支喘息治療・管理ガイドラインの改定が行われ，テオフィリン使用が急激に控えられています．テオフィリンクリアランスを下げる因子は，6カ月未満，発熱，ウイルス感染症，薬物（マクロライド系抗生物質など）で，けいれん重積のリスクは神経学的素因がある，6歳未満で血中濃度が15μg/mLを超える，などがわかっています．6カ月未満の児には原則禁忌，2歳未満で適用を慎重にし，熱性けいれんの既往や神経学的素因がある児には原則使用しない，発熱時には一時減量または中止することが望ましいと考えます．一方でステロイドを漫然と長期的に使用しない考慮が必要で，

喘鳴の改善が乏しい場合，リスクの少ない年齢層ではテオフィリン製剤の併用により著明改善が期待できることも多く，上手に使い分けることが大事です．

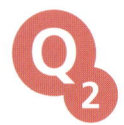

Q2 胸部の聴診をして喘鳴があることはわかるのですが，実際どのように診断していったらよいのかわかりません

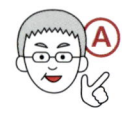

A 乳幼児は鼻汁量や分泌物が多く，鼻閉や膿性後鼻漏を認める場合，鼻汁吸引をするだけでも喘鳴が消失，SpO_2が回復することがあります．これは鼻咽頭・副鼻腔炎に伴う上気道由来の吸気性喘鳴（stridor）で，呼吸困難を生じないのが一般的です．しかし，クループ症候群では犬吠様咳嗽とともに陥没呼吸など呼吸困難を生じやすく，また細菌性の急性喉頭蓋炎では喉の痛みが強く特有の犬吠様咳嗽もなく，急激に進行し気管挿管などが必要です．

呼気性喘鳴（wheeze）は呼気延長など呼吸困難を伴い，β刺激薬吸入に反応良好で喘鳴が改善・消失，SpO_2が回復する場合は喘息発作と診断できます．しかし実際には呼気性・吸気性喘鳴の両者が混在している場合も多く，鼻汁吸引やβ刺激薬吸入に反応が乏しい場合には，ウォーターズ法で上顎洞の混濁や粘膜肥厚の有無を確認，胸部X線写真2方向（正面・右付側面）で肺炎，無気肺などの合併症の有無を確認し，血液検査，輸液療法など次のステップに進みます．

お勧めテキスト

1）「内科医・小児科研修医のための小児救急医療治療ガイドライン」．（市川光太郎，編），診断と治療社，2007
2）「開業医のための外来小児科学 改訂5版」．（豊原清臣，他編），南山堂，2007
3）「小児気管支喘息治療・管理ハンドブック2007」．（森川昭廣，西間三馨，監，日本小児アレルギー学会，作成），協和企画，2007

Profile
坂口 万里江 Marie SAKAGUCHI

飯塚病院小児科
平成2年山口大学医学部卒．久留米大学医学部小児科学教室入局．平成6年〜8年現国立病院機構福岡病院（旧国立療養所南福岡病院）西間三馨先生の下で小児アレルギー研修後，平成8年〜麻生飯塚病院小児科勤務中．今回は森田潤先生の勧めで「自分の勉強のため」と思い，拙いながら執筆させていただきました．申し訳ございません….

第2部 いざというとき必要な薬の知識と
common symptomへの対応

第2章 救急でのcommon symptomへの対応

4 点滴に頼らない脱水治療

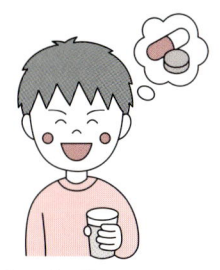

経口補液剤の正しい使いかたをマスターしよう

大部敬三

Point

- 治療の前に鑑別すべき疾患を思い浮かべながらしっかりと診察し，治療中も自分の下した診断を再評価することが大事です
- 脱水の重症度は体重だけでなく，一般状態，バイタルサイン，眼窩，口腔，皮膚，排尿状態から総合的に評価しなくてはいけません
- 不適切な水分摂取に伴う危険性，経口補液剤の有用性と投与法をわかりやすく説明し，わが子の治療をつかさどるお母さん達を励ましましょう

症例

2歳の男児．主訴は嘔吐．2時間前から5〜6回の嘔吐があり，下痢はなく，吐き始めてから排尿はない．顔色はわずかに赤みを帯び，壁に貼られているアンパンマンの絵を指差している．体温37.3℃，脈拍90/分，血圧96/60 mmHg, capillary refill time※＜2秒，咽頭発赤や口腔内乾燥はなく，心音や呼吸音に異常はない．座位での下腹部聴診で腸蠕動音は低下していたが，仰臥位では啼泣のために詳細は不明．眼窩の陥没はなく，涙は出ており，ツルゴールは正常であった．

memo
※ capillary refill time
皮膚や爪を蒼白になるまで圧迫して，解除後にピンク色に戻るまでの時間．正常は2秒未満．

診療の手順・ポイント

❶ 油断せず，慎重に診断しましょう！

- 嘔吐を初期症状とするウイルス性胃腸炎，いわゆる"お腹のかぜ"だと思われますが，嘔吐を伴う疾患は腹部だけでなく頭から鼠径部まで多彩です．
- **腸重積**は，初期から不機嫌，ぐったり，顔色不良，血便，腹部腫瘤があるとは限らず，

笑顔がみられることもあります．時間があれば，**腹部エコー**で腸重積を否定しておくと安心です．さらに腸管の状態（腸管の肥厚，腸液の貯留など）や肝胆膵を観察しておくと，今後の経過予測も可能です．

・心筋炎の初期，頭蓋内疾患，鼠径ヘルニア，精索捻転，異物・薬物誤嚥，代謝性疾患も念頭におきましょう．

● 表1　脱水の重症度と臨床症状

	軽度 (1% to 5%)	中等度 (6% to 9%)	重度 (10% to 15%)
体重減少	1～5%	6～9%	10～15%
ツルゴール	正常	やや低下	低下
皮膚	正常	乾燥	冷感
口腔，口唇	正常	乾燥	からから
眼球	正常	中等度	陥没
脈拍	正常	増加	頻脈
尿量	正常	減少	乏尿
新生児			
大泉門	平坦	軟	陥没
外観	穏やか	不機嫌	無気力

❷ 脱水の評価は？（表1）

・本症例は口腔，流涙，ツルゴール，末梢循環は正常ですから軽度脱水です．
・尿量の詳細が不明なときはエコーで膀胱を観察することにより情報を得ることができます．
・発症前の正確な体重が不明のことも多く，"痩せ"によることもあるため，体重のみによる評価をせず総合的に判断します．

❸ 検査は必要か？

・本症例のような軽度脱水の患者さんでは必要ないでしょう．
・中等度以上の脱水患者では，**ヘマトクリット値，血清タンパク濃度，尿素窒素，クレアチニン，電解質，血液ガス，血糖値**の測定は必須です．
・尿中ケトン体を点滴の適応や継続の指標とすべきではありませんが，低血糖や高度の代謝性アシドーシスを伴う場合には尿中血中ケトン体の測定が必要です．

必ずチェックすべきこと

☑ 異物・薬物誤嚥のエピソード
☑ 排便状態（血便，下痢など）
☑ 呼吸音，心音の異常
☑ 神経学的異常
☑ 腸音，腹部腫瘤
☑ 鼠径部の異常（ヘルニア，精索捻転）
☑ 脱水徴候（バイタルサイン，体重，皮膚，口腔，眼球・眼窩，排尿，大泉門）

> **身体診察のツボ**
>
> 救急外来で初診の乳幼児に仰臥位で腹部診察をすると，よほど状態が悪くない限り泣いてしまうことが多く，正確な聴診・触診は難しいものです．ベッドでの診察の前に，お母さんの膝の上で下腹部に聴診器を当ててみましょう．腸蠕動音を聴くことができ，最低限の情報収集が可能です．

救急外来での処方・治療

本症例のような軽度脱水に対する治療の主役は **ORS（oral rehydration salts）** です．

❶ ORSに必要な条件（表2）

- 脱水患者に必要な水と電解質と糖がバランスよく配合されていることです．
- 2003年にWHO（world health organization，世界保健機関）とUNICEF（united nations children's fund，国際連合児童基金）は，**Na濃度が75 mEq/L，浸透圧が245 mOsm/L，ブドウ糖/Naモル比が1の低浸透圧new WHO-ORS**を推奨しました[1]．
- 低Na溶液の大量摂取により**水中毒，低Na血症**を招きます．
- 低浸透圧液は腸管からの吸収がよいため下痢を抑制します．
- 腸管でのブドウ糖吸収はNaに依存しているため，過剰の糖は吸収されずに大腸に至り，細菌の繁殖を促し浸透圧物質となって下痢を助長します．

● 表2　各種ORSの組成

ORS	Na (mEq/L)	K (mEq/L)	Mg (mEq/L)	Cl (mEq/L)	P (mEq/L)	クエン酸 (mEq/L)	乳酸 (mEq/L)	糖質 (%)	糖/Na	浸透圧 (mOsm/L)
ソリタ®T顆粒2号	60	20	3	50	10	20		3.2	1.7	249
ソリタ®T顆粒3号	35	20	3	30	5	20		3.3	3	199
ポカリスエット®	21	5	0.5	16.5		10		6.7	10.3	297
アクアライト®	30	20		25		2.5		5	5.4	289
オーエスワン®	50	20		50	2		31	4.3	2.8	295
WHO-ORS	75	20		65		10		1.35	1	245
自家製ORS	70	+		70		+		3.0 (1.5)※	1.2	316 (225)※

※（　）内の値は砂糖の代わりにブドウ糖（半量）を使用した場合．

❷ 使用すべきORS
- ソリタ®T2顆粒とオーエスワン®が最もnew WHO-ORS組成に近く有用です．
- 市販されているスポーツドリンク，ジュース類，お茶などの使用は控えるべきですが，やむなく使用する場合は塩分不足と高浸透圧を十分説明し，大量摂取や長期摂取を控え，みそ汁上澄みやうどん汁などで塩分を補充するように指導します．

❸ 自家製ORS
- 自宅で簡単にnew WHO-ORS組成に近いORSを作ることができます．
- ペットボトルなどで，**水を1,200 mL，砂糖を15 mL大さじ4杯（36 g），塩を5 mL小さじ1杯（5 g）** を混合します．
- レモンなどの柑橘系を加えるとクエン酸や少量のKが補充され，冷やすと飲みやすくなります．
- 利尿がついてから500 mLにつきバナナ1本を与えると，適量のK補給ができます．
- 好みに応じて砂糖や塩の量を調節するとよいでしょう．砂糖のかわりにブドウ糖を半量で使用すれば低浸透圧のものができますが，味が落ちます．

❹ 与えかた
- 乳幼児の場合**30〜50 mL/kg**を目安に，スプーンやスポイトを使用して数分ごとに6〜12時間かけて与えます．
- 脱水が軽度のときはゆっくり，中等度のときは早めに与えます．
- 嘔気の消失とともに1回量を増やし，嘔気なく十分飲水できるようになってから食事を与えるようにします．

こんなときは迷わず小児科へコンサルト

- 脱水の有無にかかわらず，顔色が悪い，ぐったりしている，ボーッとしている，不機嫌，泣きやまない，血便がある，腹部に腫瘤がある．
- 中等度以上の脱水があると思われる．
- 点滴をしても症状の改善がない（顔色がよくならない，元気にならない，嘔吐が持続するなど）．
- 60 mg/dL以下の低血糖，強い代謝性アシドーシス，電解質異常がある．

保護者への説明のポイントと注意

- ORSの説明にリーフレットなどを利用するとよいでしょう．
- 市販のスポーツドリンクの過剰な使用を控えるよう説明する必要があります．
- ORSは手間のかかる作業です．母子に励ましと褒める言葉をかけましょう．
- 症状の改善がない場合には必ず再受診するように指導してください．

プロに聞きたい！ Q & A

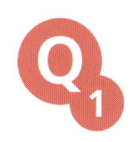

Q1 どれくらい吐いたり，下痢をしていたら点滴すべきですか？

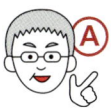

A 嘔吐や下痢の回数にかかわらず，循環不全徴候のみられる中等度以上の脱水が点滴の適応と考えてよいでしょう．近年はPALS（pediatric advanced life support）と同様，脱水治療においても細胞外液を初期に急速補充する **rapid rehydration therapy**[2] が推奨されています．**生理食塩水や乳酸リンゲル20〜40 mL/kgを1〜2時間**で点滴し，改善乏しい場合にはさらに追加し，経口摂取が可能になればORSに切り替えます．

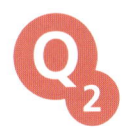

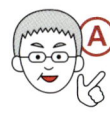

Q2 入院の適応は？

A 重度の脱水，短時間で脱水の改善がない，嘔吐などの症状が改善しない，著しい電解質異常がある場合が入院の適応と考えます．点滴中に脱水や診断の再評価を行うことが重要で，嘔吐が消失しない場合には腸重積，イレウス，その他の疾患が潜在していることもあります．

お勧めテキスト
1）特集　輸液療法－新しい知見．小児内科，38（6）：2006

文献
1) New formulation of Oral Rehydration Salts（ORS）with reduced osmolarity. UNICEF supply division, 2004
   http://www.supply.unicef.dk/Catalogue/bulletin9.htm
2) Friedman, A. L.：Pediatric hydration therapy：Historical review and a new approach. Kidney Int, 67：380-388, 2005

Profile　大部敬三　Keizou OHBU
聖マリア病院小児科
専門：小児のプライマリ・ケア，救急・腎臓・てんかんなど．小児治療の第一歩は正常な子どもを知ることです．そのためには乳幼児健診や一般外来に積極的に参加し，子どもを診る目を養うことも大事です．

第2部 いざというとき必要な薬の知識とcommon symptomへの対応

第2章 救急でのcommon symptomへの対応

5 腹痛, ここだけは押さえておこう

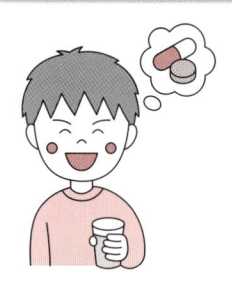

弓削 建, 大部敬三

> **Point**
> - 最も大事なポイントは, **緊急性のある急性腹症を見逃さない**ことです. 緊急性を示すサインは, ショック症状, 痛みが3時間以上続く, 腹部膨満, 嘔吐, 吐血, 下血などを伴う場合です. つまり, 腹膜炎・消化管の絞扼による循環不全, 消化管あるいは腹腔内出血を示すサインです
> - 子どもは表現が稚拙で訴えがはっきりしません. したがって, **「腹痛があるのではないか」「痛い場所はどこか」など想像し, 探してあげる**ことが重要です. 乳児では, 不機嫌, 顔面蒼白, 突然火がついたように泣く, 姿勢(胸膝位)などで腹痛を表現します
> - **腸管外疾患(表1[1]: 上気道炎, 肺炎など)でも腹痛を訴えます**. 体のどこかに痛みや苦痛があると, 何でも「ポンポンが痛い」と表現してしまいます
> - 腹痛の成因には, **年齢特異性(好発年齢)があり**, 診断の助けになります. 表2にA:急性腹症(緊急手術を必要とする), B:急性の腹痛(緊急手術を必要としない), C:腹部以外の原因, の3つに分類し示します

症例:腸重積症を合併したSchönlein-Henoch紫斑病

10歳女児. 朝8時頃より腹痛を認め近医を受診し「腸炎」の診断を受ける. 翌朝になっても腹痛は持続し, 嘔吐を認めたため入院した. 入院後, 腹部超音波検査で「ターゲットサイン」を確認し, 空気高圧浣腸にて整復を試みるも不可能であったため開腹手術で徒手整復を行った(腸管切除は回避できた). 手術後に図1のような出血斑を下肢に確認し, Schönlein-Henoch紫斑病の診断に至った.

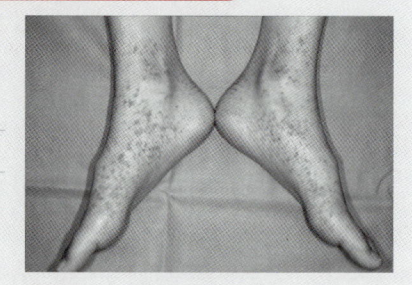

● 図1 下肢の出血斑

　この症例の重要なポイントは, 下記などがあげられます.
①腸重積症の好発年齢(6カ月~3歳未満)を外れているため腸重積症を想定できるかどうか.

● 表1　腹痛を主訴とする患児数―腹痛の成因とその頻度―

成因	外来		入院		合計	
	例数	%	例数	%	例数	%
便秘	77	40.3			77	35.2
上気道炎	44	23.0	1	3.6	45	20.6
機能性腹痛	28	14.7	4	14.3	32	14.6
胃腸炎	11	5.8	2	7.1	13	5.9
虫垂炎	6	3.1	7	25.0	13	5.9
下痢症	10	5.2			10	4.6
周期性嘔吐症	8	4.2			8	3.7
冬季嘔吐症	7	3.7			7	3.2
SHS*	1	0.5	5	17.9	6	2.7
腸重積	1	0.5	3	10.7	4	1.8
腸管膜リンパ節炎	2	1.1			2	0.9
膵炎	1	0.5			1	0.5
気管支肺炎	1	0.5			1	0.5
過食	1	0.5			1	0.5
食中毒			1	3.6	1	0.5
総胆管嚢腫			1	3.6	1	0.5
尿路感染症			1	3.6	1	0.5
腎破裂			1	3.6	1	0.5
イレウス			1	3.6	1	0.5
肝炎			1	3.6	1	0.5
合計　腹痛児数	191	100	28	100	219	100
患児総数	2,318		341		2,659	
頻度（%）	8.3		8.2		8.2	

*SHS : Schönlein-Henoch Syndrome
1981年1月1日〜3月31日：聖マリア病院小児内科における調査
文献1から転載

②Schönlein-Henoch紫斑病のなかには，腸重積症を合併することがある．本症例のように出血斑より腹痛が先行し，本症の診断に時間を要することがある．

③Schönlein-Henoch紫斑病は，急性虫垂炎として開腹手術を受ける（mimicking appendicitis[※1]）場合もあり，虫垂炎を疑ったときは必ず本症も念頭におき，皮膚所見を見逃さないようにすること．

---

memo

※1：mimicking appendicitis

mimicking appendicitisとは，虫垂炎の診断で手術を行ったが，結果的には虫垂は正常で外科的治療は必要なかった症例です．Schönlein-Henoch紫斑病のほか，非特異的腸間膜リンパ節炎，尿路感染症，炎症性腸疾患などが代表的疾患です．したがって，虫垂炎を疑った場合は必ずこのmimicking appendicitisを念頭におき鑑別をする必要があります．

● 表2　急性腹痛の年齢別分類と原因

年齢（歳）	A：急性腹症（緊急手術を必要とする）	B：急性の腹痛（緊急手術を必要としない）	C：腹部以外の原因（心血管系，胸部，代謝異常など）
0〜3歳	腸管閉鎖 腸重積症 嵌頓ヘルニア 腸軸捻転 腸穿孔（突発性胃破裂，腸管閉鎖に伴う） 急性虫垂炎 総胆管嚢腫（胆嚢破裂，胆汁性腹膜炎） 睾丸回転症*（精索捻転症）	便秘 臍疝痛 胃腸炎（ウイルス，細菌性） アレルギー性胃腸炎（牛乳蛋白過敏症） 総胆管嚢腫（胆管・膵管合流異常を含む） 尿路感染症（尿路奇形，水腎症も含む）	上気道炎 肺炎 胸膜炎 溶血性尿毒症症候群
3〜6歳	急性虫垂炎 腸重積症 Meckel憩室炎 消化性潰瘍（穿孔） 腸軸捻転 外傷 睾丸回転症*（精索捻転症）	便秘 胃腸炎（ウイルス，細菌性） Schönlein-Henoch紫斑病 消化性潰瘍 総胆管嚢腫（胆管・膵管合流異常を含む） 尿路感染症 急性膵炎・急性肝炎	上気道炎 肺炎 胸膜炎 ケトン血性嘔吐症 糖尿病 溶血性尿毒症症候群
6歳〜	急性虫垂炎 消化性潰瘍（穿孔） 外傷 睾丸回転症*（精索捻転症）	便秘 胃腸炎（ウイルス，細菌性） Schönlein-Henoch紫斑病 消化性潰瘍 総胆管嚢腫 尿路感染症 急性膵炎・急性肝炎 炎症性腸疾患** （潰瘍性大腸炎，Crohn病） 膠原病（血管炎，血栓症など）	糖尿病 ポルフィリン症 心因性腹痛 溶血性尿毒症症候群

*　睾丸回転症：腹痛を訴えて受診することが多く，緊急手術を必要とする場合がほとんどである．
**炎症性腸疾患：慢性の腹痛に属するが，稀に急性虫垂炎と診断され手術が行われる場合がある．

診療の手順・ポイント

❶ 問診

問診のみで，ある程度の障害部位の想定が可能です．
チェックリストを示します（**表3**）．

❷ 視診，触診

十分明るく暖かい部屋で全身状態を観察し，まず重症度を評価し，緊急性の有無を判断します．
下記に身体診察のツボを示します．

身体診察のツボ

①待合室での様子，診察室に入ってくる様子を観察するところから診察は始まります．

● 表3　腹痛患児の問診でのチェック項目と想定される原因疾患

チェック項目	想定される原因疾患
家族歴 　両親の虫垂炎手術の既往 　胆嚢炎，胆石，膵炎の既往 　肝炎（HBVキャリア，A型肝炎の流行） 　生活環境，家族構成 　両親のプロフィール	急性虫垂炎 肝胆道疾患（先天性総胆管拡張症を含む） 急性肝炎 心身症（心因性腹痛，反復性腹痛） 被虐待児（腹部打撲）
既往歴 　開腹手術の既往 　穿孔性虫垂炎の手術 　外傷（腹部打撲） 　薬物の服用（特に合成ペニシリン製剤） 　周期性嘔吐症の診断を受けた	癒着性イレウス 術後の腹腔内および横隔膜下膿瘍 腸管穿孔，外傷性膵炎，肝挫傷，腎障害，被虐待児など 出血性腸炎，偽膜性腸炎 総胆管拡張症
現病歴 　発症：急性，慢性，反復性 　経過：持続性，間欠的 　部位：全体か限局か？ 　　　　固定か移動性か？ 　誘発因子：激しい運動後	慢性腹痛（炎症性腸疾患の除外） 持続性（体性痛）：腹膜炎，間欠的（内臓痛）：腸重積症 全体（穿孔性腹膜炎） 限局（上腹部：虫垂炎初期，胃十二指腸潰瘍，膵炎） 卵巣嚢腫茎捻転
随伴症状 　発熱 　嘔吐 　吐血 　下痢 　血便 　黄疸 　出血斑 　尿路症状（膿尿，帯下の有無） 　外陰部の異常	虫垂炎は常に念頭におく イレウス（腸重積も含む） 上部消化管出血，異物誤飲 急性腸炎 感染性（細菌性腸炎），腸重積，Meckel憩室炎 慢性腹痛の場合は炎症性腸疾患 急性肝炎，胆道系疾患（総胆管拡張症），溶血性尿毒症症候群 Schönlein-Henoch紫斑病 尿路感染症 鼠径部の腫脹（鼠径ヘルニア），陰嚢発赤（睾丸回転症）
生活習慣 　食事，排便，排尿，月経 　患者プロフィール（性格，学校生活， 　交友関係，成績，塾など）	アレルギー性胃腸炎（牛乳蛋白過敏症），便秘，生理痛 心身症，反復性腹痛

　　虫垂炎を発症した子どもは，恐る恐るゆっくりうずくまるような姿勢で歩きます．
②子どもの触診は，いかに恐怖感を与えず，腹部の緊張をとり診察できるかにかかっています．触診者の威圧感を与えない目線も大事です．子どもに痛む場所を指示させ，暖かい手でそっと触れ，その際，子どもの顔の表情の変化により圧痛点をつかみ，障害臓器を推定することです（図2）．
③重力のかかりやすい下肢に出現しやすい，症例で示したような点状出血斑を見逃さないようソックスも脱がせて観察する必要があります．また，鼠径ヘルニア，睾丸回転症も腹痛を訴えることもあり，外陰部の観察も重要です．
④子どもの腹痛の成因で，便秘は表1の通りかなりの頻度となります（40％）．したがって，浣腸をすることは，腹痛の原因診断としても，便性を自分の目で確認するという意味においても重要な処置となります．しかし，穿孔性急性虫垂炎の可能性が強い場合は避けるべきだと考えます．

●図2 腹痛の部位と疾患

右季肋部
腸重積症
十二指腸潰瘍
急性肝炎
総胆管拡張症
腎尿路疾患
（結石,水腎症）
胸膜炎

心窩部
腸重積症
胃十二指腸潰瘍
急性虫垂炎（初期）

左季肋部
腎尿路疾患
胸膜炎
膵破裂

右側腹部
腸重積症
腎尿路疾患
急性虫垂炎

左側腹部
腎尿路疾患

臍周囲
臍疝痛
腸炎

回盲部
急性虫垂炎
腸重積症
卵巣嚢腫茎捻転
Crohn病

下腹部
便秘
急性虫垂炎
ヘルニア
卵巣嚢腫茎捻転
睾丸回転症
潰瘍性大腸炎

左下腹部
便秘
腎尿路疾患
卵巣嚢腫茎捻転
潰瘍性大腸炎

腹部全体
汎発性腹膜炎
腸閉塞
腸炎
Schölein-Henoch
紫斑病

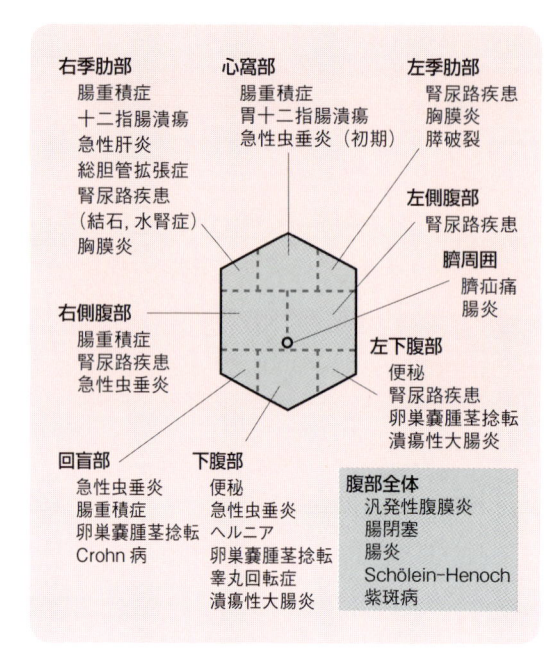

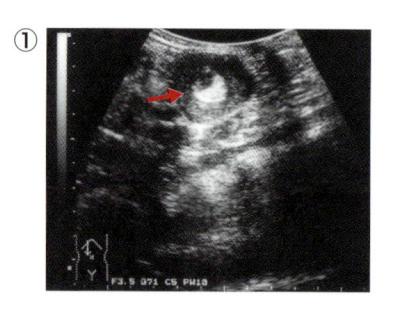

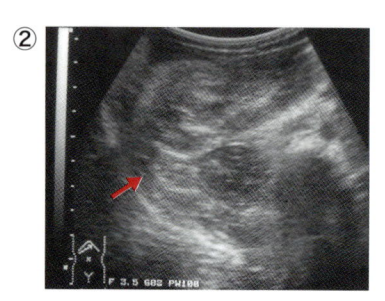

●図3 target signと pseudo-kidney sign

❸ 腹部超音波検査

　腸重積症の診断に超音波検査が有用であることは言うまでもありません．特に図3に示す，target sign（図3-①：的状腫瘤）とpseudo-kidney sign（図3-②：腎臓様所見）の所見が得られれば腸重積症と診断できます．

　子どもの急性腹症は「クリスマスプレゼント」のようなもので，開けて診ないとわからないとたとえられてきました．現在では腹部超音波検査が聴診器の代わりのように行われるようになり，そのたとえは少し様変わりしてきていますが，急性腹症のなかには検査を待てない，術前の確定診断に至らないまま手術に踏み切らざる得ないものもあります．

❹ 救急外来での治療

　腸重積症は外科的疾患です．しかし，小児科医が治療できる唯一の外科的疾患であるともいえるのです．したがって，小児科医にとって腸重積症を見逃すことなく診断し，自ら非観血的に整復することは最も醍醐味を感じるところなのです．ただし，非観血的整復時は小児外科医と相談しながら迷わず手術に切り替える体制を整えて行うことが重要です．

　腸重積症に限らず，緊急手術になった場合は，必ず**手術室まで行って手術所見を確認**してください．「目から鱗が落ちる」体験が必ずあります．

こんなときは迷わず小児科へコンサルト

　①哺乳力低下，元気がない，ぐったりしている，笑わないなど全身状態が悪い場合．②

腹痛の持続時間が3時間以上，③腹部膨満，④肉眼的血便，⑤緑色嘔吐，を認めるなどです．もちろん，これらの場合は，**絞扼性イレウスを代表とする外科的疾患が原因になっている場合が想定されるため，小児外科医との連携も不可欠**です．

保護者への説明のポイントと注意

初診時には，次のように病態を3つに分類し説明するとよいでしょう．
①緊急手術の可能性が強い．
②現時点では緊急性はないが経過次第では外科的処置を必要とする．
③外科的処置の可能性はない．
①・②の場合は入院となりますが，③の場合は帰宅し家庭で経過を観察することになるでしょう．

家庭で経過を観察する場合，見逃すことのできない腸重積症（3歳未満に多い）と急性虫垂炎（3歳以上に多い）について必ず説明し，下記の症状を認めた場合は，直ちに受診することを勧めてください．
①痛み（不機嫌）が陣痛のように時間おきに認められる場合．
②痛みが3時間以上持続し，夜も眠れない．
③緑色嘔吐，血便，顔色が悪い，ぐったりしているなどの症状．

プロに聞きたい！ Q&A

Q1 腸重積症の上手な見つけかたを教えてください．腸重積症の三主徴（腹痛，嘔吐，血便）は揃わないことが多いと聞きましたが，疑う決め手は何ですか？

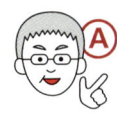

A 三主徴がそろっている場合は，自験48例中2例（4％）のみです．嘔吐，腹痛（不機嫌）を認める場合は常に腸重積症を疑うことです．間歇的腹痛（不機嫌）であればさらに可能性は強くなります．したがって，家族の方に痛みかたを「陣痛のようですか？」と聞いてください．病初期の痛みのない間歇期には機嫌よく遊んだり，笑ったりすることもあります（笑う腸重積症）．**図4**のとおり浣腸をすることにより血便を確認できる症例が64％ありますので，**疑った場合は浣腸を行い自分の目で便性を確認**してください．

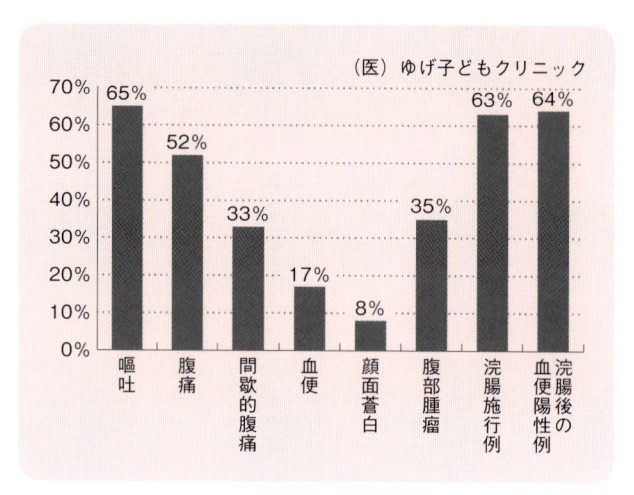

● 図4 腸重積症（主訴と初診時所見）
48例：1993年～2008年
＊浣腸施行例：血便を認めなかった40例中25例で行った（63％）
＊浣腸後の血便陽性例：浣腸を行った25例中16例で陽性（64％）
＊腹部腫瘤・浣腸施行例・浣腸後の血便陽性例は，初診時所見

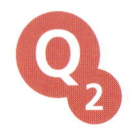

Q2 子どもの虫垂炎の上手な見つけかたはありますか？

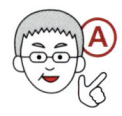

A わからない場合は，入院し経過観察をすることだと思います．3～6時間ごとに診察し，腹部を触れることが重要です．その際，筋性防御と反跳痛の確認は最も重要な所見ですが，子どもに不安，動揺があれば腹部の全体が緊張し判定は困難です．かかとを打診することにより痛みを確認する方法がよいと考えます．

お勧めテキスト
1）「小児消化器・肝臓病マニュアル」．（白木和夫，監），診断と治療社，2003

文献
1）山下文雄，他：外来における腹痛診断の進め方．臨牀と研究，58（7）：2051-2061，1981

Profile 弓削 建 Ken YUGE
ゆげ子どもクリニック
1980年久留米大学医学部を卒業後，同大学小児科学教室へ入局し，小児肝臓，小児栄養消化器病について研鑽を積み，1993年福岡県行橋市にて小児科診療所を開業した．いまだに小児の急性腹症は，箱を開くまでわからない「クリスマスプレゼント」と感じている．

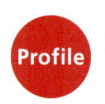

Profile 大部敬三 Keizou OHBU
聖マリア病院小児科
専門：小児のプライマリ・ケア，救急，腎臓，てんかんなど．
小児診療は奥が深く，分厚い本より現場で学ぶことの方が多いのです．できるだけ多くの症例を経験し，先輩たちの経験談や学会報告に耳を傾け，文献にも目を通しましょう．自分の能力を過信せず謙虚であれ！

第2部 いざというとき必要な薬の知識と
common symptomへの対応

第2章 救急でのcommon symptomへの対応

6 発疹の診かた，考えかた

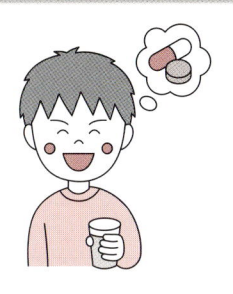

森田 潤

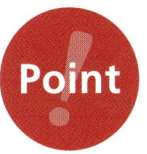

Point

- プライバシーの保てる，明るく暖かい診察場所を用意しましょう
- 原発疹を知ることで正確な皮疹のカルテ記載ができます
- 皮疹の部位，発熱からの出現時期，皮膚以外の症状から鑑別診断を考えよう
- 地域の流行情報とワクチン接種歴があれば診断が容易になります
- アナフィラキシーショック，重症薬疹，紫斑はとりあえず緊急です！

病歴聴取と診察の進めかた

　皮疹は全身の炎症疾患や感染性疾患の一症状であることがほとんどです．ほとんどは軽症ですが，特定の皮疹は重篤な疾患の存在を意味することがあります．「誰にでも見える」だけに，知識に加え保護者に安心を与えるための良好なコミュニケーションがとれる医療面接技術が必要となります．

　診かたとして重要なことは，発疹の部位と性状を同定し，ついで随伴する症状および経過から診断を導きだし，これからの経過を推定できるかどうかです．**適切な診察場所**（一定の自然光が得られる，裸になれる，プライバシーが保てる）と**小道具**（拡大ルーペと圧診用ガラス）が必要になります．

　まず，次のことを念頭において病歴聴取と診察を行いましょう．

❶ アレルギー歴と既往症，服薬の有無を聞く

❷ その発疹を電話で伝えられるか？

　全身を視て，触って発疹の分布と性状を正確にカルテ記載できるようにします．分布の記載は，全身と局所の分布を分けて考えるとよいでしょう．躯幹か四肢か？左右差は？全身をすみずみまで視ます（溶連菌感染症はパンツの中の鼠径部に発疹が隠れています）．局所分布の特徴を原発疹（最初に出現する皮疹：表1）で表現します．続発疹は原発疹の"なれの果て"です．どこかに原発疹を探し出せば迷うことは少ないでしょう．

● **表1 原発疹（初めて現れる皮膚症状）の種類**

名称	性状	分類，その他
斑	皮膚色の変化で，隆起せず，陥凹もしない	色調により紅斑・紫斑・色素斑・白斑に分かれる*
丘疹	皮膚面より隆起する	5 mm程度まで
結節		丘疹より大きく深在性のもの
腫瘤		3〜5 cm以上
膨疹	限局性の浮腫性隆起	境界明瞭，蕁麻疹に特徴的
小水疱	表皮の漿液貯留による隆起	粟粒大のもの
水疱		上記より大きいもの
膿疱	漿液に白血球が混じり，白色や黄色となる	続発疹の場合もある

＊赤い斑があればとりあえず圧してみる（硝子圧法）．紅斑は圧迫で色が消失する．紫斑は，真皮あるいは皮下組織の出血により紫色となる斑で圧迫でも退色しない．斑状出血と直径3mm以下の点状出血に分ける．色が白いあるいは脱色素を白斑，黒っぽくなれば色素斑．

> **memo**
> 接写のできるデジタルカメラを用意しておき自らの皮膚写真ライブラリーを貯えましょう．患者説明用に加え学生・研修医向けの教材としても使えます．

❸ 皮膚以外の臨床症状に注目して鑑別診断を考える

特に年齢，発熱の出現時期（発疹と同時期かどうか）（**表2**）．

❹ ワクチン接種歴を聞く，あるいは母子手帳で確認する

MR（麻疹・風疹）・水痘ワクチンは接種しているか？

❺ 地域（特に園・学校）と家庭内の流行疾患の情報を知る

ホームグラウンド（診療地区）の流行状況を知っていれば診断の参考になります．例えば，風疹の孤発例を診断することは間違いも多く慎重であるべきですが，流行時期の診断は容易です．学校医や園医として地域保健医療に参加しておけば，なおフレッシュな情報が得られます．また，外来でできる迅速検査キットがあり（溶連菌，マイコプラズマ，アデノウイルス），疑えば積極的に行い確定診断を図るべきです．

● 表2　発疹性疾患の鑑別のために：発熱を中心として

	発熱	部位	性状	発現時期	臨床症状	その他
麻疹	5日以上	耳介後部，顔から体幹・四肢へ	斑丘疹，融合性あり，色素沈着を残す	3～5病日	鼻汁・咳・眼脂	二峰性の発熱，発疹出現前のKoplik's spots
川崎病		不定（四肢末端に強い）	不定	2～5病日	主要5症状	BCG跡発赤，炎症反応高値
伝染性単核症		主に体幹と上肢（頻度は約30％）	癒合する斑丘疹	発熱と同時	扁桃炎・頸部リンパ節腫脹・肝脾腫	EBウイルス感染，AMPCで皮疹の増悪，眼瞼浮腫
猩紅熱	軽度あるいは夕方の高熱	頸・腋窩・鼠径部	鮮紅色の小丘疹の集まり	発熱より約半日遅れ	咽頭痛・イチゴ舌	迅速抗原検査あり
突発性発疹症	3日間	体幹から顔面・四肢	鮮紅色の斑丘疹（麻疹様）	解熱時	ときに下痢・不機嫌	5～8カ月の乳児に好発
水痘	軽度	体幹・頭部から四肢・顔	斑丘疹，水疱，痂皮が混在	発熱と同時	発疹のかゆみ	年長児では発熱が強い
風疹		頸・顔から体幹・四肢	淡紅色の斑丘疹，融合傾向は少ない	発熱と同時	後頸部リンパ節腫大	年長児では発熱が強い，孤発例では抗体価測定が必要
手足口病	ないか軽度	手・足・口，ときに膝・臀部	水疱と丘疹	発疹で気づく	口腔内の痛み，よだれ	エンテロ71の流行に注意（髄膜炎合併）
伝染性紅斑	ない	両頬・四肢伸側	頬の対称性紅斑，四肢のレース状紅斑	発疹で気づく	年長では関節痛・倦怠感	発疹があっても登校可
Gianotti症候群		四肢末端から上行，頬部・臀部	粗い対称性の紅色丘疹・紅斑	発疹で気づく	感冒様症状・リンパ節腫大	ペア血清のウイルス抗体価*

＊B型肝炎ウイルス（hepatitis B virus：HBV）の初感染で生じる疾患をGianotti病と言い，HBV以外のウイルスによる感染症で類似の臨床症状を呈するものを症候群とする．原因にはEBウイルス，サイトメガロウイルス，コクサッキーA16ウイルス，エコーウイルスなど多くが報告されている．

---

memo

サーベイランス情報の入手
全国約3,000定点からのサーベイランスに関する情報は，「国立感染症研究所感染症情報センター」（http://idsc.nih.go.jp/index-j.html）や，各地区の医師会や保健所のホームページで見ることができる．

ボストン発疹：Boston exanthem（腸内ウイルス性発疹熱）
エコーウイルス感染症（E16）．1～2日の短期間の発熱後に頬部と四肢を中心とした紅色の斑状丘疹が出現します．夏季に流行することがあり，突発性発疹症に似ています．

こんなときは迷わず小児科へコンサルト

アナフィラキシーショック，重症薬疹，敗血症と出血傾向による紫斑には注意が必要です．

❶ 蕁麻疹（膨疹）に顔面（眼・口）などの浮腫をみたらアナフィラキシー症状をチェック

アレルゲン曝露後数分～1時間以内に全身症状が出現します．眠気や興奮，血圧低下があればわかりやすいですが，のどの違和感（かゆみ），嗄声，喘鳴，悪心・嘔吐に注意します．症状があれば，すぐにパルスオキシメーターを付けて酸素投与と生理食塩液の輸液

路の確保を行い，発症後30分以内にアドレナリン（ボスミン® 1 mg/mL）を0.01 mL/kg/回（最大0.3 mL）大腿外側広筋または上腕三角筋に筋肉内投与します（10〜15分ごとに反復投与可）．

❷ 全身の広範囲な斑状丘疹は"とりあえず"緊急である

特にびらんとの組合せでは，Stevens–Johnson症候群（SJS）と中毒性表皮壊死症（toxic epidermal necrolysis：TEN）が考えられます．口唇や結膜，外陰部の粘膜疹や，表皮剥離を表すニコルスキー現象がみられることも．SJSの死亡率は最高25％です．感染と薬物が原因となり，薬剤によるものは服薬後2〜6週して発疹が出ることが多いです．この他，稀な疾患として，輪状紅斑では急性リウマチ熱（Jonesの診断基準を参照），びまん性斑状紅斑に発熱を特徴とする毒素性ショック症候群（toxic shock syndrome：TSS）があります．

❸ 圧しても消えない赤い斑がある

点状出血（直径3 mm以下の紫斑）は血小板か血管の異常〔特発性血小板減少性紫斑病（idiopathic thrombocytopenic purpura：ITP），溶血性尿毒症症候群（hemolytic uremic syndrome：HUS），白血病〕を，斑状出血は凝固因子の異常（先天性凝固因子異常，ビタミンK欠乏症，血友病）を考えます．ただし，Schönlein–Henoch紫斑病は両下肢伸側の盛り上がった隆起性斑状出血（＋関節痛，腹痛）が特徴です．稀な疾患として髄膜炎菌性髄膜炎，細菌性心内膜炎（＋心雑音）や菌血症などの重症感染にも紫斑はみられます．

❹ たまに出会う入院適応疾患に似ている

川崎病，麻疹，ブドウ球菌性熱傷様皮膚症候群〔staphylococcal scalded skin syndrom（SSSS, 4S），口周囲のびらん・亀裂が特徴的，ニコルスキー現象を認める〕はその場でコンサルトが必要．その他ヘルペスウイルス性歯肉口内炎や手足口病による経口摂取困難による脱水症，広範囲にわたる重症型のカポジ水痘様発疹症と多型滲出性紅斑があります．

---

memo

食物依存運動誘発性アナフィラキシー（food-dependent exercise-induced anaphylaxis：FDEIA）
食物（小麦，エビなどの甲殻類，フルーツなど）摂取後4時間以内に運動した後，蕁麻疹などの皮膚症状から発症し，呼吸困難，ショックなどのアナフィラキシーが起きます．10代の男児に多いため給食後の体育授業での発症もあり，学校との連絡指導やエピペン®の準備が必要となることがあります．

クインケ浮腫
血管神経の過剰な興奮により毛細血管の透過性が高くなるのが原因．血管神経性浮腫とも言います．まぶたや唇などに限局性の腫れが起き，蕁麻疹とは異なり痒みがなく3〜4日続くのが特徴です．抗アレルギー薬を使用するのが一般的ですが，根治の治療法は確立していません．腸管に起きれば下痢があり，喉頭浮腫による呼吸困難を合併していれば気管挿管などの気道確保が必要となることもあります．

保護者への説明のポイントと注意

患部が誰にでも見えるだけに保護者は簡単に診断がつくものと思って来院します．

まず信頼を得るためにも，ていねいに必ず全身の皮膚をチェックして実際に触ってみましょう（患部を直接触れるのは皮膚だけです）．皮疹は症状の一部分で主となる原因はほかにあり，大切なのは全身症状と経過であることを説明します．緊急を要する疾患が疑われなければ無理に診断をつける必要はありません．特に薬疹が疑われるときは，診断を告げる前に指導医あるいは皮膚科医に相談しましょう．

プロに聞きたい！ Q & A

Q1 赤ちゃんのお尻が赤くなってびらんができています．これってカブレ？ それともカビ？

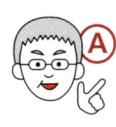

A 接触性皮膚炎であるオムツ皮膚炎では，盛り上がっていてオムツが接触する場所が赤いのが特徴です．大きな皺の中までが一様に赤くて，辺縁に膜様落屑や散布疹があるときは皮膚カンジダ症である乳児寄生菌性紅斑が疑われます．ここにステロイド軟膏を使うと治らないどころか悪化します．顕微鏡があれば水酸化カリウム（KOH）法をしましょう．スライドに辺縁の落屑部あるいは水疱の頭部を剥がし，20％KOH液を1，2滴垂らしアルコールランプで泡が出るまでゆっくりと数分加熱しケラチンを溶解させた後，400倍で検鏡して胞子や仮性菌糸を探します．KOHにジメチルスルホキシドを加えたズーム®液（久光製薬）を使用すると加熱の必要がありません．

Q2 蕁麻疹の原因は何でしょうか？

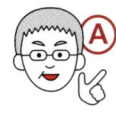

A ほとんどが原因不明です．蕁麻疹は3人に1人が生涯に一度は経験するといわれるほど頻度の高いものです．4週間続くものを慢性蕁麻疹といい，塗り薬は効果がありません．食事性では仮性アレルゲンと言われるヒスタミンやセロトニンが原因となることもあり，ウイルス感染も契機となり得ます．特異IgEなどの血液検査でもわからないことが多いです．

お勧めテキスト

発疹性疾患は実際にその眼で視て経験を積むことにより診断が容易になります．以下の参考書を一読ならず，一覧されることをお勧めします．

1）佐久間孝久：「アトラスさくま小児咽頭所見　第2版」．丸善プラネット，2008
　　咽頭所見のみならず臨床経過や発疹に関しての記載があります．ウイルス分離結果に基づいた優れたアトラスです．
2）「小児プライマリ・ケア龍の巻　卒後研修の手引き　DVD付き」．（日本外来小児科学会，編），医学書院，2003
　　麻疹の発症前からの経過を追った貴重なビデオなどがパソコンで視聴可．
3）山本一哉：「名医に学ぶ　こどもの皮膚疾患　みかた・治しかたのコツ」．永井書店，1999
　　医療面接技法にも言及した，小児皮膚科医である山本一哉先生の著書．
4）馬場直子：「こどもの皮疹診療アップデイト」．シービーアール，2009
　　説明文のついた皮疹アトラスと，臨床に則したテキストのバランスがとれており理解しやすいです．

Profile　森田　潤
Jun MORITA

こどもクリニックもりた
もともとは100万人に1人という先天性代謝異常症の研究を専門としていた．ところが麻生飯塚病院の小児科部長として勤務後は，心身症に興味をもつ．これは当時久留米大学小児科教授であった山下文雄先生の影響である．研修医にも感化されて，現在は外来小児科学会の教育検討部会とマック（Apple）が自分のお仕事でもあり趣味でもある．本書は小児科医のリクルートではなく，みなさんが子どもを診るときに，子どもと関係できる楽しみを損なわず，子どもに害を与えないようにと願ってテーマを選んでいます．

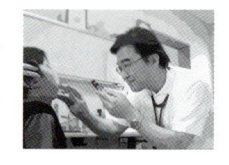

第2部 いざというとき必要な薬の知識と common symptomへの対応

第2章 救急でのcommon symptomへの対応

7 鼓膜の診察法と急性中耳炎の治療

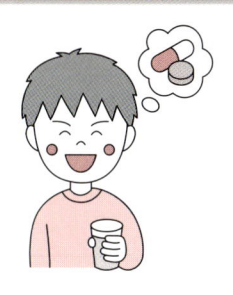

深澤 満

Point

- 鼓膜所見の取りかたにはそれなりの経験が必要です．小児科医は日常診療で常に耳を診ることが大切です．必要な機器や器具をそろえて，技術は日々の実践で取得しておきましょう
- 急性中耳炎の診断は，医師によって変わるのは当然です．日本では中耳炎の定義や診断に対する合意がありません．このため耳鼻科医の間でも診断が異なることがあります．アメリカ小児科学会（American academy of pediatrics：AAP）のガイドラインで採用されている診断基準が使いやすいでしょう．ただ，誰もが納得できる診断基準などはありえません
- 急性中耳炎は急を要する疾患ではありません．あわてて鼓膜切開したり抗菌薬を投与する必要はありません．耳痛には鎮痛薬で対応し，耳漏はガーゼで拭いておくだけで十分です
- 急性中耳炎は高熱の原因にはなりません．39℃以上の熱では必ず他の侵襲性細菌感染症（occult bacteremia など）を考えてください．ただ，38℃台の熱と耳痛が持続するときは乳様突起炎などの合併を疑わなければいけません

症例

当直をしていたら，「3歳の子どもが夜間に耳を痛がり眠れない」と親から電話がありました．体温は38℃で軽い咳と鼻汁があるそうです．どう対応したらよいでしょうか？

急性中耳炎の可能性がありますが，実際には耳痛で受診された子どもの半数は中耳炎ではありません．ただ，急性中耳炎は緊急の疾患ではありませんので，あわてて夜間に診察する必要はありません．通常はアセトアミノフェン 100 mg/kg あるいはイブプロフェン 50 mg/kg を投与すれば30分以内で耳痛は消えます．

診療に必要な機器

❶ 拡大耳鏡

マクロビュー™（ウェルチ・アレン）が必須です．

❷ **光源付額帯鏡**

耳垢や耳漏処置にはルミビュー（ウェルチ・アレン）が必須です．

耳垢や耳漏処置に必要な器具

❶ **耳垢鑷子**

耳垢の処置に必要です．永島医科器械株式会社の深美式などがあります．

❷ **綿棒**

既製のものもありますが，乳幼児用には捲綿子（永島医科器械株式会社のルーツェ式など）で作成する必要があります．

❸ **耳垢水**

耳垢水（重曹1，グリセリン5，水10〜15）も必要です．

鼓膜所見の診かた（図1）

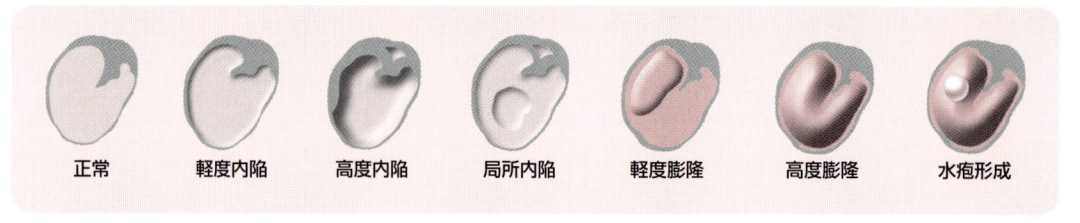

● 図1　鼓膜所見

（正常／軽度内陥／高度内陥／局所内陥／軽度膨隆／高度膨隆／水疱形成）

鼓膜所見は鼓膜面の形態と色調を診ます．鼓膜の形態が最も重要な所見です．

❶ **鼓膜面の形態**

鼓膜面の膨隆や内陥の程度を診ます．鼓膜の局所的な陥凹（滲出性中耳炎のときに多い）は見逃してはいけません．

❷ **鼓膜面の色調**

貯留液の色調を反映してさまざまです．鼓膜の充血による発赤は急性中耳炎で特徴的な所見ですが，啼泣や耳垢処置によることもあります．

> **身体診察のツボ**
>
> 近年，内視鏡による鼓膜所見のアトラスが出版されて大変参考になります．ただ，一般診療で使われる拡大耳鏡の視野は狭いため，1つの視野で内視鏡のように鼓膜全面を診ることはできません．いろいろ方向を変えて，できるだけ鼓膜全面を診る努力が必要です．また，色調も光源により変わるため，必ずしもアトラスと同一色には見えません．特に電池切れで電圧が下がると鼓膜が赤く見えるので注意してください．

中耳炎の診断基準（AAPのガイドラインに準拠）

❶ 急性中耳炎（acute otitis media：AOM）

「急性の耳漏（鼓膜穿孔由来）がみられる場合，あるいは中耳に貯留液を認め，かつ急性感染の症状あるいは所見が1つ以上認められる場合」とする．中耳貯留液は鼓膜の膨隆で判断します．急性感染症状は耳痛（乳児では啼泣，不機嫌，耳を触るなど）とし，急性感染所見は鼓膜の明らかな発赤，強い膨隆あるいは水疱形成（鼓膜の限局性の膨隆として観察される）とします．

❷ 滲出性中耳炎（otitis media with effusion：OME）

「中耳腔に貯留液があるが急性感染を示す症状や所見のない場合」とする．鼓膜の形態は内陥していることも膨隆していることもあります．また，貯留液も漿液性から膿性までさまざまです．

> **身体診察のツボ**
>
> 乳幼児では急性感染症状がはっきりしないことが多く，急性中耳炎と滲出性中耳炎の区別が困難なことがよくあります．このような症例は一般に緊急性がないため，滲出性中耳炎として経過をみてください．

保護者への説明のポイントと注意

急性中耳炎を無治療で経過をみた場合，5％程度に耳漏がみられます．耳漏が出る可能性も説明しておかなければ後でトラブルになるかもしれません．耳漏が出ればガーゼで拭いて，綿花を詰めるように指導し，翌日の受診を指示しておけばよいでしょう．

プロに聞きたい！ Q & A

Q1 日本では急性中耳炎の治療は日本耳科学会のガイドライン（GL）に従うべきですか？

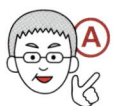

A 日本耳科学会のGLは，海外のGLとかなり異なっています．従来の耳鼻科医の診療をそのまま公認したものと考えてください．このためEBMに則ったものではありません．小児科医には小児外来診療における抗菌薬適正使用のためのワーキンググループ（小児抗菌薬適正使用WG）のGLがお勧めです（図2）．

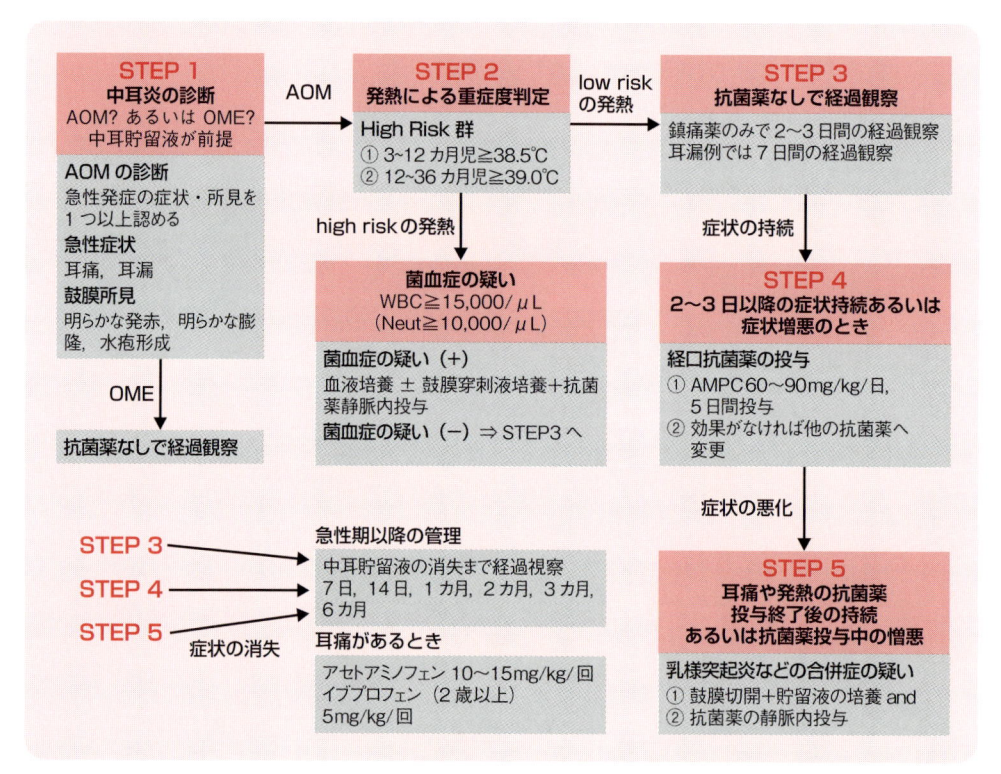

図2 小児外来診療における抗菌薬適正のためのワーキンググループのガイドライン

STEP 1 中耳炎の診断
AOM? あるいは OME?
中耳貯留液が前提

AOMの診断
急性発症の症状・所見を1つ以上認める
急性症状：耳痛，耳漏
鼓膜所見：明らかな発赤，明らかな膨隆，水疱形成

OME → 抗菌薬なしで経過観察

AOM → **STEP 2 発熱による重症度判定**
High Risk 群
① 3~12カ月児≧38.5℃
② 12~36カ月児≧39.0℃

low riskの発熱 → **STEP 3 抗菌薬なしで経過観察**
鎮痛薬のみで2~3日間の経過観察
耳漏例では7日間の経過観察

high riskの発熱 → **菌血症の疑い**
WBC≧15,000/μL
(Neut≧10,000/μL)
菌血症の疑い（+）：血液培養 ± 鼓膜穿刺液培養＋抗菌薬静脈内投与
菌血症の疑い（-） ⇒ STEP3へ

症状の持続 → **STEP 4 2~3日以降の症状持続あるいは症状増悪のとき**
経口抗菌薬の投与
① AMPC 60~90mg/kg/日，5日間投与
② 効果がなければ他の抗菌薬へ変更

症状の悪化 → **STEP 5 耳痛や発熱の抗菌薬投与終了後の持続あるいは抗菌薬投与中の憎悪**
乳様突起炎などの合併症の疑い
① 鼓膜切開＋貯留液の培養 and
② 抗菌薬の静脈内投与

STEP 3 / STEP 4 / STEP 5 症状の消失 → **急性期以降の管理**
中耳貯留液の消失まで経過視察
7日，14日，1カ月，2カ月，3カ月，6カ月

耳痛があるとき
アセトアミノフェン 10~15mg/kg/回
イブプロフェン（2歳以上）5mg/kg/回

文献3を参照作成．

Q2 急性中耳炎の治療法は？

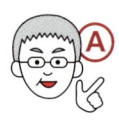

A 急性中耳炎で一般的に行われている治療法には，①鎮痛薬のみによる経過観察，②抗菌薬投与，③鼓膜切開＋抗菌薬投与の3つがあります．しかし，これらの治療法

間で予後にほとんど違いがないことが多数の臨床研究からわかっています．短期予後の耳痛や耳漏の持続期間にも差がみられません．鼓膜の異常所見や中耳貯留液の残存期間にも差がみられません．また，最も重篤な合併症である乳様突起炎の発症頻度にも差がみられないのです．

しかし，これらの研究結果を基にしているはずの各国のGLにはかなり違いがあります．オランダのGLでは「2～3日間（耳漏例では14日間）は鎮痛薬のみで経過観察し，耳痛や発熱が軽快しなければアモキシシリン（AMPC）45 mg/kgの7日間投与」としています[1]．AAPのGLでは「2歳未満児および2歳以上でも39℃以上の発熱例あるいは強い耳痛例にはAMPC 80 mg/kg 10日間投与」としています[2]．わが国の小児抗菌薬適正使用WGのGLでは3歳未満で39℃以上の発熱児への対応を除いてオランダのGLに従っていますが，抗菌薬は「AMPC 60 mg/kgの5日間投与」としています[3]．わが国の耳科学会のGLは年齢，発熱，鼓膜所見の重症度を組合わせた複雑なスコアリングシステムで治療法を選択しています[4]．それぞれのGLはともに耐性菌の増加抑制のために抗菌薬の使用を制限する方針を掲げていますが，これらのGLに従って診療した場合の抗菌薬投与率は，オランダのGLと小児抗菌薬適正使用WGのGLでは25～30％，AAPのGLでは60～70％，日本耳科学会のGLでは95～100％と大きく異なります．さらに，海外ではほとんど施行されていない鼓膜切開の対象が日本耳科学会のGLでは50％となり，他のGLでの数％と比較して突出して高くなっています．ここでは小児抗菌薬適正使用WGのGLを図示します（図2）．

ポイント

GLはその国の医療制度を反映したものであるため，必ずしもEBMに従ってはいないことを知っておく必要があります．これらのGLはすべてウェブ上で全文が読めます．AAPのGLは翻訳もあります．

文献

1) Appelman, C. L. M., et al. : Otitis media acuta. NHG-standard. Huisarts Wet, 42 : 362-366, 1999
2) American Academy of Pediatrics Subcommittee on Management of Acute Otitis Media. Diagnosis and management of acute otitis media. Pediatrics, 113 : 1451-1465, 2004
3) 小児外来診察における抗菌薬適正使用のためのワーキンググループ：小児上気道炎および関連疾患に対する抗菌薬使用ガイドライン —私たちの提案—. 外来小児科，8：146-173, 2005
4) 日本耳科学会，日本小児耳鼻咽喉科学会，日本耳鼻咽喉科感染症研究会：「小児急性中耳炎診療ガイドライン 2006年版」．金原出版，2006

Profile 深澤 満 Mitsuru FUKAZAWA
ふかざわ小児科
大阪大学卒．九州大学小児科で小児循環器を専門として診療，研究を行う．現在は小児科医薬適正使用WGのメンバーとして，外来における臨床研究を続けている．

第2部 いざというとき必要な薬の知識と common symptomへの対応

8 第2章 救急でのcommon symptomへの対応
軽症外傷への対応と説明

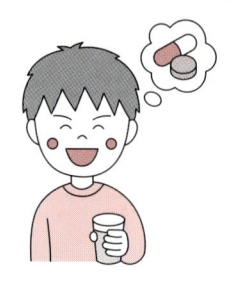

山根浩昌

● 創傷管理（湿潤療法）

Point
- 「消毒を必須とした治療」から「消毒しない治療」へ
- 擦過創や裂創など外傷の処置，管理方法がここ数年で変化してきた
- 急性の創傷では，創面から分泌される滲出液があるが，これには豊富な細胞成長因子やサイトカインが存在しており，創部の環境を適合させることにより，創傷は最短の期間で理想的に治癒できるというものである
- 外来で比較的よく遭遇する擦過創や熱傷（浅達性〜深達性Ⅱ度）は真皮層が保たれており表皮再生が早く理論的にも湿潤療法のよい適応である

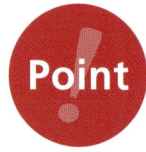

擦過創

- まず，異物や壊死組織を含め汚染の除去が最も重要です．
- 多量の生理食塩水や水道水での十分な洗浄が必要となります．
- 創部が清浄となれば，ハイドロコロイド材やフィルム材などで湿潤療法を行います．
- 汚染がひどい場合は，麻酔下で徹底的なブラッシングを要します．
- また，創傷の場所（特に顔面）によっては，日焼けなどで色素沈着が残ることもあり，紫外線対策も必要です．

熱傷（全身管理が必要でない浅達性〜深達性Ⅱ度）

- 直ちに，水道水で少なくとも20〜30分間冷却，洗浄します．
- 水道水で冷却できない口や鼻周囲は，水道水や氷水で濡らしたタオルなどで冷湿布します．
- 目安は疼痛の消失までですが，過度の冷却は熱傷部位の疼痛を増悪させることがあり，10〜15℃が望ましいでしょう．乳幼児では低体温に注意します．
- 熱傷創では炎症が生じるため滲出液が増加します．ハイドロコロイドなどの吸水性の高い被覆材で湿潤療法を行います．
- 水疱は原則的には破らないこと．水疱が緊満している場合は穿刺し，水疱膜は残します．

- また，汚染創で感染の恐れのある場合は水疱膜を除去します．
- 関節周囲部の熱傷は，屈曲拘縮（伸展障害）などがあり注意を要します．

> **処置のツボ**
> ①決して無理してはいけません．処置が困難であれば形成外科へコンサルトします．
> ②消毒しない．乾燥させない．消毒しても傷の感染は防げません．
> ③感染の原因となる異物や壊死組織の除去が最も重要．
> ④血腫やリンパ液，組織間液の貯留も細菌の繁殖の場であり，創感染の要因となります．
> ⑤湿潤療法は必ずしも密閉療法ではありません．湿潤が保たれ適度な滲出液で覆われていればよいのです．

保護者への説明のポイントと注意

- 治療法の変化に伴い医療施設が変わる場合など施設により処置方法もさまざまであるため，保護者が不審に思わないように説明しておく必要があります．
- 外傷の程度がひどいと判断した場合，形成外科へ紹介します．

お勧めウェブサイト
1）夏井睦：「新しい創傷治療」http://www.wound-treatment.jp/

● 軽症頭部外傷

> **Point**
> ● 軽症頭部外傷とは，受診時意識レベル清明で，その他の神経学的異常所見がなく頭蓋骨骨折を示唆する所見〔耳介後部皮膚の斑状出血（バトル徴候），パンダの眼徴候，髄液鼻耳漏，鼓膜内出血〕のないもの

診断の手順

頭部打撲の既往があり来院するため，診断に苦慮することはありません．

> **必ずチェックすべきこと**
> - ☑ PAT（pediatric assessment of triangle）（第2部第2章1を参照），バイタルサインから迅速に緊急度を判断します．緊急度が高ければ，その後の診断へのプロセスを中断して，呼吸・循環の評価を行い，必要に応じて適切な処置を行います．
> - ☑ 病歴聴取
>   受傷機転と受傷時間，受傷直後の症状および状態，出血の有無と程度，意識消失，嘔吐，頭痛，けいれん，意識レベルや行動の変容については必ず聴取します．例えば，転落の場合，上記に加えて目撃の有無，高さ，落下部の硬度や凹凸の有無なども聴取しておきます．
> - ☑ 既往症（入院歴，手術歴）の確認
>   必要に応じ予防接種歴などを含め母子健康手帳のチェックを行います．

> **身体診察のツボ**
> ①はじめから決して本人や保護者を責めるような言動や態度はとらないこと．
> ②外傷所見と受傷機転に不自然な点がないか（虐待や血液凝固異常疾患など）を常に念頭においておきます．特に寝返りもできない月齢児の場合は注意を要します．
> ③全身の診察を怠らないこと（大泉門膨隆，四肢の動き，神経学的所見，皮膚所見など）．
> ④意識レベルの判断
>   年長児であればともかく乳幼児の意識レベルの評価・判断は，なかなか難しいことが多く，経時的観察を要することも少なくありません．実際，頭部打撲時に激しく泣き診察時は寝ていることも多く，PATが問題なく他の所見で異常なければ数十分後に再評価をしていきます．

❶ 救急外来での検査

どこまで検査をするべきでしょうか？ **表1**，**表2**，**表3**にアメリカ小児科学会ガイドラインを示します．

1）頭部単純X線写真

単純X線写真は，頭蓋内病変の検出はできないため，その検査意義がしばしば問われるところです．必要に応じて骨折の有無の確認のために，頭部単純X線写真（2〜3方向）を撮影します．低リスク群と判断された場合でも保護者の心配・不安が強い場合に，その判断の補助的材料として，「骨折がある」ことを証明するためではなく，「明らかな骨折はない」ことを確認する意味で実施しているというのが現状です．

● **表1 2歳未満の小児における軽症頭部外傷への対応**

高リスク群	中リスク群		低リスク群
・意識レベル低下 ・神経学的巣症状 ・頭蓋底骨折,陥没骨折の徴候 ・急性頭蓋骨骨折 ・5回以上または6時間以降の嘔吐 ・1分以上の意識消失 ・けいれん,不機嫌 ・大泉門膨隆	・一過性の意識障害 ・保護者の心配 ・受傷後24〜48時間以降に認識された頭蓋骨骨折 ・生後6カ月未満 ・受傷後3〜4回の嘔吐 ・1分以内の意識消失	(他のリスク因子) ・高エネルギー外傷(1.0 m以上からの転落,高スピード自動車事故) ・硬い地面(コンクリートなど)へ転落 ・皮下血腫(特に,大きいもの,前頭部以外のもの) ・受傷機転のはっきりしない症状,徴候の明らかな外傷(虐待などの可能性) ・重篤な受傷機転の可能性のある目撃者のいない受傷	・低エネルギー外傷(1.0 m未満からの転落) ・受傷後2時間以上経過で無症状,無徴候 ・高・中リスクがない1歳以上
・CT	・CTまたは受傷後4〜6時間の経過観察	・CT(場合により頭部単純X線)または受傷後4〜6時間の経過観察	・帰宅,経過観察

文献1から引用

● **表2 2歳以上の小児における軽症頭部外傷への対応**

- **受傷直後の意識障害なし**
  観察項目などの説明を行った後,帰宅として経過観察を継続.
  SR(頭部単純X線),CT,MRIはいずれも推奨されない.
- **受傷直後の意識障害あり,持続時間1分以内**
  経過観察,もしくはCTを考慮.
  SR,MRIは推奨されない.
  経過観察入院,もしくは帰宅として経過観察を継続.
- **受傷直後の意識障害あり,持続時間1分以上**
  CT.
  経過観察入院,もしくは帰宅として経過観察を継続.

文献1から引用

● **表3 帰宅基準**

- 頭部以外の外傷がなく,ほかに入院の適応となる症状や徴候(持続する嘔吐,強い頭痛の遷延など)を認めない.
- 意識清明で神経学的異常所見がない.
- 虐待やネグレクトの疑いがない.
- 医療機関の近隣に居住しており,必要時に受診可能な信頼できる保護者がいる.

文献1から引用

2) 頭部CT

神経外傷における頭部CTの重要性は言うまでもありません.放射線被曝の問題は軽視できませんが,**低リスク群以外**は頭部CTまたは受傷後4〜6時間の経過観察が望ましいでしょう.2歳以上では受傷直後から意識障害を認めた場合も同様です.

3) 頭部CT時の鎮静薬投与

頭部CT時の安易な鎮静薬の投与は避けます.安静が保てない場合は,固定具を用いる方法か,検者が被験者の両頬を挟むように固定する方法もあります.どうしても不可能な場合は,当施設ではSpO_2モニター監視下に鎮静薬を使用しています.

❷ 随伴症状を認める場合

嘔吐などの随伴症状を認める場合は点滴(初期輸液は,生理食塩水を10 mL/kg/hで開始),経過観察が必要です.頭部打撲後の嘔吐症例にはケトン血性嘔吐症も含まれること

があります．この場合は必ずしも重症度を反映せず，経過観察のみで改善することが多いです．画像所見上で異常は指摘されなくても，症状が持続する場合には入院管理とします．

❸ 帰宅基準

帰宅基準を満たせば帰宅可能ですが，必ず24時間の経過観察と変化がある場合にはすぐに連絡するよう指導します．病院定型のパンフレットなどを渡しておくことが望ましいです．

こんなときは迷わず小児科へコンサルト

① 意識消失があった場合や何らかの症状が持続する場合
② 6カ月未満児や判断に迷う場合
③ 虐待（ネグレクトを含む）が疑わしい場合
④ 明らかに高エネルギー外傷が予想される場合
　1）交通事故
　2）高所墜落
　　　身長の3倍以上の落差（飛び込み；頭部の軸方向への荷重）
　　　1階層以上の落差（階段5段以上）

保護者への説明のポイントと注意

① 決して本人や保護者を責めるような言動や態度はとらないこと．
② 受傷の程度・本人の症状によりさまざまですが，保護者の心配は「骨折してないか？」，「頭の中は本当に大丈夫なのか？」，「後から何も起こらないか？」，「入浴はいつからしてもいいか？」，「通園・通学は明日からでも大丈夫か？ スイミングや運動はいつから始められるか？」というものが多いと思われます．帰宅させる場合，診察所見・症状の推移・検査結果から総合的に判断し説明しますが，検査を必要としない場合はその理由も説明します．ただし，検査の有無にかかわらず100％大丈夫とは言い切れないこと．そのために経過観察が必要なことを理解してもらいます．また，複数の保護者がいる場合はできるだけ一緒に説明するように努めています．
③ 帰宅させる場合は，今後の注意点をまとめた病院定型のパンフレットなどを用意して渡すと便利です．受傷後2日は自宅での慎重な経過観察を指示しています．
④ 未然に防げる事故であれば防止策の要点を付け加えます．

プロに聞きたい！ Q&A

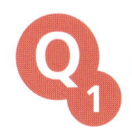

Q1 転落では高さ何cmまでなら重症化する可能性が低いでしょうか？

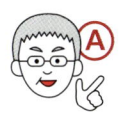

A アメリカ小児科学会のガイドラインでは，2歳未満の小児における軽症頭部外傷で3～4フィート（0.9～1.2 m）からの転落が高エネルギー外傷の中リスク群に組み込まれています[1]．

1歳以上で1m未満の転落の場合，受傷直後から2時間後までの間，他の症状・徴候がなく局所所見も認めなければ，重症化する可能性は低いです．しかしながら，たとえ50cmの転落であっても何かしら症状が持続する場合は重症化する可能性もあります．一概に転落の高さが1m未満でも重症化しないとは言い切れないのです．特に6カ月未満の乳児の場合は意識レベルの評価も難しく，症状・徴候を認めなくても頭部CTや経時的観察が必要となることがあります．

お勧めテキスト
1)「プライマリ・ケア救急 小児編」．（市川光太郎，編），プリメド社，2008
2)「実践小児外傷初療学」．（益子邦洋，武井健吉，編），永井書店，2008

文献
1) Schutzman, S. A., et al : Evaluation and Management of Children Youger Than TwoYears Old With Apparently Minor Head Trauma : Proposed Gaidelines. Pediatrics, 107 : 983-993, 2001.
2) Committee of Quality Improvement, American Academy of Pediatrics : The management of Minor Closed Head Injury in Children. Pediatrics, 104 : 1407-1415, 1999
3)「実践小児外傷初療学」．（益子邦洋，武井健吉，編），永井書店，2008

Profile 山根浩昌　北九州市立八幡病院小児科救急センター
Hiromasa YAMANE

第2部 いざというとき必要な薬の知識とcommon symptomへの対応

第2章 救急でのcommon symptomへの対応

小児救急の心得十か条

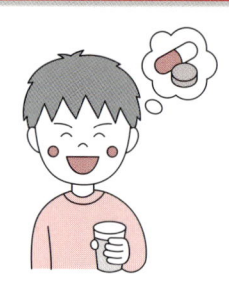

岩元二郎

❶ まずはあいさつ，一期一会を大切に

「お待たせして申し訳ありません」．自己紹介をして，笑顔で「よろしくお願いします」．救急外来は，一度きりの診療．最初の一言と"顔施"※1が，家族の不安，不満を和らげます．

❷ 顔を見て，声掛けして反応を診よう

子どもの顔つきを見ます（視診）．あやすと笑うか，声掛けで反応がいいか，意識レベルを診ます．トリアージの最初の関門．

❸ 診断より，判断が大事

診断をつけるよりも，帰していいのか，検査や入院が必要か否かの判断が大事．よく聴き，よく診て，十分に説明しよう．

❹ 判断した後は，見通しを説明しよう

熱ならあと何日で下がると予想するか，いつから通園，通学が可能か，見通しを説明してあげると安心感はさらに倍増．

❺ 「大丈夫ですよ」は禁句，必ず再受診を勧めよう

大丈夫ということは，問題なしということ．ここに大きな落とし穴があります．その後の経過を追えない場合は，後日必ず，かかりつけ医への再受診を勧めましょう．

❻ 不安の背景を推察しよう

過剰な不安を抱く親には，何らかの背景があります．なぜ心配なのか，傾聴しよう．

❼ 薬や検査よりもアンマン（安心と満足）を買いにくる

昼間にかかりつけ医を受診したにもかかわらず，夜間に救急病院を再受診するケースが多くあります．薬や検査よりも，セカンドオピニオンによる安心や満足を求めている場合が多いのです．

❽ イライラ対応は，必ずしっぺ返しがくる

イライラは，必ず顔に，言葉に出ます．余裕がないため，ミスやトラブルも多くなります．

一息入れ，心を鎮め，平静心を養おう．急がば回れ．

❾ 臨機応変，頭は丸く，意志は固く

いろいろな患者さんがいて，訴えもさまざま．一筋縄での対応は困難なことが多いものです．和して同ぜず．臨機応変に，違う角度からアプローチしてみることも大事．

❿ 朝の来ない夜はない．もう一息だ，がんばろう

深夜帯でもカルテの山．へとへと気味だが，もうすぐ朝が来る，夜明けは近い．白々と夜が明ける頃には，心地よい疲労と充実感がそこにあります．当直明けは，休養をとるべし．

---

memo

※1 顔施
顔施とは仏教用語で，和顔施または和顔悦色施とも言います．いつも和やか，穏やかな顔つきで人や物に接する行為のことを言います．

Profile 岩元二郎　Jiro IWAMOTO
飯塚病院小児科
P.56 を参照．

第3部 小児診療の醍醐味！ 小児プライマリ・ケアで必要な診療のワザを達人に学ぶ

1 予防接種

どれだけ理解しているか？

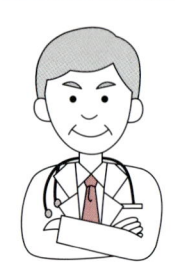

松尾勇作

> **Point**
> - 予防接種法に定められたワクチンの種類を正確に把握し、その適切な接種時期および接種方法をマスターする
> - BCGやMRワクチンなど最近の予防接種制度の改正点とその臨床的な意義を理解する
> - 基礎疾患を有する小児や各種急性疾患から回復後の小児へのワクチン対応の考えかたを学習する

はじめに

　ワクチンは子供たちを多くの感染症から守る最も有効な手段です．個別接種が主流の今日，各自治体による集団接種が主体のおおらかな時代とは異なり，接種医は各ワクチンに対する正確な知識とスキルが要求されるようになりました．加えてここ数年は予防接種法および結核予防法がたびたび改定され，最前線で予防接種を行う実地医家にとってはその対応に悩まされる毎日です．

　研修医にとって実際に予防接種を行う機会は少ないですが，入院中の担当患者さんの家族から予防接種の必要性や安全性などについて質問を受けることがあります．研修医や若手医師が遭遇しやすい予防接種の問題点や注意点などを最新の変更点も含め紹介します．

　なお，各ワクチンにおける接種時期，特徴，副反応などの詳細は予防接種ガイドラインなどの文献を参考にしてください．

予防接種の種類と時期を理解しよう

> **症例**
> 　33週，Apgar Score 8/9，1,900 gで出生した低出生体重児のLちゃん，大きな合併症なく体重増加も良好，2,300 gを超えたため退院の運びとなった．退院の前日，主治医である研修医Aは母親から質問を受けた．
> 　「この子は未熟児として生まれていますが，予防接種は受けても大丈夫ですか？ 受け

るとすれば最初に何から受けたらよいでしょうか？」．
　予防接種の経験がない研修医Aは即答を避け，「指導医と相談してお返事します」と言って退室した．

早速，研修医Aは指導医Mのもとへ

研修医A　M先生，Lちゃんのお母さんから退院後の予防接種について質問されたんですが，予防接種の指導は初めてなのでポイントを教えてもらえますか．

指導医M　おいおい，仮にも小児科医をめざす人間がそんなことでどうする．と言いたいところだけど，この数年でワクチンに関する法改正もあったことだし，いい機会だから予防接種についてみんなで考えてみよう．

研修医B　たしかツベルクリン反応（以下ツ反）が中止になって，**BCGの直接接種**になりましたよね．

研修医A　それから，**麻疹・風疹が混合ワクチン**（以下MRワクチン）になりました．

指導医M　その通り！　最新の情報は押さえているじゃない．まず，Lちゃんに関して言うと，日本未熟児新生児学会によれば低出生体重児であっても重篤な合併症や後遺症がなければ原則として一般乳児と同様に扱うとしている．つまり，特別な制限や配慮は必要ないと言えるね．

研修医A　じゃあ，規定通り予防接種を受けてかまわないということですね．では，どういう順番で受けるのが最適でしょうか？

指導医M　まずはBCGを忘れずに受けさせることが大事だと思う．結核予防法[※1]の改定により接種対象年齢が**満6カ月未満**までと大幅に短縮されたからね（**図1**）．

研修医B　生後すぐでも接種可能ですか？

指導医M　法解釈的には可能だが，先天性免疫不全の患児への接種を避ける意味で**生後3カ月以降**に行うことが望ましいとされている．先天性免疫不全の大半が生後3カ月までに発症するからね．

研修医A　では，生後3カ月を過ぎたらなるべく早くBCGを受けさせて，あと1歳までに定期接種でできるものは，三種混合ワクチン（以下DPT）とポリオワクチンですね！

指導医M　そう，生後3カ月以降からDPTとポリオが接種可能だから，BCGから4週間あければそのどちらかを受けさせる．ただし，ポリオは春と秋の季節限定品（？）だから時期的に都合のいい方を優先させればよし．例えば，DPTの1期初回を受け，1週間後にポリオ，その4週間後にDPTの2回目という組合わせかたもOKだよ．

研修医B　えっ，そういうやりかたも可能なんですね．DPTを3回行う間は他のワクチンはできないと思ってました．

指導医M　じゃあ，1歳以降で受けるワクチンは？

	0カ月	3	6	1歳	2	3	4	5	6	7	9	11	13
BCG	生後6カ月未満（地理的条件，交通事情，災害など特別な事情がある場合は1歳未満まで延長）
ポリオ	生後3カ月～90カ月で6週間以上あけて2回接種，標準的には生後3カ月～18カ月に接種する
DPT	1期　生後3カ月～90カ月で初回を3回，6カ月以上あけて追加接種1回　標準的な接種期間は初回は生後3～12カ月，追加は初回終了後12～18カ月後　　DT 2期　11歳以上13歳未満　標準的には11～12歳
MR	1期　生後12カ月～24カ月　　2期　5歳以上7歳未満　標準的には入学前の1年間
日本脳炎	1期　生後6カ月～90カ月で初回を2回，約1年あけて追加接種　標準的には初回を3歳，追加を4歳で行う　　2期　9歳以上13歳未満　標準的には9～10歳

■ 接種対象年齢　■ 標準的な接種時期

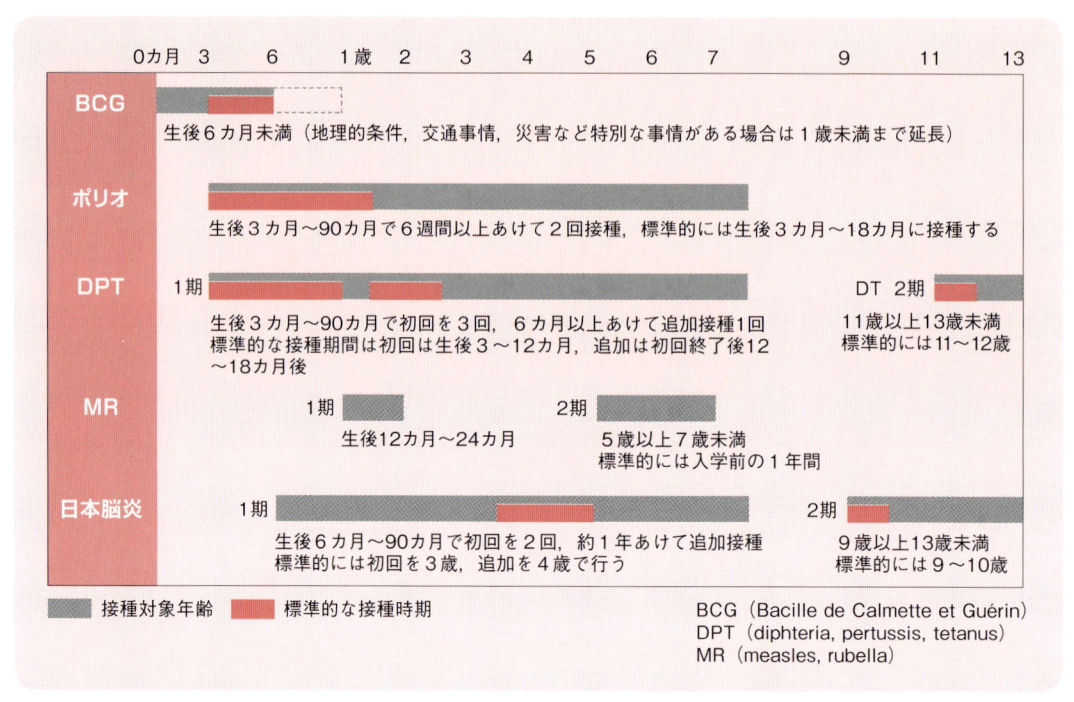

BCG（Bacille de Calmette et Guérin）
DPT（diphteria, pertussis, tetanus）
MR（measles, rubella）

● 図1　予防接種のスケジュール

平成20年度から5年間の経過措置で中学1年（第3期）および高校3年（第4期）の年齢に相当する者に対してMRワクチンを接種することが定められた．

研修医A　平成18年度から導入されたMRワクチンですね．MRワクチンは生後1～2歳に1期を行い，5～7歳で2期を行います．あとはDPTの追加接種をして，3歳頃に日本脳炎の1期を行います．

指導医M　MRワクチンは平成18年度から導入された新しいワクチンだが，麻疹および風疹ワクチンの単回接種に比べ，初回での免疫否獲得者〔primary vaccine failure（5％以下）〕や免疫減衰者（secondary vaccine failure）対策として就学前に追加接種を行う点が大きく評価できる．また，平成20年度から5年間の経過措置ながら，年長児の単回接種者に対して第3期（中学1年）および第4期（高校3年）のMRワクチンが設けられたことも重要な改定点だろう．日本脳炎ワクチンに関しては例のADEM問題[※2]のため積極的な勧奨が差し控えられていることは知っているね．

研修医B　新しい日本脳炎ワクチンはなかなか実用化されませんね．

指導医M　そうだね．ほかに質問はあるかな？

研修医A　BCGの直接接種ですが，すでに結核に感染している患者さんにBCGを行っても問題はないんでしょうか？

指導医M　結核既感染者にBCGを行うとコッホ現象[※3]といって通常より早く局所反応が起こるけど，BCGによって結核の発病を促すことや増悪させることはないとされている．

研修医B　最後にもう1つ，百日咳疑いで入院中のPちゃんのことですが，診断が確定した場合，今後のDPT接種はどうなるんでしょうか．

指導医M　いい質問だね．以前の予防接種法ではすでに罹患した疾病に対するワクチンは接種しないという大原則のため，このような場合は定期外接種として任意でDTを行っていた．しかし，平成20年度からジフテリア，百日咳，破傷風のいずれかに罹患していてもDPTワクチンを接種できるよう予防接種法が改正された[※4]．だから，Pちゃんの百日咳が確定してもDPTを接種してかまわないから心配しなくていいよ．

研修医B　そうですか！　安心しました．

指導医M　日本の予防接種制度は現場にそぐわない面が少なからずあるが，ここ数年でたびたび改正が行われている．小児科医をめざすみんなも常に最新の情報をチェックする努力を怠らないようにしようね．

研修医たち　了解しましたー！

---

memo

※1：結核予防法
2007年4月より，「結核予防法」が「感染症の予防及び感染症の患者に対する医療に関する法律（感染症法）」に統合されたため，BCG接種に関連する規定は「予防接種法」に追加された．

※2：日本脳炎ワクチンとADEM（acute disseminated encephalomyelitis：急性散在性脳脊髄炎）
平成3年〜17年で日脳ワクチン接種後に5例のADEMが発生し，1例が重篤であったため，平成17年5月に厚生労働省から積極的な勧奨を一時差し控える通知がなされた．なお，平成21年2月には，より安全な"乾燥培養細胞日本脳炎ワクチン"が認可され，同年6月から供給が開始された．

※3：コッホ現象
結核既感染者にBCGを接種した際に通常より早く3日程度で局所反応が起こる現象をいう．本現象は結核の自然感染を強く示唆するため，医師は報告義務があり，患者さんに対しては医療面接，ツ反，胸部X線などの精査を行う．ただし，結核既感染者にBCGを接種しても結核の発病を促したり増悪させることはない．

※4：百日咳後のDPTワクチン
平成20年度の予防接種法の改正により，すでに罹患した疾病を含む混合ワクチンでも，通常通り接種することが可能となった．なお，DPTおよびMRワクチンに関して，各疾患に罹患後に接種しても特別な副反応が起きることはない．

プロに聞きたい！ Q&A

Q1　川崎病におけるγグロブリン療法後のワクチン接種で注意することは？

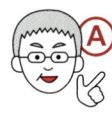

A　γグロブリン投与によって免疫獲得に影響を受けるワクチンは，BCG・ポリオを除いた生ワクチン，つまりMR・麻疹・風疹・水痘・ムンプスの5種類です．これらはγグロブリン投与後，総量が1g/kg以上の大量療法なら最低6カ月，それ未満の量であれば3カ月以上あけて接種します．なお，不活化ワクチンはγグロブリンの影響は受けないため，病状が回復すれば直ちに接種可能です．

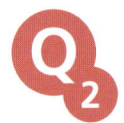

Q2 麻疹・風疹・水痘などのウイルス感染症罹患後のワクチン接種で注意することは？

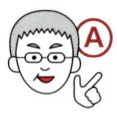

A 各種ウイルス感染後は一過性に免疫能が低下することが予想されるため，一定期間ワクチンは控えることを勧めます．その目安は麻疹で治癒後4週間，風疹・水痘・ムンプスで2～4週間，突発性発疹・インフルエンザ・伝染性紅斑・手足口病・感冒などは1～2週間です．

Q3 てんかん・熱性けいれんがみられる患者さんへのワクチン接種で注意することは？

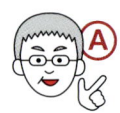

A てんかんや熱性けいれんなどの患者さんでは，けいれんのコントロールが良好であれば，最終発作から2～3カ月程度の観察期間をおいて接種できます．ただし，状況によって必要であれば，主治医の判断でそれよりも短い観察期間でも接種可能です．

Q4 ステロイド投与中の患者さんへのワクチン接種で注意することは？

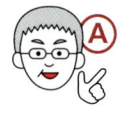

A ネフローゼ症候群を代表とするステロイドを長期投与する患者さんに関して，日本腎臓病学会の見解ではプレドニゾロン投与量が2 mg/kg/日未満であれば接種可能としています．また，接種後の抗体価モニターと必要に応じた追加接種を行うとしています．

Q5 アレルギー疾患をもつ患者さんへのワクチン接種で注意することは？

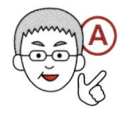

A 気管支喘息，アトピー皮膚炎などに罹患していても予防接種不適当者にはなりませんが，ワクチン成分に対してアレルギーを有すると考えられる者は接種要注意者に該当します．麻疹ワクチン（MRワクチンを含む）はニワトリの胚細胞を用いるため，卵アレルギー患者は接種を敬遠されがちですが，実際には卵白と交差反応を示すタンパクはほとんど含まれておらず安全に接種できます．ただし，アナフィラキシーの既往のあるような重度のアレルギー患者に対しては，医師の判断で事前に皮膚テストなどを行う場合があります．

Q6 大規模自然災害，例えば地震などでBCGを生後6カ月までに受けられなかった乳児は任意接種となるのでしょうか？

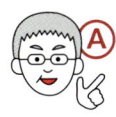

A 結核予防法では，地理的条件，交通事情，災害の発生，その他の特別な事情によりやむを得ない場合は1歳未満まで接種対象年齢を延長するとしています．

Q7 重度の卵白アレルギー患者にMRワクチンの10倍希釈液による皮内テストを施行したところ，強陽性のため接種とりやめとなりました．このような場合の対応はどうすればよいでしょうか？

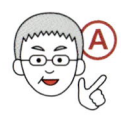

A MRワクチンは生ワクチンであり，皮内反応のような微量であってもウイルスが増殖し免疫が獲得できる可能性があります．筆者も同様な症例で，麻疹抗体を測定したところ抗体獲得が確認できた経験があります．よって，皮膚テスト陽性者については，一定期間をあけて抗体測定を行うことを勧めます．

さいごに

　一般的な予防接種の進めかたについては研修医とのやりとりに記した通りですが，必ずしもBCGが最初でなくても，時間的余裕があればDPTやポリオを先行させてもよいです．大事なのは規定された接種対象年齢内に順序よくすべてのワクチンを受けさせることです．
　予防接種については定期接種だけでなく，ムンプス，水痘，インフルエンザなどの任意接種やB型肝炎母子間ブロック，海外渡航前のワクチンなど学ぶべきことは膨大に存在します．ただ，最も重要なことは機会があれば積極的に予防接種の勧奨を行い，すべての子供たちが予防可能な感染症に罹患することなく健やかに過ごせるよう努めることです．しかし，本邦はMMRワクチン，不活化ポリオワクチン，ロタウイルスワクチンなど海外ではすでに実用化された多くのワクチンが未だ導入されていない点や（Hibワクチンは2007年，肺炎球菌7価ワクチンは2010年に承認されたが定期接種化は未定），米国などにおいて麻疹輸出国として危険視されている点でまだまだワクチン後進国といえます．このような現状を打開するために行政機関やマスコミなどに積極的に働きかけ，予防接種制度の改革を推進することがわれわれ小児科医に課せられた責務といえるでしょう．

> **COLUMN 化膿性髄膜炎とHibワクチン・肺炎球菌7価ワクチン**
>
> 　化膿性髄膜炎は小児において最も重篤な感染性疾患であり，特に2大原因菌であるインフルエンザ菌・肺炎球菌はともに薬剤耐性株の増加が臨床的脅威となっている．一方，欧米各国ではb型インフルエンザ菌ワクチン（以下Hibワクチン）の実用化に伴い，同菌種による重篤な全身感染症（化膿性髄膜炎，急性喉頭蓋炎など）の発生率は著しく低下し（導入前の約1/100），これらの疾患は過去のものとなりつつある．また，肺炎球菌に関しても化膿性髄膜炎の予防のために7価ワクチンが開発され，米国などではすでに定期接種として導入済みである．それにひきかえ，本邦ではHibワクチンが2007年，肺炎球菌7価ワクチンが2010年に厚生労働省に承認されたものの，定期接種化の時期は未定である．ここでわが国のワクチン行政に関してあれこれと不満を述べてもしかたないが，化膿性髄膜炎の患者さんに接するたびにこれらのワクチンの一刻も早い定期接種化を望んでしまうのは筆者1人だけではあるまい．

お勧めテキスト

1) 「予防接種（小児科臨床ピクシス4）」．（渡辺博，五十嵐隆，編），中山書店，2008
2) 予防接種ガイドライン等検討委員会：「予防接種ガイドライン2010年度版」．財団法人予防接種リサーチセンター，2010
3) 「日常診療に役立つ小児感染症マニュアル2007　改訂第2版」．（日本小児感染症学会，編），東京医学社，2006
4) 「予防接種に関するQ&A集」．（岡部信彦，多屋馨子，監），社団法人細菌製剤協会，2009
5) 「VPDを知って，子どもを守ろう．」の会：KNOW VPD! VPDを知って，子どもを守ろう．http://www.know-vpd.jp/

文献

1) 中野貴司：予防接種で子どもを護る－EPIから新しいワクチンまで－．小児感染免疫，20（2）：219-226，2008
2) 上原すず子，富樫武弘，荒川宣親，他：わが国における全身型Hib感染とワクチン導入の必要性．小児感染免疫，10（3）：197-220，1998
3) 小倉英郎：アレルギー疾患と予防接種．小児感染免疫，20（2）：227-233，2008
4) 管秀：基礎疾患をもつ患児に対する予防接種　血液疾患と予防接種．小児感染免疫，19（4）：413-419，2007
5) 粟谷豊：基礎疾患をもつ患児に対する予防接種　神経疾患と予防接種．小児感染免疫，19（4）：420-426，2007
6) 金兼弘和：基礎疾患をもつ患児に対する予防接種　感染症と予防接種．小児感染免疫，19（4）：427-431，2007
7) 宮崎千明：日本脳炎の現状と組織培養ワクチンの開発．小児感染免疫，21（1）：24-28，2009
8) 神谷斎，他：小児肺炎球菌感染症による疾病負担とワクチンの費用対効果．小児感染免疫，21（2）：142-148，2009

Profile　松尾勇作　Yuusaku MATSUO

ゆうかり学園・ゆうかり医療療育センター

昭和39年生まれ．平成2年久留米大学医学部卒業．小児科医師．本稿では偉そうに語っているが実はまだまだ"ヒヨッコ"小児科医．一応，小児の細菌感染症が専門で大学病院勤務時代はインフルエンザ菌の薬剤耐性機構が研究テーマでした．現在は，自然に囲まれた福祉施設に勤務し重症心身障害児の医療に従事しています．

第3部　小児診療の醍醐味！
小児プライマリ・ケアで必要な診療のワザを達人に学ぶ

2 新生児を診る

奇形を見逃さず赤ちゃんの生きる力をみるために

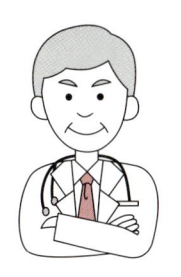

藤田　位

> **Point**
> - 新生児を診ることの目的は，奇形の発見とともに，一人で生きる力をもって生まれてきたのかどうかを見極めること
> - 見る→きく→さわる→原始反射の順序で診察をする．幼児を診るときと同様に，口は必ず最後に

はじめに

　新生児を診るということには，異常を早期に発見するという目的と，異常がないことを確認することによって母親に安心を与えるという2つの目的があります．

　新生児を診ることはそんなに難しいことではありません．しかしこの世のすべての事柄がそうであるように，ここにも少しコツがあります．どうすれば要領よく新生児を診察できるのかをみていきましょう．

診察の前に

　一日の大半を寝て過ごす新生児ですが，たまたま診察に呼ばれたときに大泣きしているかもしれません．こんなときのために…

❶ 日ごろから赤ちゃんを抱っこしておく

　ぎこちない赤ちゃんの取り扱いは赤ちゃんにとって不愉快だし，周りの関係者や母親は医師に対し不安をつのらせます．あらかじめ看護師からうまく抱っこをするコツを伝授してもらっておきましょう．

❷ 自分の指をそっと握らす

　君の手は暖かいですか？ こんなやさしい心遣いが赤ちゃんには必要なのです．診察中は君の指を赤ちゃんの手に握らせながら赤ちゃんの手全体をそっと包んであげてください．こうすることにより赤ちゃんは安心感を得ておとなしく診察させてくれるのです（把握反射の利用）（図1）．それでも泣き止まないときは空腹で泣いていることが多いので，赤ちゃんの指を口に入れてみてはどうでしょう（吸啜反射の利用）．それでも泣き止まないとき

は抱っこしてあげてください．

研修医：細かいことにまで気をつけているんですね．参考にしてみます．ではその後の診察方法について教えてください．

指導医：あせらないで．何事にも順序があるのです．まずは赤ちゃんに触れるまでに知っておきたいこと，そしてその後，診察順序について説明します．

診察の手順とポイント

❶ 赤ちゃんのプロフィールを知る

出産までの母体の状況，分娩時の情報，在胎週，出生体重[※1]，Apgarスコアなどを診察前に診療録でチェックしておきましょう．ハイリスク因子を確認しておくことで，今後赤ちゃんに起こるかもしれない問題点をある程度予測して診察を進めることができます．

分娩室に呼ばれて診察する場合は**外表奇形の有無・チアノーゼの有無・呼吸心拍の異常（後述）の確認程度といった簡単な診察で十分**で，新生児室に帰ってから詳しく診察し直してください．

---

memo

※1：出生体重の評価
light-for-dates：在胎週に比して出生体重が軽い児．わが国では体重が10‰以下の児．
appropriate-for-dates：在胎週数相応の児．ICD-10では出生体重が10‰と90‰の間に含まれる児．
heavy-for-dates：在胎週に比して体重が重い児．一般的には体重が90‰以上の児．

---

❷ 見る

まず赤ちゃんを裸にしてください．オムツをはずし，陰部の異常や股関節の異常を見逃さないようにします．**診察終了まで異常を見逃さないという意識をもって見てください**（図2）．

1）体全体を見る

① 小奇形（表1）のチェック

小奇形とは生命や日常生活に大きな支障をきたさない程度の外表奇形のことですが，こ

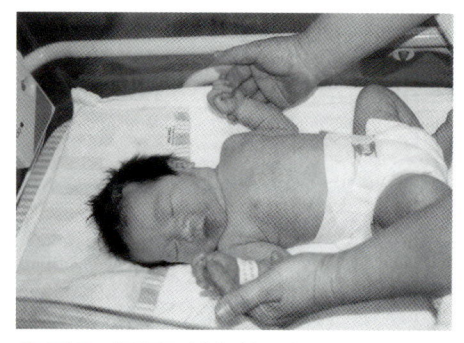

● 図1　把握反射を利用する

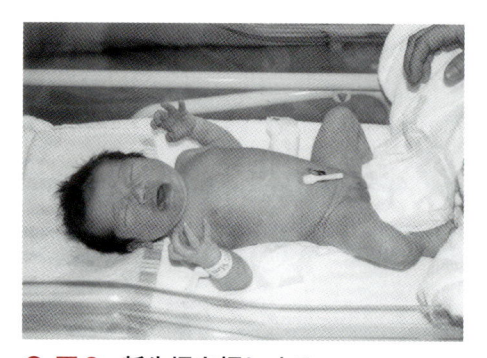

● 図2　新生児を裸にする

● 表1　小奇形

●頭・顔一般	10. 小眼球（症）	●口	●外陰部
1. 頭蓋変形	11. 青色強膜	1. 小口	1. 尿道下裂
2. 三角頭	12. 虹彩欠損（症）	2. 大口	**2. 停留睾丸**
3. 顔面非対称	13. 斜視	3. 口角の下がった口	3. 小陰茎
4. 円形顔	14. 角膜混濁	4. 魚様の口	4. 大陰唇低形成
5. 三角顔	15. 白内障	**5. 高口蓋**	5. 二分陰嚢
6. 扁平な顔		6. 歯列不整	
7. 老人様顔貌	●耳	7. 二分口蓋垂	●四肢
8. 前額突出	**1. 耳介低位**	8. 人中の異常	1. 小さな手, 足
9. 後頭突出	2. 耳介変形		2. クモ指
10. 後頭扁平	3. 耳介聳立, ぶらぶら耳	●頸	3. 短指
11. 小下顎症	4. 大耳（症）	1. 短頸	4. 第5指短小, 内彎
12. 下顎後退	5. 小耳（症）（軽症のみ）	2. 翼状頸	5. 母指低形成
13. 下顎突出	6. 耳介前皮膚垂または肉柱	3. 披髪部低下	6. 幅広い母指
	7. 耳介前皮膚洞または小窩		7. 母指3指節症
●眼	●鼻	●胸腹部	8. 屈指
1. 両眼隔離	**1. 扁平な鼻背**	1. 胸郭変形	**9. 指趾の重なり**
2. 両眼接近	2. 高い鼻背	2. 楯状胸郭	10. 水かき形成
3. 蒙古様眼裂	3. 小さい鼻	3. 漏斗胸	11. 多指
4. 反蒙古様眼裂	4. くちばし状の鼻	4. 鳩胸	12. 合指
5. 内眼角贅皮	5. 球根状の鼻	5. 胸骨短縮	
6. 眼裂縮小	6. 眉間部突出	6. 乳頭隔離	●皮膚
7. 眼瞼下垂	7. 前向きの鼻孔	7. 腹直筋離開	**1. 母斑**
8. 眼球陥没	8. 鼻翼低形成	8. 臍ヘルニア（軽症）	2. 血管腫
9. 眼球突出		9. 鼠径ヘルニア（軽症）	

太字はよくみる小奇形. 文献3から転載, 改変.

れらが3つ以上あると何か症候群をもっている可能性が高くなり精査が必要となるため, 見出し徴候（index sign）と呼ばれています.

　比較的よくみられる重要な小奇形は, 多指, 合指, 指趾の重なり, 耳介低位[※2], 内眼角贅皮, 高口蓋などです.

> **memo**
>
> ※2：耳介低位
> 両眼を結んだ延長線より低い位置にある耳介. 種々の染色体異常に合併する.

② 姿勢, 手足の動きを見る

　上肢はW型, 下肢はM型をとるのが正常です.

　動きに左右差がないか, ちょっとした刺激でもピリピリしている易刺激性はないかをチェックします. 逆に, ダラッとしていて手足をもちあげないのも異常です. また新生児に特徴

的なペダルを踏んだり泳いだりするようなけいれんを見逃さないようにしてください．同時に神経学的異常所見であるかん高い泣き声や振戦の有無もチェックしましょう．

③ 呼吸を見る

呼吸では多呼吸・陥没呼吸・鼻翼呼吸・呻吟は大切な呼吸障害の所見です．肺に問題があると生後徐々に症状が強くなってきます．

2）皮膚を見る

① チアノーゼ

四肢末端や口周囲にみられる末梢性チアノーゼは異常ではなく生後しばしばみられます．顔面や体幹にみられる中心性チアノーゼは直ちに精査を要します．顔面のうっ血と間違わないよう口唇色をよく見ておいてください．

② 黄疸

生後24時間以内にみられる早発黄疸は異常です．早急の精査治療を要します．

③ 苺状血管腫，単純血管腫，母斑

苺状血管腫は生下時は平坦ですが，やがて膨隆してきます．圧迫にて赤みは消退します．単純血管腫は平坦なまま推移し，圧迫しても消退することはありません．

母斑（サーモンパッチ，ウンナ母斑など）は後頭部，額部，眼瞼などにみられますが，そのほとんどはまもなく消退します．

④ 発疹

比較的よく認められるものに稗粒腫があります．顔面の黄白色の直径数mmの丘疹で，数週で消失します．中毒疹もよくみられる発疹です．

3）顔を見る

何となくおかしい顔とか，元気がない顔ではないかを見ておきましょう．ただし，おかしな顔つきが母親そっくりであったりすることもあるので注意．

その他眼球結膜出血，目の落陽現象，白内障，耳介低位（前出），副耳などに注意しましょう．

4）外陰部を見る

尿道下裂などの外性器の異常がないか，半陰陽がないかを見ます．その他女児では白色分泌物，処女膜ポリープや月経を，男児では陰嚢水腫，精索水腫や停留精巣に注意します．

5）背中を見る（図3）

肛門の上部にくぼみを見つけることがあります．毛巣洞，皮膚洞とか呼ばれていますが，一般的に多毛，色素沈着，腫瘍を伴わないものは心配ありませんが，退院後も経過をみていきます．

仙骨部の嚢胞状の腫瘍は脊髄髄膜腫で，特に皮膚が欠損しているものは感染を起こさないよう緊急の処置が必要です．

肛門は胎便が出ていれば心配ありません

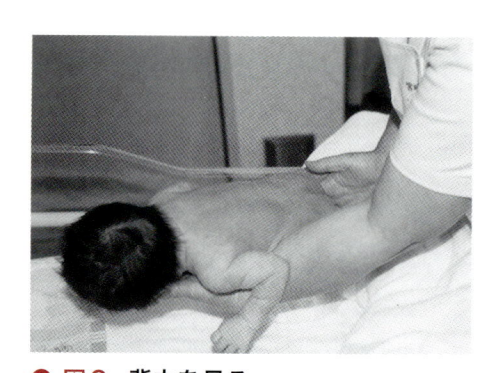

● 図3　背中を見る

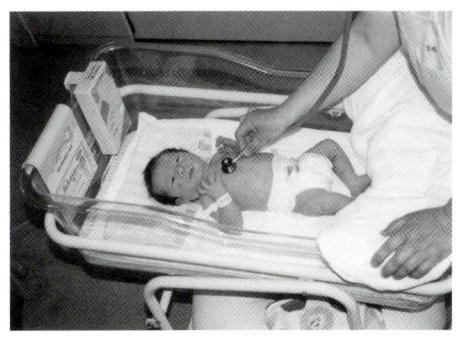

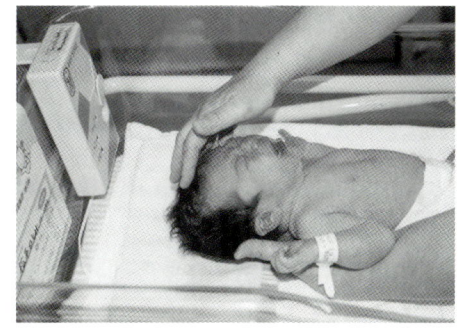

● 図4 心音を聞く　　　　　　　　　　● 図5 上体を少し起こし頭部をさわる

が，鎖肛も忘れず見ましょう．

❸ きく（図4）

「見た」後は「きいて」ください．先に「さわり」泣かしてしまうと，ききづらくなるので，先に済ませてしまいます．ただし，泣き出しても手を握ったり，指を吸わせたりなどの工夫で乗り切ります．

1）呼吸音

生後間もない間は，正常児でも断続性ラ音が聞こえてきます．呼吸音の左右差を確認しますが，大きな子どものように肺野の聴診だけでもって重要な所見を得ることは難しいものです．

2）心雑音

慣れないと，心雑音は聞こえてきません．**心音を聞く場合は常に心雑音があるはずだと思って聞いてみてください．**

生後すぐは生理的範囲内の動脈管開存や肺動脈の比較的狭窄のために雑音が聞こえることが多いので，チアノーゼがなく元気にしていれば，心雑音があるからといってあわてる必要はありません．また，大きな心室中核欠損があっても，生後すぐは右室圧が高いため，心雑音が聴取できないことはよく経験します．退院までの数日，しばらく経過を追ってみてください．退院前のチェックでもまだ心雑音が残っている場合は精査を考えましょう．

心雑音以外にも，ギャロップリズムや跳ねるような心音（hyperdynamic heart sound）に気をつけましょう．

❹ さわる

新生児の診察では「さわる」ことから多くの情報が得られます．

1）頭部をさわる（図5）

少し上体を起こして触れるのがコツです．

① 大泉門および頭蓋縫合

泣いてしまうと大泉門は膨隆してしまいます．静かにしていてなおかつ上体を起こしていても大泉門が膨隆していたり縫合が離開していたら脳外科に受診依頼します．

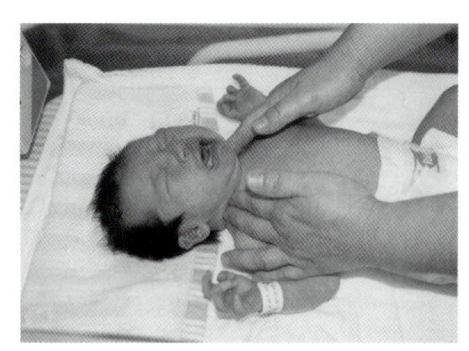

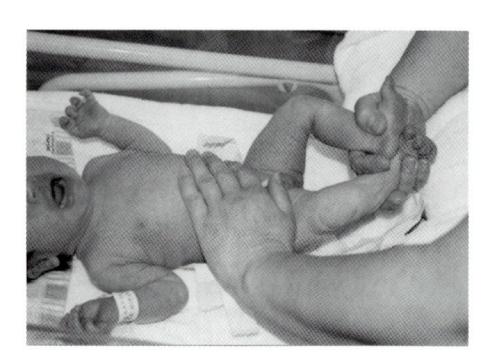

● 図6　頸部をさわる　　　　　　　　　　● 図7　足をもちあげ腹部をさわる

また大泉門がすでに閉じていたり，頭部の形の異常（船形など）を認めたら，頭蓋骨早期癒合症を考え，脳外科にコンサルトします．

② **産瘤，頭血腫，帽状腱膜下出血**

産瘤は産道通過時にできる浮腫で固く触れます．生下時にすでにみられ数日で消失します．

頭血腫は出生1〜2日後にみられる柔らかい腫瘤で波動を触れます．骨縫合線を越えることはありません．その後2，3カ月の経過でちょうどフジツボのように周囲の部分の骨化が始まりやがて吸収されてしまいます．これは遷延性黄疸の一因となります．

帽状腱膜下出血は吸引分娩の後の合併症として起こります．生後数時間後，眼瞼や耳前部の皮下出血が広がり重症化していることもあります．

2）頸部をさわる（図6）

胸鎖乳突筋に沿って触診し筋性斜頸の有無を，ついで鎖骨を触り骨折の有無を確かめます．斜頸は生後1カ月ごろに頸部の腫瘤として触れることが多いようです．

3）腹部をさわる（図7）

右手で足を軽く持ちあげ，左手で腹部を触れるのが一般的な手技です．

腹部腫瘤があれば水腎症，Wilms腫瘍を疑います．肝臓は正常でも触知しますが，著しく大きいときは心疾患も考慮してください．

4）股関節をさわる（図8）

開排制限，クリックサイン，脚長差をみておきましょう．ただし，乱暴な診察は禁物です．また，たとえ脱臼していてもあわてる疾患ではありません．

❺ 原始反射を見る

原始反射とは，正常新生児が生まれつきもっているが，成長とともに消失する反射のことです．把握反射，足底反射，引き起こし反射（図9），Moro反射（図10）を見ておきましょう[※3]．Moro反射が出ないときは神経学的異常を考えますが，手技の未熟さや分娩麻痺も考えます．

● 図8 股関節をさわる

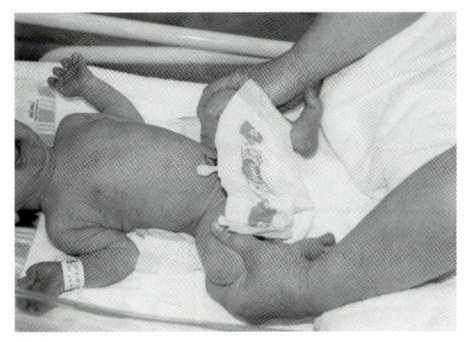

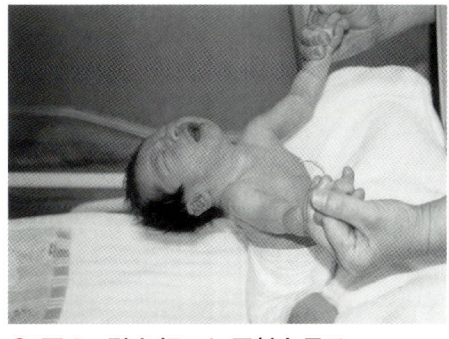

● 図9 引き起こし反射を見る

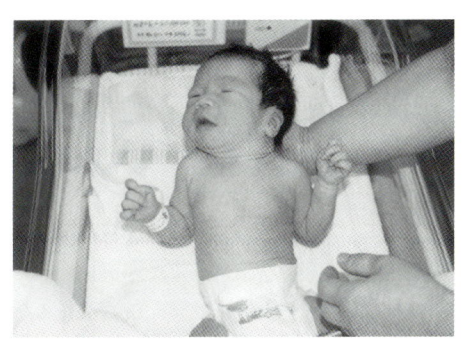

● 図10 Moro反射を見る

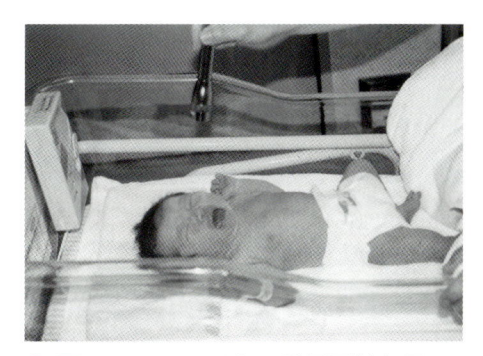

● 図11 ペンライトで瞬目反射を見る

> **memo**
>
> ※3 原始反射
> 把握反射：指を児の手のひらにおいて刺激すると，握るように指を屈曲させる反射．
> 足底反射：児の足の付け根を圧迫すると趾を屈曲させる反射（足の把握反射）．
> 引き起こし反射：両手を持って上体を引き起こすと手足を屈曲させ首を持ち上げようとする反射．
> Moro反射：頭を持ち上げて落としたときに出る反射．両上肢はまず開き，その後側方から抱きつくような動作をする．

❻ 目の反射を見る（図11）

正常では，ペンライトで目を刺激したり指で軽く眉間を叩くと，瞬目反射がみられます．

❼ 口腔内を見る

新生児でも口を見るのは最後です．口蓋の高さと口蓋裂の有無をチェックします．軟口蓋裂は見逃されやすいので注意して見ましょう．

研修医　慣れない者にとって，チェックポイントが多くて覚え切れないです．時間がいくらあっても足りないですね．

指導医　われわれだってすぐに覚えたわけではないし，今も細かいチェックを思い出しながら診察しているわけでもないのです．でも，例えば指が5本あるかなんていちいち数えなくても一目でわかるように，そのうち外表奇形や全身状態などは，

第3部−2　新生児を診る

一目で何かおかしいと気づくようになるものです．それと初心者のうちは**見る・きく・さわる**を1つずつチェックした方が見逃しが少なくてすむのですが，慣れてくると，これらを同時に行うことも可能です．例えば，Moro反射を起こさせながら手の麻痺や手足の奇形をみるといった具合ですね．でも最初はチェックポイントの一覧表を作り1つ1つチェックして診察に慣れてください．

まとめ

まずは慣れることからはじまります．診察順序を写真で確かめながら，多くの新生児を実際にみてください．そして常に今は何を診ているのか，何を見逃してはならないかを考えながら診察する癖をつけてください．

プロに聞きたい！ Q&A

Q1 それでも赤ちゃんが泣き止まないときはどうしたらよいのですか？

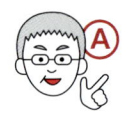

A 昔から誰も，泣く子と地頭には勝てません．哺乳後に診察をしましょう．ただし哺乳直後は嘔吐しやすいので避けてください．

Q2 新生児を診る一番のコツは何ですか？

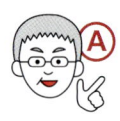

A 親の気持ちになって赤ちゃんをみてください．やさしく食い入るように何回もみていると，赤ちゃんから送られてくる信号に気がつくようになります．

さいごに

初めて新生児に触れる皆さんに少しでもこの拙文がお役に立てれば幸いです．
赤ちゃんが幸せな生涯を送るその第一歩に君が寄り添っていることに喜びを感じてほしいと願っています．

COLUMN 小児科医の宝物

　真珠の鑑定士が鑑定する目を養うにはどうするかという話を読んだことがある．ただひたすらにいい真珠を多くみておくことだという．子どもの診察も同じで，早く一人前になるには正常児を数多くみることに尽きる．病的所見を数多くみることではない．のどが赤いという所見を得るにしても数多くの正常ののどの色を知らないと赤いと言えないのである．そして新生児をしっかり診ることができる技術力は，すべての年代の小児診察の基本であると新生児畑出身の小児科医はみんな感じている．

お勧めテキスト

1）仁志田博司：「新生児学入門第3版」．医学書院，2004

文献

1）横田俊平：「小児の外来診療ABC」．東京医学社，1996
2）高橋滋：新生児の診察の仕方．「小児科研修医ノート」，（五十嵐隆，他編），診断と治療社，2003
3）黒木良和：小奇形のみかたと意義．「小児科ムック11」，（馬場一雄，高島敬忠，編集企画），金原出版，1980

Profile　藤田　位　Takashi FUJITA

藤田小児科医院
昭和52年に大学を卒業して以来，新生児を診てきた．開業後も地元産科医院にて新生児健診と1カ月健診を行っている．母親の心のケアが健診のテーマである．現在日本外来小児科学会理事として教育部を担当しているが，教育にかかわればかかわるほど「教えることは学ぶこと」を痛感している．

第3部　小児診療の醍醐味！
小児プライマリ・ケアで必要な診療のワザを達人に学ぶ

3 遺伝の話は特別なこと？
遺伝カウンセリング

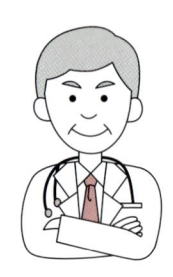

渡邊順子

> **Point**
> - 遺伝カウンセリングの必要な小児科疾患は，染色体異常や遺伝性の明らかな疾患以外にも発達の遅れや低身長など日常頻繁に出会う疾患まで幅広く含まれます
> - 遺伝カウンセリングを行うにあたっての具体的な手順，配慮など重要なポイントを押さえましょう
> - 対象とする疾患が遺伝性かどうかまたは次の子どもや世代に再発するかといったリスクを考えるにあたって，誤りやすい例として，新生突然変異，性腺モザイク，X染色体の不活化などがあげられます

はじめに

あなたは遺伝という言葉を聞いてどのようなイメージをもちますか？　こわい，わからない，自分には関係ないと思ってはいませんか．遺伝，遺伝子，遺伝性疾患を正しく理解し，正しい情報を患者さんに提供していくことはこれからの医療では避けて通ることはできません．遺伝カウンセリングは，**患者さんやその家族（以下，カウンセリングの対象者をクライアントと呼びます）の心理的側面にも配慮したうえで，予防や治療を含む正しい遺伝医学情報を提供し，クライアントが疾患を受け止め，自己決定し，前進できるようにサポートしていく医療**です．決して心理的なサポートのみを行うわけではありません．

指導医：遺伝カウンセリングは決して特別なものではなく，毎日の診療のなかで，すでに経験していると思います（表1：小児科診療で遭遇するケース）．遺伝医学は日々新しくなっているので情報収集がとても大事です．「大丈夫ですよ，遺伝は関係ないですよ」，「わからなくてすみません」と言う前に，自分で少しでも調べて対応し，さらに必要であれば遺伝の専門医に相談しましょう．

● **表1　小児科で出会う遺伝カウンセリングのケース**

1. 染色体異常
2. 奇形症候群
3. 低身長や体重増加不良
4. 発達の遅れや自閉症など
5. 前児が先天性の病気で亡くなった
6. 先天性心疾患や口蓋裂など単一の奇形
7. 流産や死産をくり返してなかなか次の子どもに恵まれないなど

こんなときどうします？

❶ ダウン症候群に遺伝子検査は必要？

「この子はダウン症候群ではないかと産科の先生に言われたので，遺伝子検査をお願いします」．

ある日，赤ちゃんを抱っこしたお母さんが不安そうにやってきました．

指導医 まずダウン症かどうか，赤ちゃんの診察をしてください．学生時代に勉強したダウン症候群の症状と合いますか？ お顔の特徴がありますか？ 体を触った感じはどうでしょう？ 筋緊張の低下があるでしょうか？ あなたの五感を働かせた診察の結果，ダウン症だと思ったら，確定診断のために行うのは遺伝子診断ではなく染色体検査です．

研修医 ダウン症候群の診断には遺伝子検査ではなく染色体検査をしなくてはいけないことは僕でも知っています．だけど，ダウン症だと思ったらわざわざ染色体検査をする必要はないのでは？ 21番染色体が3本あるんですよね．

指導医 21番染色体の遺伝情報が過剰になっている疾患がダウン症候群ですが，21番染色体が3本ある，いわゆるトリソミー型は全体の95％で，ほかに転座型が3〜4％，**モザイク型**が1〜2％あります．**転座型**の約50％が，**均衡型転座保因者**である両親のいずれかから不均衡に伝わったものと言われています．次の子どもさんがダウン症候群となる確率は，トリソミー型の場合は年齢に応じた一般頻度とほぼ同じと考えてよいのですが，転座型の場合はご両親の染色体検査を検討する必要があります．

❷ X連鎖性遺伝病は男児のみに遺伝するという誤解

研修医 僕が主治医をしているDuchanne型筋ジストロフィーの男の子のお母さんが今妊娠中で，お腹の子どもが女の子だったからもう安心って喜んでいました．女の子はこの病気にはなりませんよね．お母さんのお兄さんも同じ病気らしいので遺伝性を心配していたみたいです．

指導医 確かにDuchanne型筋ジストロフィーはX連鎖性の疾患なので，母親が**保因者**の場合，女の子は無症状であっても，1/2の確率で遺伝子異常を受け継ぐことになります（保因者）．女の子は病気にならない＝（イコール）次の世代への遺伝を無視できるわけではないのです．X連鎖性の免疫不全症や副腎白質ジストロフィーなどほかにも予後不良なX連鎖性疾患がありますので，特にこの点に注意する必要があります．Fabry病やOTC欠損症などでは，**X染色体のランダムな不活化**（ライオナイゼーション）の結果，女性であっても症状が出ることがあるので正確な情報を提供しておく必要があります．

❸ **優性遺伝病**での落とし穴

研修医 軟骨無形成症の症例を経験したのですが両親は正常でした．優性遺伝なのに，どうして親は正常で子供に発症するのでしょうか．

指導医 優性遺伝病の場合には突然変異で発症することがあります．軟骨無形成症では80％が家族歴を認めない孤発例，つまり**新生突然変異例**です．

研修医 ということは，この家族で次の子どもさんが発症する心配はないということですね．

指導医 孤発例のほとんどはそう考えてよいのですが，片親（特に父親）の性腺モザイクが原因と考えられる家系内再発が報告されています．**性腺モザイク**では，性腺の生殖細胞が正常の細胞と遺伝子異常をもつ細胞から構成されています．さまざまな優性遺伝の疾患でこの性腺モザイクが知られているので，これを否定できない限り100％再発がないとは断言できません．

❹ **ミトコンドリア病**の遺伝のお話

指導医 大事なことをもう1つ．遺伝子の病気というと核のDNAの異常を考えることが多いのですが，核のほかに細胞内小器官であるミトコンドリアの中にもDNA，遺伝子があるのは知っていますか？

研修医 ええ，ミトコンドリア病は**母系遺伝**をしますよね．

指導医 よく知っていますね．しかし，ここで気をつけてほしいのはミトコンドリアの遺伝子は小さく，ミトコンドリア内に存在する酵素の多くは核の遺伝子によってコードされていることです．**核の遺伝子異常による場合は，通常のメンデルの遺伝の法則に従うので母系遺伝とはなりません．母系遺伝をとるのは，ミトコンドリア遺伝子の異常によって起きる疾患のみです．**

研修医 ミトコンドリア病は，難聴，低身長，片頭痛，糖尿病，甲状腺疾患，発育発達遅滞，けいれん，ミオパチーなどいろいろな症状があるから診断も難しいですね．

指導医 ミトコンドリア遺伝子異常の場合は，細胞ごと，組織ごとに変異をもったミトコンドリアの割合がさまざまに異なっているため，同じ変異をもつ家系内でも重症度が異なることがあります．臓器ごとの変異の分布も異なるため症状も多様です．

実際に遺伝カウンセリングを行うにあたって

❶ 正確な医療情報の収集と診断

正確な診断のためにまず丁寧な病歴をとる必要があります（**表2**）．さまざまなケースのなかで遺伝性疾患であるかどうかを正確に診断することが遺伝相談の第一歩です．研修医，プライマリ・ケア医として特にこの部分は頑張りましょう．

1）周産期の情報

妊娠中の胎動，羊水の量，母体の内服歴や栄養状態，アルコール摂取や喫煙の有無．妊

● **表2 病歴上聴取すべきこと**

- 母体について：薬剤内服歴，栄養状態，糖尿病の罹患，喫煙・アルコール摂取の有無，妊娠中の感染症罹患
- 流産・早産・死産および不妊の既往
- 妊娠中の胎動の様子・羊水の量・胎児の成長
- 周産期の異常（Apgarスコア）
- 前児の異常（乳幼児期の死亡を含む）
- 血縁者内での乳幼児期の死亡の有無や既往歴
- 両親の血縁関係の有無，年齢

娠中の感染症の罹患はどうだったでしょうか．胎動が弱いことからは，胎内ですでに筋力低下や活動性の低下があったことが予想されます．羊水過多は消化管の奇形を，羊水過少は腎・尿路奇形の合併を疑わせます．ある種の抗けいれん薬は催奇形性が確認されていますし，葉酸不足により神経管の閉鎖不全のリスクが高くなることも知られています．

2）家族歴

流産をくり返してはいませんか？ 上の子供さんは元気ですか？ 発達は順調ですか？ 赤ちゃんのご両親の兄弟・姉妹で小さいときに亡くなった方や大病をした方はいませんか？ いとこ婚の有無はどうですか？ これらの質問に対する答えは，染色体異常や遺伝性疾患，先天性疾患の家族歴を疑うきっかけになるので，できれば3世代まで尋ねてファミリーツリー（図1）を書いてみてください．

［注意］

家族のことはプライバシーにかかわる部分も多く，さまざまなデリケートな情報を含みます．信頼関係ができつつあることを確認しながらゆっくり焦らずに会話を進めてください．

ここから先は研修医の先生が1人で頑張る必要はありません．無理をせず，必ず上級医や臨床遺伝専門医の診療に陪席しながら一緒に経験を積んでいってください．

❷ 信頼関係の構築と円滑なコミュニケーション

実際の遺伝カウンセリングの場合は主治医から病名の告知，合併症，予後などについての説明がすでになされていることも多いかと思います．できればもう一度クライアントに尋ねてください．病名はお聞きですか？ どういった病気だと言われていますか？ 今はどんな症状がありますか？ どんな症状が心配ですか？ といった質問をしてください．医師の説明とクライアントの理解度が必ずしも一致していないことも多いものです．そして，受診の動機，つまりどういったことを知りたくて来院したのか，一番の心配ごとが何なのかも尋ねてください．「たくさん説明を受けたのに本当に知りたいことの答えは得られなかった」では，満足，納得のいくカウンセリングにはなり得ないからです．尋ねることによって，クライアントの病気に対する知識や理解の程度，不安の強さ，家庭のバックグランドなどを把握することにもつながります．

原則としてご両親一緒に説明を行ってください．その一方で，夫婦間または家族の間で

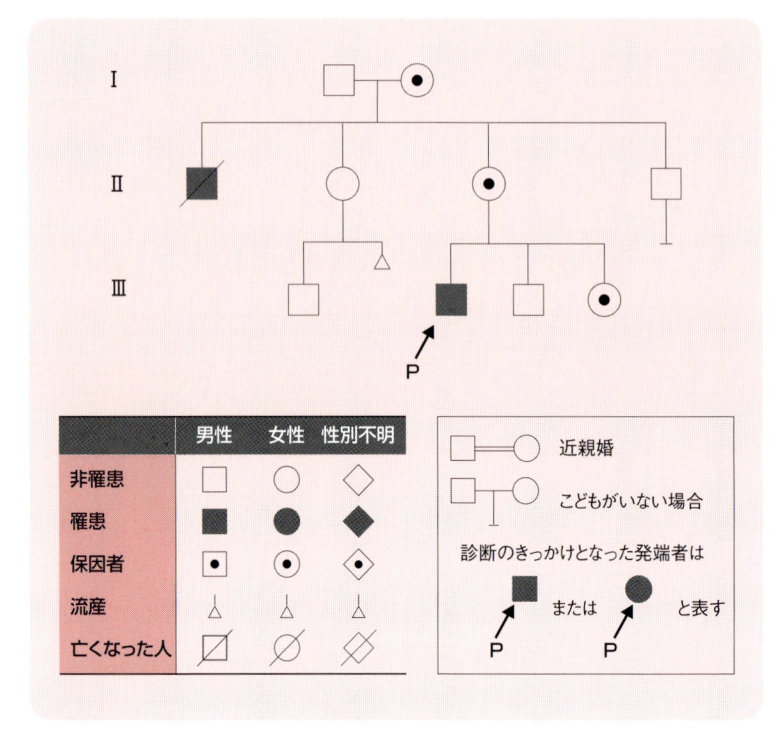

● 図1 ファミリーツリーの書き方（例）

もお互いに立場が異なることも多いので（嫁と姑，父方と母方の祖父母など），個別にお話しする必要もあるかもしれません．

❸ 正しい診療情報の提供

正確な診断，病歴が得られたら疾患の説明を行います．酵素診断・遺伝子検査による確定診断が必要な場合もあります．その病気の遺伝医学的な評価と遺伝的なリスクの推定を行います．常染色体優性遺伝，常染色体劣性遺伝，X連鎖性疾患など遺伝性がはっきりしている場合もあれば，多因子遺伝や環境因子など明確に遺伝の関与を示すことができない疾患のこともあります．

❹ 医療情報の守秘義務と同時に，血縁者との遺伝情報のシェアの問題

診断名，家族歴，遺伝子変異の有無，発症のリスク，次の世代でのリスクなど，得られた情報は守秘義務の対象となります．遺伝性疾患があることを，血縁者に伝えたくないクライアントもいます．例えば両親のいずれかが保因者であることが判明した場合に，どちらが保因者であるかを明確に伝えないという方法もあります．しかし，どちらが保因者かを明らかにすることによって，保因者側の近親者に遺伝情報をシェアすることが可能です．得られた情報に基づいて，遺伝性疾患のリスクがある血縁者の発症予防や治療が可能になるかもしれません．ただ血縁者のなかには知らないでいる方が楽だったと思う人もいるかもしれません．遺伝情報をシェアする場合には**知る権利，知りたくない権利にも配慮が必**

要ですし，**クライアントの承諾**が得られるかどうかが問題となります．

❺ 倫理的配慮

予防法や治療法のない疾患の発症前診断や保因者診断，人工妊娠中絶が選択肢の1つとなるような出生前診断など倫理的問題を含む症例に対応する場合には，検査をするうえでも生命倫理を尊重した決定がなされているか，症例ごとに検討が必要です．

❻ 心理的・精神的なサポート

自分たちのまたはわが子の病気の遺伝性を知ることによって，無用な心配から開放され前向きに治療にとり組めるようになる場合もあるでしょう．しかしたとえ情報が正しく十分なものであっても，その情報によって大きなショックを受けたり，悲観的になったりするケースがあると思います．予後の悪い疾患の診断や告知を行うなど，医師としても難しいつらい立場での診療になることも多いと思いますが，気休めやあいまいな表現でうやむやにすることなく，クライアントの理解と受容の程度を確認しながら慎重にカウンセリングを行ってください．特に母親は自分自身を責める傾向にあるので注意が必要です．クライアントの気持ちに共感しながら，自己決定の過程をともにサポートしていきます．

❼ 継続的なフォローアップ

遺伝カウンセリングは必ずしも1回で終了するものではありません．新たな問題や迷いが生じたとき，心理的に不安定になったときはいつでも対応していくことを，患者さんとご家族に伝えてあげてください．

プロに聞きたい！ Q&A

Q1 染色体検査で相互転座を認めたときに，"両親が転座保因者の可能性があるので両親の検査をお勧めします"と報告書に書いてありましたが，どういう意味があるのでしょうか？

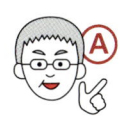

A まず均衡型相互転座の場合について述べます．何らかの小奇形や臨床症状から染色体異常を疑って検査を出されたと思いますが，この場合，臨床症状との関連性に迷うことがあります．もしもご両親のどちらかが同じタイプの均衡型転座をもっておりなおかつ無症状であった場合には，児にみられた均衡型転座は症状とほぼ無関係と考えます．しかし，両親の染色体が正常なら本人の均衡型構造異常はde novo（新生）で，異常な表現型と関係がある可能性があります．転座切断点に接するかまたは離れて，微細な欠失，挿入，重複などがある可能性を否定できません．

一方，患児の核型が不均衡型相互転座の場合には，両親のいずれかが均衡型相互転

座の保因者のことがあり，次子も含め家系内での染色体異常の再発リスクが高くなりますので注意が必要です．

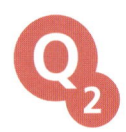

Q2 まわりに遺伝カウンセリングに詳しい先生がいないので，誰に相談したらよいのかわかりません

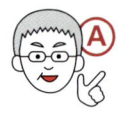

A 周囲に相談できる先生がいないときには，『日本人類遺伝学会・日本遺伝カウンセリング学会　臨床遺伝専門医制度委員会』(http://jbmg.org/about/index.html) の臨床遺伝専門医一覧から近隣の専門医を探して相談されるとよいと思います．まずは遺伝カウンセリングが必要と思われる症例をきちんとピックアップして，そのうえで相談していただければ臨床遺伝専門医の先生が一緒に対応してくださると思います．難しそうだからと説明することを避けてしまったり，あいまいな説明をすることがないようにしてください．

Q3 染色体検査（G-band）の結果の意味がわからないんですけど…

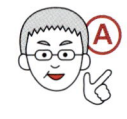

A 染色体の核型の表記は，①染色体の総数，②性染色体の構成，③異常な染色体の説明となっています．例えば47, XX, ＋18は"染色体の総数は47本と1本多く，女性で，18番染色体が3本"であることを示しています．delはdeletion（欠失：染色体の一部が欠けていること）を表し46, XY, del (4) (p16.1) は，"染色体の総数は46本，男性で，4番染色体のp（短腕）の16.1領域から端部にかけて欠失している"ことを示します．ish 5q35 (NSD 1 ×2) は，"NSD1プローブを用いるFISH (ish) 分析で，シグナルを2つ確認し5番染色体q35バンド内の微細欠失を認めなかった"ことを示す核型です．『染色体異常をみつけたら』というサイト（http://www16.ocn.ne.jp/~chr.abn/index.htm）ではより詳しい説明を見ることができます．

一口メモ

現在，コマーシャルベースでさまざまな遺伝子診断やFISH（Fluorescence in situ Hybridization）法など遺伝性疾患に関連した検査ができるようになっています．**検査を行うときは各々の診断の精度や限界を理解したうえで行いましょう．**例えばPWS（Prader-Willi症候群）の診断のためのFISH法は，約70％を占める微細欠失タイプの診断には使えますが，**UPDや刷り込み変異**※**による場合はFISH法では正常という結果が返ってきます．あくまでも臨床診断を重視し，適切な検査を選択し診断を誤らないように気をつけましょう．**

memo

※ UPD，刷り込み変異

UPD：uniparental disomy（片親性ダイソミー）．対になった相同染色体が両方とも一方の親からのみ由来すること．
刷り込み変異：ゲノム刷り込み現象を認める染色体領域で，本来活性を示すべき親由来の遺伝子群が活性を失うこと．
PWSの原因となる染色体の領域（15番染色体q11-q13領域）の遺伝子群は，父親と母親由来の対立遺伝子が識別され，異なる発現レベルを示す現象（ゲノム刷り込み現象）が知られています．父親由来の15番染色体のq11-q13領域が欠失する場合，両方の15番染色体が両方とも母親由来である母性片親性ダイソミー（**maternal UPD**），父由来の15q11-q13領域があたかも母由来のように不活性化してしまう場合（**刷り込み変異**）がPWSの病因となります．

まとめ

患者さん本人または家族が疾患を正しく理解し遺伝リスクを知ることによって，誤った先入観や根拠のない不安から解き放たれるかもしれないのです．心の負担をできるだけ軽減し，疾患に対しての予防，治療，対策をともに考え，解決していく手助けができるように，少しでも精神的に支えることができるように，自分でできることから遺伝カウンセリングへの橋渡しをしてみてください．

COLUMN 患者さんに寄り添うということ

先天性代謝異常症のAちゃんは，後弓反張位，異常啼泣といった神経症状を呈してNICUに緊急搬送された女の子です．特殊ミルクによる治療を開始後も，厳しい蛋白制限が続き，頻繁に体調をくずし入退院をくり返す日々でした．Aちゃんが2歳になった頃，お母さんの妊娠が判明，常染色体劣性遺伝性疾患でしたので次子再発危険率は1/4です．疾患の厳しさ，管理の難しさを前児で十分理解したうえで，最終的にご両親は産む決心をされました．罹患していた場合の対応をあらかじめ十分に練りながら，外来受診のたびにいろいろな質問に答え，家族の不安に耳を傾けました．赤ちゃんは罹患児でしたが，幸い初期治療もうまくいき，2人とも後遺症なく笑顔で外来に通ってきています．これからも闘病は続きますが，一般診療のなかにあっても，正確な情報提供，心理的サポートといった遺伝カウンセリングの流れを意識することは，難しい選択を強いられる家族にとって大きな支えになるのではないでしょうか？

参考文献

1)「遺伝カウンセリングマニュアル　改訂第2版」．(新川詔夫,　監)，南江堂，2003
2) 千代豪昭：「遺伝カウンセリング　面接の理論と技術」．医学書院，2000
3)「一般外来で遺伝の相談を受けたとき」．(藤田潤,　他編)，医学書院，2004

お勧めウェブサイト

1)「Gene Reviews」
　　http://www.ncbi.nlm.nih.gov/sites/GeneTests/review?db=GeneTests
2)「いでんネット（臨床遺伝医学情報網）」
　　http://idennet.kuhp.kyoto-u.ac.jp/w/index.php?Top
3)「信州大学医学部附属病院遺伝子診療部遺伝ネットワークGENETOPIA」
　　http://genetopia.md.shinshu-u.ac.jp/genetopia/index.htm
4)「染色体異常をみつけたら」
　　http://www16.ocn.ne.jp/~chr.abn/index.htm

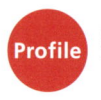

Profile

渡邊順子
Yoriko WATANABE

久留米大学医学部小児科学教室
専門：臨床遺伝，先天代謝異常症．
小児科での専門外来のほかに，看護師，遺伝カウンセラー，臨床心理士，同僚医師達とともに遺伝カウンセリングにも携わっています．さまざまな疾患を抱えながらいくつもの試練を乗り越えていく子ども達とそのご家族の傍らで，成長をともに見守ることができるのが小児科医の醍醐味だと感じています．

第3部 小児診療の醍醐味！
小児プライマリ・ケアで必要な診療のワザを達人に学ぶ

4 乳幼児健診で小児科の楽しさを体験する
子育ての手助けをめざす健診は楽しい

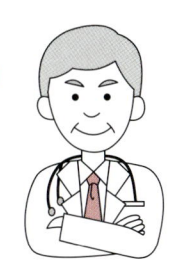

戎 寛

> **Point**
> - 子どもの発育・発達が順調であることを確認し，病気や障害を早期に発見するだけでなく，母親・家族を安心させ子育てを楽しむ手助けをするという子育て支援マインドをもって健診をする
> - 母親・家族が安心して気持ちよく健診を受けられ，何でも相談しやすい雰囲気と環境を作る工夫をする．そして，健診の時間帯を分け予約制にし，十分な時間を用意する
> - 母子手帳や健診票に記載された内容をしっかりと確認し，子育て環境をよく理解してから健診を始める．予防接種の計画や事故予防の説明を効率よく進めるために，スタッフとの協力体制を作る
> - よくみられる病気や異常所見についての知識を整理し，わかりやすい説明と対応ができるようにする．さらに育児不安の原因を理解し，適切な対応と支援を行う

はじめに

　今日の乳幼児健診は，「**子育て支援マインド**」をもって健診することが求められています．病気や障害を早期に発見することを基本として，子どもの発育・発達が順調であることを確認し，母親・家族を安心させ，子育てを楽しむ手助けをします．小児科診療所で，笑顔あふれ，工夫いっぱいの健診を体験し小児科の楽しさを感じてみよう．

健診を楽しくするための工夫や泣かさない工夫

① 身体計測で泣かれないように，計測台の上に音の出るオモチャやカラフルなモビールをつるす（1〜12カ月）（図1）．
② 人見知りの程度を確認するためガラガラを見せて赤ちゃんの反応を見る（7カ月）（図2）．
③ 1〜3歳児は身体計測を嫌がることが多いので，積み木・お絵かきを先にする（図3）．
④ 音と動きのあるオモチャを用意し遊ばせる（1〜3歳）（図4）．
⑤ 幼児はベッドに寝るのを怖がるので，天井に貼っている絵を示めしながら「あっ，ゾウさんだ」と指さし，子どもを和ませながら，**共同注視**を確認する（1〜3歳）（図5）．
⑥ 言葉とコミュニケーションの発達を見るための絵本遊びをする（3歳）（図6）．

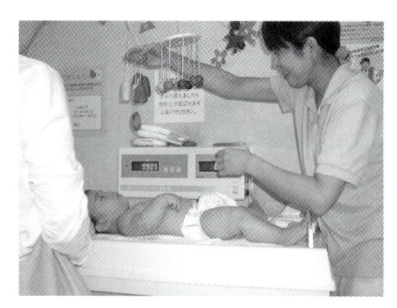

● 図1　身体計測の工夫

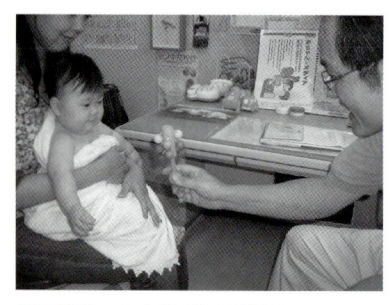

● 図2　人見知りの確認

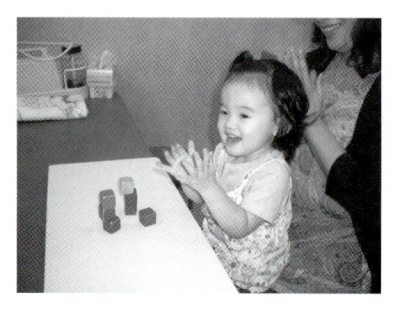

● 図3　積み木遊び

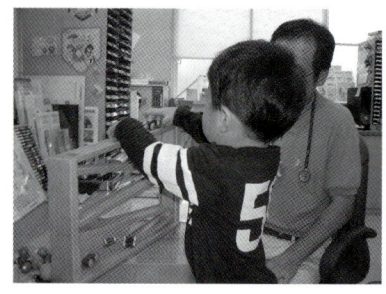

● 図4　音と動きのあるオモチャ

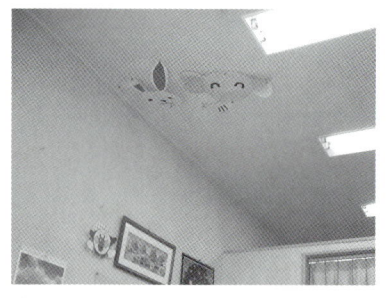

● 図5　天井に貼った絵

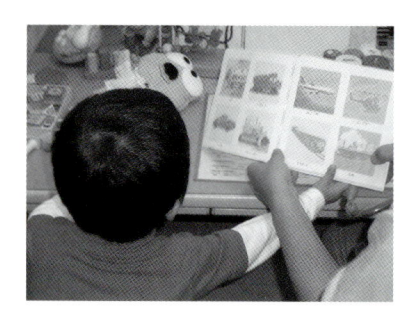

● 図6　絵本遊び

安心して健診を受けられる環境を知ろう

指導医　家族が安心して健診を受けられる環境について，家族の立場になって考えてみよう．

研修医A　咳や熱のある子どもたちが待合室にいると，感染しないかと心配になります．

研修医B　たくさんの親子が待っていると落ち着いて相談しにくい気がします．

指導医　とてもよい指摘ですね．乳幼児健診においては，一般診療とは別の健診の時間帯を決めて，時間をかけてゆっくり話せるように予約制にしましょう．

相談しやすい雰囲気を作るための工夫と態度

指導医　相談しやすい雰囲気や診察態度についても家族の立場になって考えてみよう．

研修医A　清潔で明るい待合室で，受付の人が笑顔で迎えてくれると気持ちが楽になると思います．

研修医B　いきなり間違いを指摘されたり叱られたりすると緊張してしまうかもしれません．

指導医　その通りですね．受付スタッフの笑顔での応対や看護スタッフの丁寧に話を聞く態度が，家族の気持ちを和らげます．同伴している兄弟が楽しく過ごせる工夫やケガをさせない配慮などの気配りも大事です．遊べるスペースと遊びたくなるオモチャや絵本がたくさんあるといいでしょう．そして医師の態度としては，「わからないことは何でも聞いていいですよ」と**母親の気持ちに添う態度**を示し，「お母さん大変ですね」，「よくわかります．心配ですね」と**母親の気持ちを受けとめ共感すること**が大切です．問題点や心配事に対して指導するという態度より，一緒に考える姿勢の方がいいね．子どもの前で母親を非難することや，「少し遅れているかな？」などと不安を与えるあいまいな表現はしてはいけないことです．

母子手帳や健診票を見て，育児環境を確認する

　母子健康手帳を詳しく読んだことがありますか？しっかり読み理解して研修に臨めば，健診の理解が増すでしょう．母子手帳の内容は，基本的内容は同じですが，自治体により工夫して特徴を出しています．機会があればその違いを味わってみよう．

指導医　母子手帳に記載してある内容を母親と赤ちゃんに分けて教えてください．

研修医A　母親の記録としては，妊娠・出産・産後の状態の記録と妊娠中毒症（妊娠高血圧症候群）や貧血，B型肝炎のチェックなどです．

研修医B　赤ちゃんの記録としては，それぞれの月齢年齢ごとの保護者の記録と健康診査の結果を記載するページ，**乳児・幼児身体発育曲線**[※1]，**幼児の身長体重曲線**[※2]，予防接種の記録，今までにかかった主な病気などを記載するページなどです．

指導医　出産や子育てに役立つ情報もたくさん記載されているので熟読しておこう．つぎに，健診票などから得られる育児環境の情報について考えよう．

研修医A　家族構成や両親の仕事の状況，家族の病気などです．

指導医　兄弟はいるか，祖父母と同居しているか，両親が揃っているか，初めての結婚かなどの確認をします．どのように生活しているかをみるために，昼間子どもの世話をしているのは誰か，保育園・幼稚園に行っているか，母親が就労しているか，父親は単身赴任や失業中ではないかなどを確認します．家族の病気や死亡の状況とともに，子どもの事故や死の経験の有無を知ることも大事です．

> **memo**
>
> **※1：身体発育曲線**
> 身長・体重・頭囲のそれぞれの発育を見る表で，測定値を月齢年齢ごとにプロットし成長の曲線を描き，発育の様子とパターンを確認する．
>
> **※2：身長体重曲線**
> 幼児の身長と体重のバランスを見る表で，身体バランスの変化と肥満度を確認する．乳児はカウプ指数〔体重（g）を身長（cm）の2乗で割って10倍した値．つまり，「体重（g）÷身長（cm）÷身長（cm）×10」〕を計算し身体バランスを確認する．

健診の進めかたや看護スタッフの役割

　診療所での健診の進めかたとスタッフの役割を図7に示しました．施設により進めかたの工夫があり1つの例と思ってください．**受付と看護スタッフはとても大切なパートナー**です．子育て支援の気持ちを共有できるように，日頃からカンファレンスなどで話し合いをしておきましょう．看護スタッフの仕事に積極的に参加し，健診の楽しさを一緒に体験しましょう．

・赤ちゃんを抱っこしてみよう．首がほぼすわり，まだ人見知りをしない3～4カ月の赤ちゃんが抱きやすい．頭囲の計測は意外と難しい．
・オムツも換えさせてもらおう．うんちをしていたらラッキー，よく観察をしてみよう．
・予防接種の計画が立てられたら一人前，事故予防の説明ができるようになろう．

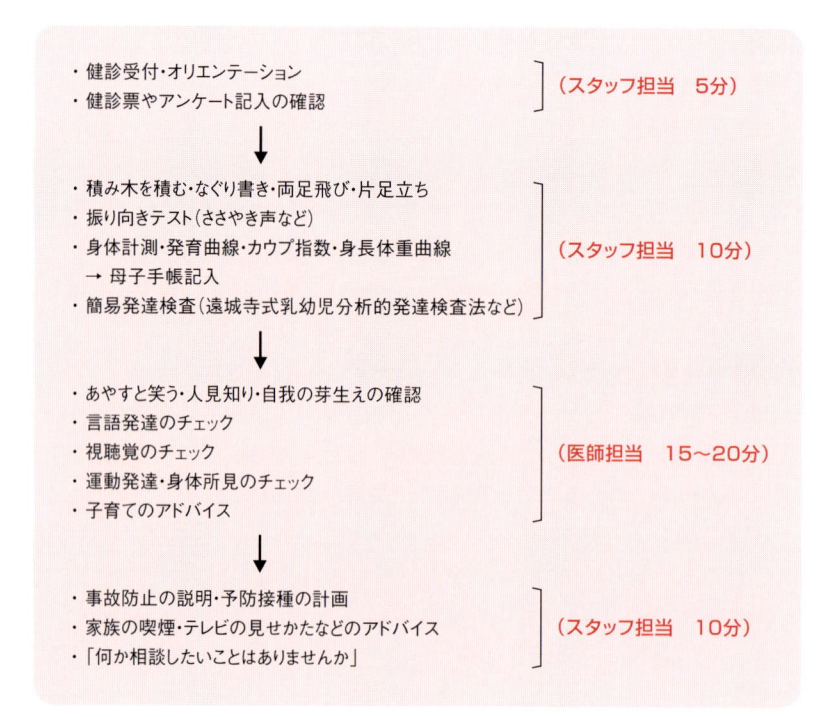

```
┌─────────────────────────────────┐
・健診受付・オリエンテーション          ┐
・健診票やアンケート記入の確認          ┘ （スタッフ担当　5分）
              ↓
・積み木を積む・なぐり書き・両足飛び・片足立ち ┐
・振り向きテスト（ささやき声など）          │
・身体計測・発育曲線・カウプ指数・身長体重曲線 ├ （スタッフ担当　10分）
　→母子手帳記入                         │
・簡易発達検査（遠城寺式乳幼児分析的発達検査法など）┘
              ↓
・あやすと笑う・人見知り・自我の芽生えの確認  ┐
・言語発達のチェック                     │
・視聴覚のチェック                       ├ （医師担当　15～20分）
・運動発達・身体所見のチェック             │
・子育てのアドバイス                     ┘
              ↓
・事故防止の説明・予防接種の計画           ┐
・家族の喫煙・テレビの見せかたなどのアドバイス├ （スタッフ担当　10分）
・「何か相談したいことはありませんか」       ┘
```

● 図7　健診の進めかたとスタッフとの役割分担

実際の健診を見て診察の工夫と技術を観察しよう

> **症例**
> ４カ月の男児，初めての赤ちゃんで３人家族．家族や子どもの重大な病気はない．母方の祖父母は健在で近くに住んでいる．母親は育児休業中で，今回は父親も同伴した．子育て環境に問題のない家族です．母子手帳と健診票の内容をチェックしてから名前を呼びます．

指導医　こんにちは，初めての赤ちゃんですね．ひろ君，こんにちは．よく笑いますね，お母さん．こんなによく笑ってくれると，幸せな気持ちになりますよね．
母親　（にっこり笑いながら）はい，うれしいです．
指導医　目と目が合い，あやすと笑うことが，４カ月健診で一番大事なチェックポイントです．赤ちゃんの心と体が順調に育っている証拠ですよ．

- リーフレットを利用し，**母子相互作用**と**基本的信頼感**（後述の「子育てを楽しむためのアドバイスをする」参照）について説明するとよいでしょう．

指導医　夜はよく眠ってくれますか，母乳ですか．
母親　母乳です．２〜３時間ごとに授乳しています．
指導医　もう慣れましたか，眠くないですか．
母親　慣れましたが，少し眠いです．
指導医　添い寝をして，横に寝たまま添い乳でおっぱいを与えると楽でいいですよ．

- 睡眠，授乳，離乳食の準備，排便などの状況を確認します．母親からの質問や心配事には丁寧に答えます．
- それぞれの月齢年齢に多い質問とその対応について勉強しよう（お勧めテキスト１〜３を参照）．

指導医　お風呂は誰が入れていますか．ご主人は一緒に子育てをしてくれますか．
母親　平日は私が入れて，週末は夫が入れてくれます．
指導医　お父さん，お風呂は慣れましたか？楽しいですか？
父親　はい，たまに泣かれると大変ですが，楽しいです．

- 会話のなかから母親の育児感情や疲労の程度，夫への不満の有無，家族の協力度を確認していく[※3]．

> **memo**
>
> ※3：母親の心理状態を確認するために
> 吉田敬子らによる母子保健事業団発行の「産後の母親と家族のメンタルヘルス」[1] が参考になる．その中の「育児支援チェックリスト」，「赤ちゃんへの気持質問票」，「エジンバラ産後うつ病調査票」を利用することにより，さらに詳しい育児状況や母親の心理状態や愛着形成，母親の精神状態を把握できる．

指導医　ひろ君の発育を見てみましょう．少し小さく生まれたけれど，よく成長していますよ．

- **発育曲線は必ず作成**し，発育曲線を指で示しながら説明します．
- 母乳栄養の乳児は，多少の肥満は問題ないことがほとんどです．
- 人工栄養児の肥満は，哺乳方法や哺乳量に問題がないか確認します．
- 幼児の肥満は，子どもの肥満に移行しやすいです．食事やおやつのとりかたを一緒に考えてあげましょう．

指導医　診察を始めます．まず，目と耳の発達から診てみます．ペンライトの光が瞳のまんなかに映っています．斜視はないですよ．光を動かすと両目で追っています．ちゃんと両目で見ています．
　つぎにアンパンマンのうちわを追視させながら，反対側からガラガラを鳴らします（図8）．

- 4カ月児の音への反応は，少しあいまいです．視覚刺激を除いてから音を聞かせた方がよいでしょう．5カ月を過ぎるとはっきりした反応がみられ，7カ月児は小さな音も聞き逃しません．
- 左右180度にわたって目で追いながらも音に反応して，聞こえていることがわかると家族はとても喜びます．楽しい時間です．

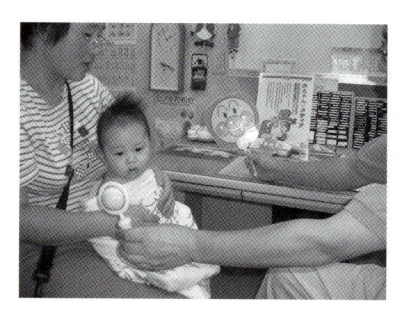

● **図8**　追視と音のテスト

指導医　つぎは，ベッドで診察をします．ガラガラを握るテストから始めるよ[※4]．

- 4カ月児は自分から手を出しません．手のひらをガラガラでノックすると手を開き握ります（図9）．ガラガラを目で見て手を振りしゃぶる赤ちゃんもいます．握りの下手な赤ちゃんもいます．**可能なかぎり正常範囲を広く**[※5]して判断し，経過観察が必要な場合は家庭でできるケア（赤

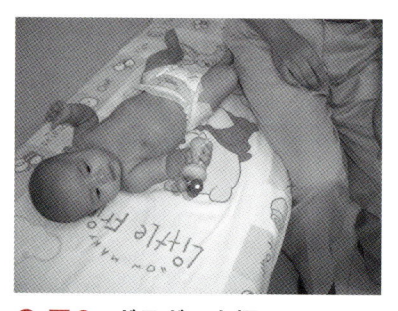

● **図9**　ガラガラを握るテスト

ちゃん体操やうつ伏せ遊びなど）を指導します．

> **memo**
>
> **※4：発達診断学的診察法の説明（お勧めテキスト3から参照）**
> 年齢ごとの手順を決めて行うと数分で簡単にチェックできる．赤ちゃんを仰臥位にし，姿勢・筋緊張を診る（1〜10カ月）．ガラガラを目前にかざしてから，ガラガラで手のひらに刺激をして握りかたを診る（3〜4カ月）．自分から手を出すか・持ち代えをするか，握りかた・つまみかたなどを確認する（5〜12カ月）．布を顔にかけるテストを行い，手の運動発達と知的発達を確認する（6〜12カ月）（**図10**）．引き起こし反射をし，座位の観察をする（1カ月〜12カ月）．抱き上げて下肢の観察をする（1〜12カ月）．うつ伏せにして姿勢・筋緊張を診る（1カ月〜7カ月）．パラシュート反応を診てハイハイの発達を確認する（7〜12カ月）．
>
> **※5：正常範囲を広くする意味**
> 子どもの発育発達は，身体的にも心理的にも精神的にも個人差が大きく正常の範囲が広い．正常の判断を狭くすると要注意の子どもが増え，家族に不安を与える．視覚や聴覚の異常など早期治療が必要な場合でなければ，ゆっくり経過を見ていく姿勢が大切です．経験と勉強を積んで正常範囲を広くとれるようになろう．

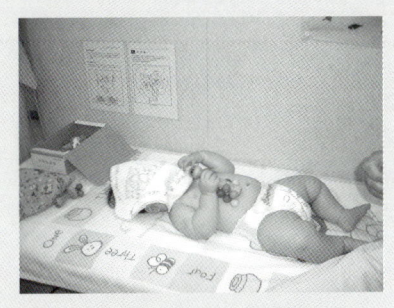

● 図10 顔に布をかけるテスト

母親　頭のかさぶたとからだの赤いぶつぶつが気になります．

指導医　皮膚のケアは，洗いかたと軟膏の塗りかたが大事です．洗い場のマットの上に赤ちゃんを寝かせ，両手で洗うと洗いやすいですよ．薬の塗りかたはあとで看護師さんが教えますね．
　元気によく発育発達しています．ご夫婦で協力して楽しく子育てをされていることがよくわかります．赤ちゃんの心の発達にとって一番大事なことです．お母さん，今までと同じようにいっぱい声かけや抱っこをしてください．お父さん，これからもママと一緒に子育てをしてください．

　家族と赤ちゃんに大きな問題のないケースを見本にして健診の進めかたを説明しました．よい親子関係を築くために，子育て支援を考えた診察ではゆとりある時間が必要です．問題のない家族に見えても，会話のなかからいろいろな問題点が浮かび上がってくることもあります．とても心配性の母親，テレビをいつもつけている家族，早期教育に熱心な母親，子どもの前でタバコを吸う父親，子どもの発達段階を知らずに間違ったしかりかたやしつけをしている家族などいろいろとあります．大きな問題にならないように見守りサポートしましょう．

子育てを楽しむためのアドバイスをする

　子育てのアドバイスは，健診の大事な仕事の1つです．当院ではテーマごとにリーフレットにまとめ，説明をしています．そのテーマと内容の一部を紹介します．

❶ 母子相互作用と基本的信頼感

「愛情とふれあいをたっぷりもらった赤ちゃんは，やさしい心に育つだけでなく，心の土台がしっかりした強い心の人間になるでしょう」（3〜4カ月）（文献8から引用）

❷ ブックスタート

「赤ちゃんの体の成長にミルクが必要なように，心の栄養には暖かなぬくもりのなかで語りかける時間が大切です．絵本遊びを楽しんでください」（4カ月〜）

❸ 人見知りの始まった赤ちゃんの子育て

「いつもそばにいるよ，大丈夫，安心していいよ．という気持ちを添えて育ててください．安心感でいっぱいになった赤ちゃんは，その安心感を栄養にしてさらに心を成長させます」（7カ月〜1歳）（文献3を参照作成）

❹ 自我の芽生え始めた子どもの子育て

「大きな事故に注意して，お子さんのやりたいようにさせてあげましょう．命令や禁止の言葉を使わない工夫をしよう」（1歳〜2歳）（文献4から引用）

❺ 年齢にあったしつけをしよう

「母親に依存の0歳児と，自我の心が出る1〜2歳児と，反抗行動の3歳児と，なぜかということがわかり始める4歳児では，子どもの脳の発達過程が明らかに違います．0歳児のしつけは，母親のやさしい気分と抱っこだけで十分です」（0歳〜）（文献3を参照作成）

❻ 弟・妹の出生

「上の子どもの心を育てるため，長幼の序を守ること—すなわち，同時に世話や抱っこができないときは，上の子の世話を先にすること，上の子の気持ちを尊重することが大切ですよ」（お勧めテキスト2から引用）

❼ お母さんの心の健康

「育児や家事のことが心配でも，まず自分の身体の状態や気分の変化について自分自身に問いかけてみましょう．自分の心や身体の状態に気をつけることはとても大切なことです．完璧なお母さんをめざさずに，ほどよく手を抜いて，長続きする無理のない育児をしましょう」（文献5から引用）

育児不安の原因を理解し，対応を考え，支援する

❶ 母親のイライラや不安の原因

① 育児についての経験や知識の不足．

② 湿疹がある，ミルクを飲まない，過敏な気質など子ども自身の問題．
③ 母親の年齢が若い，性格，産後うつ病など母親自身の問題．
④ 経済的不安，夫婦間の葛藤，祖父母との軋轢など家庭内の問題．
⑤ 仕事と家事・育児の両立のため睡眠不足になり疲労するなど母親の就労に伴う問題．
⑥ 望まない妊娠・出産，夫の理解がない，相談相手がいないなど母親が孤立感を感じる情況．

❷ 原因に応じた対応と対策の視点からの分類
① ていねいな説明や考えかたを示すだけで解決ができる．
② 父親や家族のサポートが必要である．
③ 保健師と連携し地域の子育て支援のサポートが必要である．
④ 子どもの発達の問題や母親の精神的問題に対して専門機関のサポートが必要である．

❸ 具体的な対応例
① 「離乳食を食べてくれない，体重が増えない」などと食事や発育の心配をする母親に対しては，実際の発育を母子手帳の身体発育曲線・身長体重曲線（またはカウプ指数）で示し発育・体格を評価します．小柄であっても元気で活発であれば，「少し小柄ですが元気にマイペースで発育しています．お座りも上手で運動発達はとてもいいです．生活リズムを守って今までと同じように育ててください」と安心させます．
② 夜泣きがひどく母親が疲れている，双子の赤ちゃんの世話がとても手がかかる，母親の体調不良や病気などの場合は，父親の理解と家族のサポートを促します．
③ 家庭や母親の就労などの問題は，すぐには解決できないことも多いです．母親の気持ちに共感し一緒に考える姿勢を示します．孤立感の強い場合は母親の希望を確認し，保健師と連携し育児サークルをします．
④ 多動や自閉傾向，言葉の遅れなどの問題は，家族が問題を受け入れる心の準備ができたことを確認し，専門機関に紹介します．
⑤ 産後うつ病や虐待の危険性などの問題は保健師や専門機関と連携します．

プロに聞きたい！ Q & A

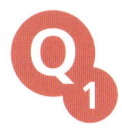

Q1 乳児の体重測定をするとき，注意する点とコツは？[6]

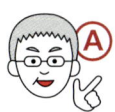

A 裸にして仰臥位で計測します．紙おむつをつけて計測した場合は紙おむつの重さを引きます．赤ちゃんの動きを止める工夫としては，カラフルで音のするオモチャを目の上で動かすとよいでしょう．どうしても泣いて正確に測れない場合は，母親が抱っ

こして計測し母親の体重を引きます．体重計は10ｇの単位まで測定できるものを使用します．

Q2 身体発育曲線，1日体重増加量，カウプ指数，身長体重曲線（肥満度）を利用した発育の評価はどのようにすればよいですか？[6)]

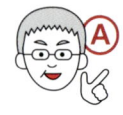

A
乳児早期（1〜3カ月）では，1日20ｇ以上の増加があればよいです．母乳栄養児では哺乳力がよく活発であれば，1日15ｇ以上の増加でもよいでしょう．3パーセンタイル値以下であっても線上に沿って体重の増加がみられ，身長とのバランスがよく，食欲があり活発で，発達に問題がなければ定期的な経過観察でよいです．1日の体重増加量が1日10ｇ以下の場合は，心疾患や神経疾患などの器質的疾患や，母乳不足，母親のうつ病，養育上の問題などの有無をチェックします．

4〜12カ月健診での発育の評価は，発育曲線とカウプ指数で行います．極端な体重増加不良がある，3パーセンタイル値を大きく下回る，カウプ指数13以下であるなどの場合は，母乳やミルクの不足，不適切な離乳食の摂取，極端な偏食や不規則な食事習慣，食物アレルギーに対する過度な食事制限，過度な母乳信仰などをチェックします．

1歳6カ月と3歳児健診では，発育曲線と身長体重曲線図（肥満度）により発育を評価します．身長は正常であるが「やせ」が目立つ，低身長を伴う体重増加不良の場合は，発育に影響する全身性疾患や虐待（ネグレクトや反応性愛着障害）などを考慮します．

Q3 乳児の血管腫やあざの対応について聞かれたときの対応はどうすればよいですか？[6, 9)]

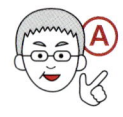

A
新生児期によくみられる血管腫や母斑に対する治療の考えかたがレーザー治療の進歩により変化しています．あざ用のレーザー治療は，新生児期から可能で，むしろ月齢が小さい乳児期が治療に適しています．苺状血管腫で直径が1cmくらいまでの小さいものか，皮膚表面からの隆起がほとんどない場合は，ほぼ消失する可能性があります．単純性血管腫のうち上眼瞼内側3分の1の部分と鼻下部中央にあるサモンパッチは，自然消退するので放置してよいです．上記以外の血管腫や黒・茶・青色のあざは，レーザー治療や形成外科的治療を必要とする場合があり，家族から治療や経過について質問されたときは，レーザー治療のできる皮膚科や形成外科に紹介するとよいでしょう．

Q4 聴覚検査の方法と健診での対応はどうすればよいですか？[6]

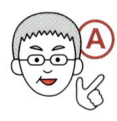

A 新生児聴覚スクリーニング検査の普及により，6カ月未満の乳児にも積極的に補聴器の使用や聴能訓練が行われるようになってきました．新生児聴覚スクリーニング検査でpass（異常なし）と判定されても，進行性の難聴や後天性の難聴（中耳炎やムンプス）があり，乳幼児健診における聴覚のチェックの重要性は変わりません．いろいろな音やささやき声による振り向きテストで反応が悪いときは，家庭でできる「田中美郷による乳児聴覚発達テスト」を利用します．どの月齢でも親が耳の聞こえを心配したときは，難聴の可能性がきわめて高いです．親の訴えや診察所見で難聴が疑われた場合には，様子を見るのではなく，速やかに精密検査のできる施設を紹介します．家族内の難聴，出生時仮死，ビリルビン値20 mg以上の黄疸，1,500 g以下の低出生体重児は小児難聴のリスクファクターです．

Q5 視覚障害の見つけかたと対応はどうすればいいですか？[6, 10]

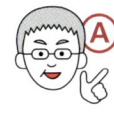

A ペンライトによる角膜反射法とアンパンマンのうちわを使った追視は有用です．3歳児健診での視覚検査（絵指標による視力検査とアンケート）が重要です．弱視を引き起こすような気になる症状や異常の疑いがあればすぐに小児眼科医に紹介することが大切です．

① 視性遮断弱視：生後6週〜2歳ごろまでに片目の遮断で起こる弱視で予後不良のことが多いです．先天性白内障，眼瞼下垂，開眼困難を伴う眼瞼血管腫，不用意な眼帯や包帯などが原因となります．

② 斜視弱視：斜視を放置すると，患眼が弱視になり立体的にものを見る機能（両眼視機能）を獲得するチャンスを失う危険があります．

③ 不同視弱視，屈折弱視：不同視弱視とは，屈折異常の強い方の眼に生じる片眼性弱視です．屈折弱視は，遠視，近視，乱視の程度が両眼とも強いために生じる弱視です．小学校に入ってから発見されても，視力が回復しにくいです．

④ 視覚異常を疑う症状：目が内側に寄る，目が外や上にずれる，近づいて見る，目を細めて見る，頭を傾けて見る，横目で見る，上目使いで見る，あごを突き出す，まぶしがる，片目をつぶる，目が揺れる，瞳が白っぽく見える．

さいごに

さいごに，乳幼児健診の心がまえを示します．研修医のみなさんも参考にしてください．

- 「健診に来てよかった」と感じてもらえる健診をめざしています．
- 子育て支援マインドを共有するスタッフと協力して健診を進めています．
- 説明やアドバイスは，家族が受け入れやすい言葉や表現をこころがけています．
- 間違った子育てをしていても，母親を決して叱りません．
- 乳幼児期の心の育ちの結果は，思春期に出ます．思春期になって「よかった」と思える子育てになるようにと願いながら，乳幼児健診に取り組んでいます．
- 子どもの成長を家族と喜び合えることは，小児科医の最も大きな喜びの1つです．

筆者が子どもの親へ向けて書いている子育て支援のためのリーフレットの中から「人見知りの始まった赤ちゃんの子育て」と「年齢に合ったしつけをしよう」を下記に紹介します．

COLUMN 人見知りの始まった赤ちゃんの子育て

●**人見知りは赤ちゃんの心が順調に育っている証拠，優しく受けとめよう**

人見知りの始まりは，父親と機嫌よく遊んでいた赤ちゃんが眠くなると急にお母さんを求めてぐずり出したり，1週間ぶりに出張から帰った父親の顔を見て泣き出したりすることでわかります．誰にでもニコニコ笑っていた赤ちゃんが，人を区別できるようになり「一番安心できる人はお母さん」と感じ始めた証拠です．人見知りが始まると赤ちゃんはお母さんとの心理的なつながりが強くなり，いつもお母さんの居場所を確認し，姿が見えないと不安を感じるようになります．

「いつもそばにいるから，安心していいよ」という気持ちをしっかりと伝えながら育てましょう．安心感でいっぱいになった赤ちゃんの心は，その安心感を栄養にしてさらに心を成長させていきます．

●**赤ちゃんに不安を与えない**

赤ちゃんから離れるときは，「パパと遊んでいてね」と声をかけてから部屋を出ましょう．赤ちゃんと2人だけのときは，姿の見える場所に連れていくか，おんぶひもを利用して家事をしましょう．赤ちゃんが眠っているからといって，1人にして買い物に出かけてはいけません．

夕方ごろ家事が忙しくなると，赤ちゃんはグズグズ泣くことが多くなります．これを「夕暮れ泣き」といいます．おんぶなどをして声かけをしながら家事をして赤ちゃんに安心を与えてください．

●**赤ちゃんに勇気をあげる**

ハイハイをして探索に出かけた赤ちゃんは，しばらくすると必ずふりかえりお母さんを探します．「お母さんはそばにいるよ，大丈夫，遊んでいいよ」とメッセージを送りましょう．勇気をもらった赤ちゃんは，また探検に出かけます．赤ちゃんが振り返ったとき，「お母さんがいない」ということがないように見守っていてください．

●**祖父母と始めて面会するとき**

祖父母と初めて会うときは，歓迎の笑みを浮かべて「おばあちゃんよ，優しい人よ」と，親しみをこめて赤ちゃんに話しかけましょう．そして，おばあちゃんとしばらく楽しい会話をしてください．赤ちゃんの反応を見て，赤ちゃんの手をおばあちゃんの顔に触れさせて，少しずつ慣れさせていきます．赤ちゃんは，おばあちゃんが帰るころにやっと慣れることもあります．おばあちゃんを嫌っていないことを説明してください．

●**楽しい遊び「イナイ，イナイ，バー」**
　赤ちゃんの顔に30 cmぐらいのタオルをかぶせます．そして，「○○ちゃん，**お母さんよ．イナイ，イナイ**」と声をかけます．赤ちゃんは，お母さんの顔が見えなくなり，あわててタオルを取ろうとします．赤ちゃんがうまくタオルを取ったら，お母さんは「**バア**」と微笑みかけてください．赤ちゃんはお母さんの顔を見て安心し，ニコッと笑います．この遊びは楽しいだけでなく，この遊びのなかで赤ちゃんは，お母さんの顔が見えなくても声がするとお母さんがいることを，だんだん学習するようになります．

COLUMN　年齢に合ったしつけをしよう[2,11,12,13]

　『母親に依存しながら心の基礎をつくる0歳児と，自我の心が芽生える1～2歳児と，自分の意志を通そうとする3歳児と，なぜかということがわかり始める4歳児では，子どもの脳の発達が明らかに違います』（文献2から引用）
　『子どもの心の発達の道筋を知り，子どもの年齢に見合ったかかわりかたをし，発達の段階を1つずつ積み重ねていくことが，「思春期に花開く子育て」へと導きます』（文献11から引用）
　内藤寿七郎先生と原田正文先生の言葉より

●**0歳児 ―心の土台づくりがしつけの始まりです**
・見つめ，声をかけ，抱っこし，おっぱいを与え，おむつを換え，子守唄を歌い，添い寝して，赤ちゃんと心を通わせ，信頼関係を築きましょう．
・3～4カ月になると赤ちゃんは，あやすとよく笑うようになります．心の交流をくり返した結果，赤ちゃんの心に安心感がいっぱいになった証です．これを**基本的信頼感**といい，この信頼感を土台にして，赤ちゃんの心が成長していきます．
・誰にでも笑っていた赤ちゃんが，人を区別できるようになると**人見知り**が始まります．赤ちゃんの心が順調に育ち，「一番安心できる人はお母さん」と感じ始めた証です．お母さんの居場所をいつも確認し，姿が見えないと不安を感じるようになります．「そばにいるから，安心していいよ」という気持ちを伝えながら育ててください．
・本物のしつけは，**親子の情緒的絆**という土台があってこそ可能なのです．優しい気分で，赤ちゃんといっぱいコミュニケーションし，楽しく遊びましょう．

●**1～2歳児 ―芽生えた自我を育み，意欲を育てよう**
・1～2歳児は，やる気満々．自分のしたいことが優先で，ガマンや待つことができません．
・子どもが「したい」と意欲を示したら，**事故に注意し安全に気を配りながら**，思いっきりやらせてあげましょう．子どもは「やりたいことができる」という体験を積み重ねるなかで，喜びを感じ自信を深めていきます．そうすることで，自分のことを自分でしようとする意欲が育ち，それが1人で服を着たり，ごはんを食べたりするなどの**身辺自立**につながっていきます．
・1～2歳児は，**叱ってしつける必要はありません**．危険なことは「危ないよ，こっちのオモチャで遊ぼうね」と教えましょう．禁止しなければならないものは，子どもの目に見える場所に置かないようにしましょう．禁止する場合は，「これは，だめよ」としんぼう強く何度でも話して聞かせましょう．

●**3歳児 ―親が手本となる態度を見せよう**
・3歳児は自己主張が強く，自分の思うように行動します．まだ親や周りの都合がよくわからないので，ときに強情でわがままに見えますが，できるかぎり見守ってあげましょう．
・「そういう悪いことをする子は，お母さん嫌いよ」，「遊んだ後は，おもちゃをかたづけなさい」などと注意や命令をしても，決して言うことを聞きません．
・3歳前後からのしつけは，**親が子どもの手本となる生活態度と行動を見せる**ことから，「しつけ」を始

めます．子どもは親の態度を見ながら，あいさつ，言葉づかい，公共の場所でのふるまいなどをまねして，だんだんと学んでいきます．**目で見せて，耳で教えて，させてみて，ほめてやりましょう**．「一緒にしよう．このオモチャここでいい？」と言うとよろこんでかたづけ始めます．

● 4〜5歳児 一心のつながりのなかで，言葉によるしつけを始めよう
- 子どもと一緒に遊んだり，子どもにお手伝いをさせたりしながら，親子がともに喜び，悲しみ，驚き，残念がるなどの体験を通して，**子どもの感性を育てていきます**．このような情緒的な心のつながりのなかで，**言葉によるしつけを始めます**．
- 「していいこと，いけないこと」の判断や社会のルールや人としてのマナーをくり返し教えてやり，子どもの心に**良心の芽**となるものを育てていきます．
- 4〜5歳になると，言葉で「ダメよ」と言えば「これはやってはいけないことだ」とだんだんと自分で判断できるようになります．5歳に近づくと自制の能力（がまんする力）も強くなり，「だめ」の一言で理解できるようになります．子どもが我を通そうとしても，毅然とした態度を示し，妥協してはいけません．
- 1〜2歳のときに「ダメ」，「しなさい」と禁止や命令をくり返したり，3歳のときに甘やかしすぎたり，叱りすぎたりして育てると，自制心が育ちにくくなります．5歳になっても自制心が育っていない場合は，2歳児や3歳児と同じように対応してあげましょう．子育ては，思うようにいかないことも多いものです．間違いに気づいたら再出発しましょう．おおらかな気持ちで，肩の力を抜いて，**何度でも子育てをやり直しましょう**．

● 子どもの個性を伸ばし，楽しんでしつけをしましょう
- 泣き虫な子，いたずら好きな子，甘えん坊な子，おっとりした子…．泣き虫な子は，感情を表現できる子です．いたずらっ子は，探求心の旺盛な子です．甘えん坊は，情緒が細やかで人付き合いの好きな子です．おっとりした子は，内面の感性が豊かな子です．このように子どもの困ったと思われる性格も，その子の大事な個性です．
- 子どものなかに隠されているすばらしい素質を見つけ出すのが，親や保育者の役割です．**子どもの個性を見つけ，大切に伸ばしてあげましょう**．
- 「しつけ」は，親の価値観や人生観を反映させます．夫婦の間で話し合い，保育園，幼稚園，育児サークルでの友人のやりかたも参考にして，子どもの成長を素直によろこびながら，**楽しんで「しつけ」に取り組んでいきましょう**．

COLUMN 笑わない赤ちゃんと愛着障害[7]

3〜4カ月になると赤ちゃんはあやすとよく笑うようになります．家族とのふれあいのなかで，赤ちゃんの心に基本的信頼感が生まれた証です．望まない妊娠，母親のうつ病，誕生から長く入院した赤ちゃん，過敏な気質の赤ちゃん，自身が虐待を受けて育った親，さらに夫の理解や協力がないなどが重複する場合は，母子間の愛着形成が難しくなるかもしれません．虐待を受けた赤ちゃんは，愛着形成はさらに困難になります．愛着形成ができないと赤ちゃんは笑わなくなります．これは緊急の介入が必要な重大なサインですが，愛着障害の症状はとても多彩です．出産の前後から親子の愛着の絆が順調に形成されるように援助することは，とても大切な仕事です．

お勧めテキスト

1）「心と体の健診ガイド-乳児編-第2版」．（日本小児科連絡協議会ワーキンググループ，編），日本小児医事出版社，2006
　　実際に使える問いかけ文例と子育てアドバイス・ヒントがいっぱい．
2）「心と体の健診ガイド-幼児編-」．（日本小児科連絡協議会ワーキンググループ，編），日本小児医事出版社，2004
　　さまざまな母親への対応．よくある心配事への説明と対応．子育てアドバイスなどいっぱい．
3）「乳幼児健診マニュアル　第3版」．（福岡地区小児科医会乳幼児健診委員会，編），医学書院，2002
　　健診マニュアルとしてすぐに役立ちます．子育て支援マインドがメインテーマ．

文献

1）吉田敬子，他：「産後の母親と家族のメンタルヘルス」．母子保健事業団，2005
2）内藤寿七郎：「育児の原理」．アップリカ育児研究会，1989
　　子育て指南のバイブル．じっくりと読んでください．
3）戎寛：乳幼児健診を子育て支援の場に．日本小児科医会報，29：41-48，2005
4）戎寛：1歳6カ月健診．小児科臨床，56：519-531，2003
5）吉田敬子：「母子と家族への援助－妊娠と出産の精神医学」．pp136-137，金剛出版，2000
6）戎寛：乳幼児健診でよくみる異常所見．医学書院，17：761-765，2007
7）ヘネシー・澄子：「子を愛せない母・母を拒否する子」．学習研究社，2004
8）戎寛：3～4カ月健診．小児科臨床，62：2627-2644，2009
9）佐々木りか子：「こどものあざをみる50症状」．南山堂，2007
10）戎寛：眼科的異常の診かた-小児科より-．小児科診療，67：975-981，2004
11）原田正文：「こころの育児書-思春期に花開く子育て」．エイデル研究所，1995
12）「「困ったちゃん」の育て方」．（汐見稔幸，監），小学館，2005
13）北九州地区小児科医会・北九州市園医会．
　　http://www.kitakyu-ped.com/

Profile　戎　寛　Yutaka EBISU

えびす子どもクリニック
大学の医局に入らず，1つの病院で14年間勤務し平成3年に開業しました．勤務医時代は子どものプライマリ・ケア医をめざしていました．そのなかで主に新生児医療とアレルギー疾患を診ていました．開業後は，家族に安心と満足を感じてもらえる小児医療の提供と子育て支援をめざした乳幼児健診が主なテーマです．

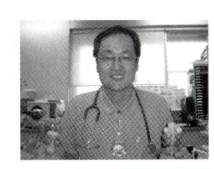

第3部 小児診療の醍醐味！
小児プライマリ・ケアで必要な診療のワザを達人に学ぶ

5 多動な子どもをどう診るか

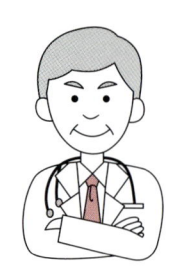

金原洋治

> **Point**
> - まず子どもから先に質問することが大切！！ 親から先に質問すると，子どもは後回し状態になる．親や幼稚園や保育園の先生が困って受診することが多いので，子どもの気持ちは複雑だ．そのような子どもの気持ちに配慮する
> - 子どもの行動や親からの情報が診断基準に該当しているだけで診断してはいけない．親からの情報と保育士や教師からの情報はびっくりするほど異なることが多い．保育士や教師から，保育や学校の情報を可能な限り収集する

はじめに

多動な子どもは，育てにくい場合が多いし，幼稚園や保育園，学校でも問題になりやすいので，小児科外来での相談は多いです．多動＝AD/HDではなく，多動にはさまざまな要因があることを学ぼう！！

多動の子を診たときに考えること

- ☑ 男の子，個性（活動性）
- ☑ 周囲の環境：虐待，家庭や学校でのストレス
- ☑ 食事，睡眠，ビデオやテレビの長時間視聴などの生活リズム
- ☑ 精神遅滞
- ☑ AD/HD[※1]（attention-deficit hyperactivity disorder：注意欠陥/多動性障害），LD（learning disabilities：学習障害）
- ☑ 広汎性発達障害[※1]
- ☑ うつ病（気分障害）

> **memo**
>
> ※1 発達障害の頻度
> AD/HD：3〜5％．男の子はもっと多い．
> 広汎性発達障害（自閉症，アスペルガー症候群，高機能自閉症など）：1〜2％

指導医 まず，多動の子どもの医療面接で聞くべきポイントを教えよう！！ 多動の子を診るのは慣れないと，子どもの言動に惑わされて，混乱してくる．以下のように大まかに話の順番を決めておくとうまくいくことが多い．

> 挨拶→診察のスケジュール（見通しが立つと落ち着く）→学校名→担任→学校は楽しいか→友達関係→授業の得意不得意→親からどのように言われて受診したか→保証（君の味方だよ，なんでも話していいよ）

それでは，次の症例で研修医の対応をみながら考えよう．

症例

小学校1年生の男子．一人っ子．
主訴：小学校に入学後，興味がない教科の授業では，級友にちょっかいを出したり，立ち歩いたりする．休み時間は友達と些細なことでけんかになり，すぐに手が出る．夏休み前の個人懇談で指摘を受け受診した．

登場人物：研修医A，研修医B，指導医，母親，子ども
診察室での様子：最初はまず子どもの話から聞く．同時に行動観察を．
−母子2人で診察室へ入ってくる−

子どもとの面接：研修医Aの場合

研修医A こんにちは，研修医のAと申します．よろしくお願いします．まず最初に，○○君とお話ししたいと思います．それからお母さんとお話ししたいので，そのとき君は，ここにいるB先生とプレイルームで遊びながら待っていてもらいますがそれでいいですか．

子どもと母親 −うなずく．子どもは少し不安そう−

指導医 スケジュールの提示により，今から何をされるのだろうか？ という不安が軽減される．

研修医A　学校名と何年何組か，それから担任の先生の名前も教えてください．
子ども　僕の小学校は，○○小学校で1年2組です．先生の名前はC先生です．
研修医A　先生はどんな先生かな？ 何歳くらいかな？ 20歳，30歳，40歳，50歳くらい？
子ども　よくわかりません．
研修医A　お姉さんタイプ，おばさんタイプ？ お母さんより年が下と思う？ それとも上？
子ども　お母さんくらいだと思います．**（お母さんは首をかしげる）**
研修医A　どんな先生？ 厳しい先生？ 優しい先生？
子ども　少し厳しい先生です．

指導医　**初対面であるし，自らの意思で受診する場合は少ないので，最初は具体的で返事がしやすい質問をする．この間，子ども，親子の関係や行動の観察をする．**

子ども　–子どもの様子：この短い間でも○○君は，落ち着かない様子で席を離れようとする．診察室のいろいろな物に目がゆく．診察室の机に置いている，舌圧子，喉頭鏡，おもちゃなどに手を出す．母親は，しばしば注意したり，手で静止したりしている–

研修医A　このお話が終わってから，プレイルームにB先生と一緒に遊びに行くので，もう少し君にお話を聞きたいと思います．いいかな？　学校は楽しいかな？
子ども　うーん．ちょっと楽しくないです．
研修医A　どうして楽しくないの．
子ども　よく先生に怒られるからです．
研修医A　どうして先生に怒られるのかな？
子ども　**（しばらく無言で）**よくわかりません．
研修医A　勉強時間と，中休みや昼休みの時間とはどっちが楽しい？
子ども　休み時間が楽しいです．
研修医A　そうだよね．休み時間は何をして遊ぶの？ 友達は誰と遊ぶ？
子ども　休み時間は，鬼ごっこをしたりして外で遊びます．でも，僕が鬼になってばかりでつまらないので，最近は，1人で本を読んでいることが多いです．
研修医A　好きな授業は何ですか？
子ども　算数と理科と図工です．**（母親は少し首をかしげる）**
研修医A　苦手な授業があったら教えてくれる？
子ども　国語と総合と体育です．
研修医A　今日は，お母さんは，君に病院に来るわけを話してくれたかな？
子ども　どうしたら友達と仲良くできるか，相談をしに行こうと言われました．
研修医A　困ったことや質問したいことがあればゆっくり聞くから，お話ししてね．
子ども　はい．今は何を聞いたらいいかよくわかりません．

姿勢はよくないが，終始ていねいに答えてくれる．

研修医Bは，子どもとプレイルームに行くために退室する．遊びながら行動を観察する．

母親との面接：研修医Aの場合

研修医A　今度はお母さんからお話をお聞きしたいと思います．このクリニックは，誰から勧められましたか？

母親　学校の先生です．

研修医A　どのようなことを相談したいですか？　お子さんの状況をどのように考えておられますか？

母親　うちの子は，幼稚園のときまでは，少し落ち着きのない子だとは思っていましたがあんまり心配していませんでした．幼稚園の先生からもどこかに相談に行くように言われませんでしたし，友達に相談しても，男の子だから大丈夫よと言われました．それが，小学校に入学し，今回のことを先生からお聞きし，びっくりしました．教育相談の先生からAD/HDかもしれないと言われましたので，インターネットで調べてみました．うちの子にかなり当てはまることが多いと思います．今日は，AD/HDなのかどうかということと，今後そうだとしたら親はどうしたらいいかをお聞きしたいです．

研修医A　そうですか．ご心配ですね．学校での様子をもう少し聞かせてくださいね．学校の学習面はどうでしょう．

母親　授業をあまり聞いていない割には，成績はまずまずだと先生に言われました．でも，算数の計算や漢字はよくできますが，字は汚いし，文章題は苦手です．特に日記や作文は苦手だと思います．

研修医A　授業態度はどうですか？

母親　算数や理科の時間は比較的態度はいいようですが，国語や生活の時間によく立ち歩くようです．この前，参観日に行ったとき，退屈すると隣の子をつついたり，きょろきょろしたりしていました．それと，先生がほかの子に質問しているのに，答えを先に言ったりしてとても恥ずかしかったです．

研修医A　そうですか，それは大変ですね．それと休み時間のトラブルについてお聞きしたいのですが．

母親　私は直接その場に居合わせていないのではっきりしたことはわからないのですが，先生や周囲の子どもの話では，ちょっと自分の意見が通らないと，ほかの子に手を出してしまうようです．でも本人に聞くと，相手が悪いと言ってなかなか謝らないのです．

❶ 幼児期の様子を必ず聞く

研修医A　そうですか．ご心配ですね．小さい頃の様子や家での様子もお聞きしたいので

母親：すがよろしいでしょうか．たしか，子どもさんはお１人でしたね．
１歳過ぎくらいまで夜泣きをしましたので，少し育てにくかったと思います．かんしゃくも結構ひどく，買い物に行っても買ってもらうまで床に寝転んで，手足をばたばたさせていました．

❷ 育てにくさ[※2]に共感しながら聞く

研修医A：いつ頃から落ち着きがないと思いましたか．

母親：振り返って考えると，１歳過ぎから歩き始めたとたん，ちょろちょろするし，じっとして遊ばなかったのですが，幼稚園に行くまでは，男の子だからこんなものかなと思っていました．

研修医A：１歳６カ月，３歳健診で何か指摘されませんでしたか．

母親：１歳６カ月で言葉がマンマしか出ていませんでしたが，言葉の理解はできているので様子を見るように言われました．２歳６カ月頃から急に言葉が増え，３歳のときには３語文も出るようになっていましたので，健診では何も言われませんでした．

研修医A：そうでしたか．幼稚園時代はどうでしたか？

母親：入園当初は毎朝泣きましたが，１，２カ月で泣かなくなりました．最初は１人遊びが多かったようですが，だんだん友達とも遊べるようになりました．ほかの子の遊びの邪魔をしたりすぐ手が出るので，けんかはよくしていたようですが，先生がうまく対応してくださっていたようです．

❸ 一番困ったことを最後に確認する

研修医A：そうでしたか．最後に，お家での様子をお聞きしたいのですが，お母さんが困ったことはありませんか？

母親：お片づけが下手で部屋がぐちゃぐちゃなことと，朝起きるのが遅いし，着替えも遅く食べるのも遅いのが困っています．

❹ 生活リズム・生活習慣を聞く

研修医A：学校から帰ってからはどのようにして過ごしていますか？　夜は何時頃に寝て，朝は何時頃に起きますか？

母親：家に帰るとテレビゲームばかりしています．１時間以内にと決めているのですが，なかなかやめようとしません．お恥ずかしい話ですが，父親も，テレビゲームが大好きで，毎日ご飯を食べるとすぐにゲームをしますので困ります．そのそ

---

memo

※2　ディフィカルト・チャイルド：育てにくい子（トーマス＆チェス）
生まれつき育てにくい子10％，育てやすい子40％，慣れるのが遅い子15％，その他分類不能．
ディフィカルトチャイルドの一部がAD/HDや自閉症．

研修医A：ばで子どもも一緒にゲームを見ていることが多いです．
寝る前の数時間は，お父さんにも協力していただいてゲームを控えていただくといいですね．ありがとうございました．

指導医：私の診察の前に，今から3つのアンケート用紙にご記入をお願いします．学習面，行動面，対人関係やこだわりの面のアンケート用紙ですのでよろしくお願いします．

母親はチェックリスト記入のため待ち合い室へ．

子どもとの遊びを通しての観察所見・研修医B

研修医B：
①トランプでゲームをしているとき，何回か続けて負けると泣いてしまった．小学校1年生としては少し幼稚だと思う．勝ち負けにこだわりがあるのだろうか？
②一方的に好きな恐竜の話を延々と話し続けるので，ほかに話を向けようとしても関係なく延々と話し続けた．マイペースな子で，テンションがとても高いと感じた．

チェックリストの内容と結果

❶ AD/HD-RS (Attention-Defisit Hyperactivity Disorder Rating Scale)[1]

AD/HDの半構造化面接〔文献1から引用（一部改変）〕．
最近6カ月間の子どもの行動について以下の質問をする．

回答の方法
子どもの年齢にふさわしくない程度にその行動がみられるとき「はい」，ない場合は「いいえ」，どうしてもわからない場合は「わからない」と回答する．

質問項目
1）不注意のリスト
1. 学校の勉強で，細かいところまで注意を払わなかったり不注意な間違いをしたりすることが多い．
2. 課題や遊びの活動で注意を集中し続けるのが難しいことが多い．
3. しばしば面と向かって話しかけられているのに聞いていないようにみえる．
4. 指示に従えず，また仕事を最後までやり遂げないことが多い．
5. 課題や活動を順序立てて行うことが難しいことが多い．
6. 精神的な努力を続けなければならない課題（学校での勉強や宿題など）をしたがらないことが多い．
7. 課題や活動に必要なものをしばしばなくしてしまう（例えばおもちゃ，学校の宿

題，鉛筆，本，道具など）
　　8．気が散りやすいことが多い．
　　9．日々の生活で忘れっぽいことが多い．
 2）多動性–衝動性のリスト
　　1．手足をそわそわ動かしたり，着席していてももじもじしたりすることが多い．
　　2．授業中や座っているべきときに席を離れてしまうことが多い．
　　3．きちんとしていなばければならないときに，過度に走り回ったりよじ登ったりすることが多い．
　　4．しばしば遊びや余暇活動におとなしく参加することができない．
　　5．じっとしていない，または何かに駆り立てられるように行動することが多い．
　　6．しゃべりすぎることが多い．
　　7．質問が終わらないうちに出し抜けに答えてしまうことが多い．
　　8．順番を待つのが難しいことが多い．
　　9．しばしば他の人のしていることをさえぎったり，邪魔したりする（例えば会話やゲームに干渉する）．

追加質問
 1）これらの行動が6カ月以上続いた．
 2）これらの行動が初めて問題になったが6歳以下である．
 3）これらの行動が，家庭でも学校や保育や幼稚園両方でみられる．
 4）これらの行動のために対人関係や学業に問題や困難な事態を引き起こした．
 5）除外基準：これらの行動が，広汎性発達障害，精神病性障害の経過中にのみ起こる場合や，気分障害，不安障害，解離性障害，人格障害でうまく説明される場合はAD/HDの診断とはしない．
 1）〜5）の項目を完全に満たす場合は次のように判定する．

判定
 1）不注意のリストに6個以上の「はい」がある場合：AD/HD不注意優勢型
 2）多動性–衝動性のリストに6個以上の「はい」がある場合：AD/HD多動性–衝動性優勢型
 3）不注意および多動性–衝動性のリスト両方に6個以上の「はい」がある場合：AD/HD混合型

> **結果**
> 　　不注意6項目，多動性–衝動性6項目が陽性：AD/HD混合型．

❷ ASSQ（Autism Spectrum Screening Questionnaire：高機能広汎性発達障害のチェックリスト）[2]

　　27項目の質問．「いいえ」が0点，「多少」が1点，「はい」が2点．親は19点，教師は22点以上の場合に高機能広汎性発達障害の可能性があると判定．

> **結果：30点**
> 「はい」の項目
> ① みんなから「○○博士」，「○○教授」だと思われている．
> ② 含みのある言葉や嫌みを言われてもわからず，言葉通りに受けとめてしまう．
> ③ 会話のしかたが形式的であり，抑揚なく話したり，間合いがとれなかったりすることがある．
> ④ いろいろなことを話すが，そのときの場面や相手の感情や立場を理解しない．
> ⑤ 共感性が乏しい．
> ⑥ 球技やゲームをするとき，仲間と協力することができない．
> ⑦ 特定のものに執着がある．

この子どもの現時点での診断と今後の診断手順

問診や診察場面でも多動性，衝動性が高く，AD/HDのチェックリストと高機能広汎性発達障害（高機能自閉症，アスペルガー症候群，分類不能の高機能広汎性発達障害）のチェックリストASSQの得点が両方とも高いです．このような場合は，より得点が高く，障害の予後が不良な高機能広汎性発達障害を優先して診断します．現時点では，両者の合併と考えてもよいです．

指導医による解説

❶ AD/HDだと思ったらアスペルガー症候群が主障害のケースである（表1）

アスペルガー症候群は，幼児期や小学校低学年では，多動を伴うことが多くAD/HDと診断されることが多いです．成長とともに多動は落ち着いてきて対人関係やコミュニケーションの障害が見えてきます．合併のこともあります．

❷ クリニックの行動だけで判断せず，学校などの情報収集を行う

AD/HDやアスペルガー症候群の子どもは，診察室と家，学校でかなり行動が異なることがあります．保護者の承諾が得られれば，学校や幼稚園，保育園へ情報提供やチェックリストの記入を依頼するとよいです．

親と保育士や教師の評価に大きな差があるときのチェックポイント
① 親・保育士・教師の性格や子どもとの相性
② 親・保育士・教師の障害の気づきの程度
③ 親・保育士・教師の発達障害の知識の程度，など

❸ 育児環境のチェックをする

児童虐待や，睡眠や食事など生活リズムの乱れなどの影響の可能性もあります．しかし，

● 表1 アスペルガー障害の診断基準

A. 以下のうち少なくとも2つにより示される対人的相互作用の質的な障害
（1）目と目で見つめ合う，顔の表情，体の姿勢，身振りなど，対人的相互反応を調節する多彩な非言語的行動の使用の著明な障害 （2）発達の水準に相応した仲間関係を作ることの失敗 （3）楽しみ，興味，達成感を他人と分かち合うことを自発的に求めることの欠如（例：他の人達に興味ある物を見せる，持ってくる，指差すなどをしない） （4）対人的または情緒的相互性の欠如
B. 行動，興味および活動の，限定的，反復的，常同的な様式で，以下の少なくとも1つによって明らかになる
（1）その強度または対象において異常なほど，常同的で限定された型の1つまたはそれ以上の興味だけに熱中すること （2）特定の，機能的でない習慣や儀式にかたくなにこだわるのが明らかである （3）常同的で反復的な衒奇的運動（例：手や指をばたばたさせたり，ねじ曲げる，または複雑な全身の動き） （4）物体の一部に持続的に熱中する
C. その障害は社会的，職業的，または他の重要な領域における機能の臨床的に著しい障害を引き起こしている
D. 臨床的に著しい言語の遅れがない（例：2歳までに単語を用い，3歳までにコミュニケーション的な句を用いる）
E. 認知の発達，年齢に相応した自己管理能力，（対人関係以外の）適応行動，および小児期における環境への好奇心について臨床的に明らかな遅れがない
F. 他の特定の広汎性発達障害または統合失調症の基準を満たさない

文献2から引用．

虐待などのチェックは初回の面接では踏み込みません．

❹ 多動の子どもの気持ちに配慮する

幼児期から周囲の大人からしかられ続け自尊心が傷ついています．受診にあたって，自分の悪いところを指摘されると思って身構えています．得意なところ，関心があるところから話を進めるとよいです．

❺ 親へねぎらいの言葉をかける

AD/HDや自閉症の特性をもつ子どもは育てにくいことが多いので，心身ともに疲れ，子育てに自信を失っています．子育ての大変さをねぎらうことを忘れない．

プロに聞きたい！ Q&A

Q1 AD/HDや自閉症などの広汎性発達障害の原因は？

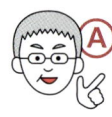

A AD/HDや自閉症の原因は確定していませんが，子育てが原因ではなく生まれつきの脳の機能の障害だと考えられています．顔や形が親子で似ているように，心や気質

もどこか親子は似ています．AD/HDや自閉症などでも，子どもの相談で受診し，親みずから自分もそのような気がすると自ら申し出たり，面接しながらそう感じたりすることは結構あります．遺伝子もいくつか発見されています．

Q2 AD/HDの子どもは成長したらどうなる？

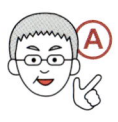

A 多動は小学校中学年くらいから徐々に落ち着いてきます．衝動性も少し遅れて改善しますが，不注意は大人になっても改善しにくいようです．成人に達した時点では，AD/HDの症状は，3分の1は症状がほぼなくなり，3分の1は相当努力してもどの領域でもうまく対処できないため二次障害を引き起こすようになると言われています．適切な支援を受けなければ，不登校，学力不振，非行，うつ病，心身症，アルコールやギャンブル依存などの二次障害を引き起こす頻度が高くなりますので，予防のため幼児期早期から適切な支援が必要です．

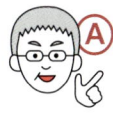

Q3 自閉症の予後は？

A 自閉症の中核的な症状である対人関係や社会性，想像力の障害のレベルや知的レベルは幅が広く分布しています．それらの程度と支援の内容により予後は大きく異なりますが，一般的に言えばAD/HDより予後はよくないことが多いです．二次障害もAD/HD以上に深刻なことも多いので，二次障害予防のために早期からの適切な支援が必要です．

多動の子どもと親の気持ちを配慮した医療面接を

❶ 思い込み，決めうちは間違いのもと

　　子どもの多動にはさまざまな原因があります．親面接では生育歴，家，学校の状態など幅広い質問を行います．

❷ 子どもの面接の工夫

　　動くことへの配慮と保証，質問時間の短縮，子どもが乗ってきそうな話題，答えやすい質問．

❸ 自分が責められるのではないかという不安，緊張感への配慮

「君の味方だよ．何でも話していいよ．」

❹ 親の気持ちへの共感

ねぎらいと子どもを褒めること．

COLUMN　児童虐待とAD/HD，自閉症

　年間35,000人以上の子どもが児童虐待の通告を受けているが，実際の数は**数倍多い**のだと思う．残念ながら，虐待者の多くは実父母である．しかし，子どもは虐待を受けたと訴えることはないし，虐待をしましたと言う親はまずいないので発見は難しい．AD/HDや自閉症は子育てなどの環境によって発症するのではないが，虐待を受けた子どもは同じような症状を呈しやすく，診断基準でも除外診断を行うことが求められている．また，子育ての負担が多いので，AD/HDや自閉症の特性をもつ子どもは児童虐待のハイリスクである．

　子どもたちは，小児科医だけでなく，救急でさまざまな科の医師に受診する．子どもにかかわるすべての医者が，不自然な傷や骨折，親の態度，子どもの行動など児童虐待に関するアンテナを広く高くし，児童虐待の早期発見をしてほしいと願っている．

　子どもたちを救えるのはあなただけかもしれない！！

お勧めテキスト

1) 「小児科医のための注意欠陥/多動性障害-AD/HD-診断・治療ガイドライン」．（宮島拓，田中英高，林北見，編），中央法規出版，2007
2) 「改訂版　注意欠陥/多動性障害-AD/HD-の診断・治療ガイドライン」．（AD/HDの診断・治療指針に関する研究会，編），じほう，2006

文献

1) 「注意欠陥/多動性障害－AD/HD-の診断・治療ガイドライン」．（AD/HD診断・治療研究会，編），じほう，2003
2) 「DSM-Ⅳ-TR 精神疾患の分類と診断の手引 新訂版」．（American psychiatric association，編，高橋三郎，大野裕，染矢俊幸，訳），医学書院，2003
3) Ehlers, S. & Gillberg, C. & Wing, L. : A Screening Questionnair for Asperger Syndrome and Other High-functioning Autism Spectrum Disorders in School Age Children. J Autism and Developmental Disorders, 29：129-141, 1999
4) 「現代のエスプリ アスペルガー症候群を究めるⅡ」．（石川元，編），至文堂，2006
5) 文部科学省：「通常の学級に在籍する特別な教育的支援を必要とする児童生徒に関する全国実態調査」調査結果．2002
http://www.mext.go.jp/b_menu/public/2002/021004c.htm

Profile

かねはら小児科
金原洋治
Yoji KANEHARA

勤務医時代は新生児医療を専門としていた．新生児医療のなかで出会う障害児との触れ合いが長くなるにつれて障害児療育の分野にも足を踏み出すことになる．子育て支援と障害者の地域支援をコンセプトに開業．クリニックのなかに発達支援室ベースキャンプを開設し，臨床心理士や作業療法士とともに，子どものこころの問題やAD/HDや自閉症などの相談や支援を行っている．また，クリニックの3，4階で社会福祉法人を設立し，特別支援学校卒業後の障害者のデイサービスや，学童保育などの運営も行っている．

第3部 小児診療の醍醐味！
小児プライマリ・ケアで必要な診療のワザを達人に学ぶ

6 子どもの笑顔を育もう

学校医への思いを膨らませてください

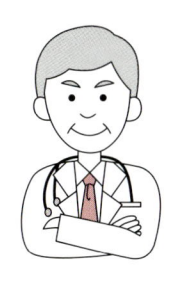

岩田祥吾

> **Point**
> - 学校医の職務を生きたものにするためには，学校（特に養護教諭），家庭・地域との連携協力が不可欠である
> - 学校医が教えることがある一方，逆に子どもたちや教職員から励まされたり，教えてもらったり，感動することがたくさんある
> - そのためには，普段から学校へ行き，子どもたちや教職員と接しておくことが大切である
> - その前に，自分の家庭を大切にしなくてはいけない

はじめに

医学生や研修医にとって，**学校**は近くて遠い存在です．学校は文部科学省に管理された教育施設なので，入りづらいからです．しかし近年，**学校保健と地域保健の連携協力**が叫ばれるようになり，**学校医**への期待が高まりつつあります[1]．子どもを中心とした地域社会の縮図でもある学校は，医師にとって格好の勉強の場でもあります．研修医11名（男性7名，女性4名）へのアンケートと，《事例》に対する医学生2名（女性2名）の感想をもとに構成しました．若き医師たちが，学校医に対する思いを膨らませていただければ幸いです．

研修医へのアンケートから

①『質問1』学生時代，学校医の勉強や実習をしましたか？

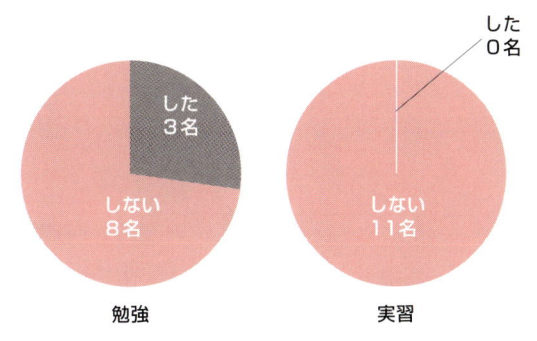

勉強：した3名／しない8名
実習：した0名／しない11名

②『質問2』研修医時代,学校医の勉強や実習をしましたか?

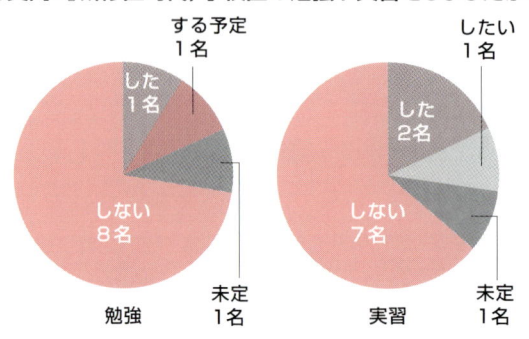

勉強: した 1名／する予定 1名／しない 8名／未定 1名
実習: した 2名／したい 1名／しない 7名／未定 1名

③『質問3』みなさんは子どもの頃,学校医をどう思っていましたか(複数回答可)?

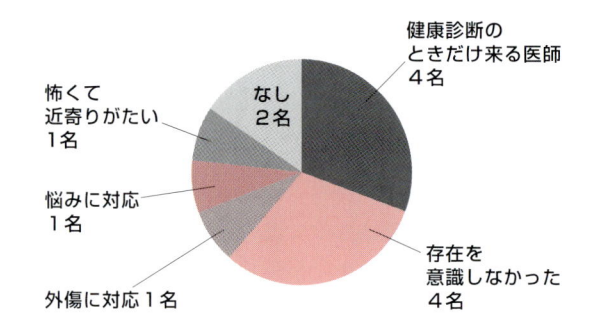

健康診断のときだけ来る医師 4名／なし 2名／怖くて近寄りがたい 1名／悩みに対応 1名／外傷に対応 1名／存在を意識しなかった 4名

筆者：(以後学校医と表記)アンケートの結果から,現状では,学校医の勉強や実習は少ないことがわかります.逆に実習をした研修医が2名いたのには感動しました.**元気な子どもたち**や,**医師と学校現場との連携の場**を見ておくことは,将来に必ず生きてくると思います.

学校医：健診のときにしか会わないのは,今までの学校医の姿勢(健診オンリー主義)を示していると思います.これでは存在感がないのも当然です.しかし,例えば学校医が授業(**健康教育**)をしたならば,そこに存在感と教育的意義があるはずです(図1).また,**健康相談**が定期的に継続的に行われていたならば,悩める多くの子どもたちを,もっと

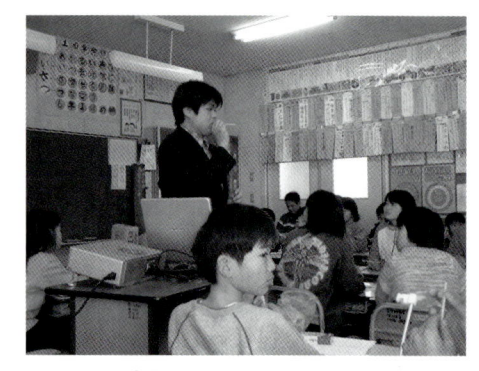

● 図1 喫煙防止授業風景(小学6年生)
肺気腫は細いストローを一生くわえ続けているような「苦しくてしかたがない」病気です.原因はタバコです.

手前の段階で救えるのではないでしょうか[1]．
では，私の経験した事例をふり返りながら医学生と話し合ってみましょう．

事例1：ビーズのストラップ

保健室登校7カ月の中学1年生女子Mさん

健康相談：筆者は毎月定期的に健康相談を行っています[1]．あるとき，養護教諭を通じて保護者から依頼がありました．Mさんは友人とのトラブルをきっかけとして，夏休み明けの9月から学校を欠席するようになりました．依頼を受けた私（学校医）は10月の健康相談日に，Mさんと母親に会うことにしました．

学校医 不登校，保健室登校事例は珍しくありません．最初はMさんが私に会ってくれるか，また会うことがプレッシャーにならないか心配でした．だから無理強いしない範囲で，彼女が一番好みそうな環境設定を心がけました．

❶ 初対面

生徒たちが出入りしない時間帯に，保健室（図2）で養護教諭と一緒に会いました．私は事前に情報を入手し，趣味（ビーズとサッカー）の話題から入りました．Mさんは最初目を伏せて何もしゃべりませんでしたが，私が用意した「ビーズの犬」（市販のペットボトル茶のオマケ）を見せたら，表情が少し和みました．そして犬をMさんにプレゼントしました．Mさんは，お返しにビーズのお人形を作ってくれるそうです．

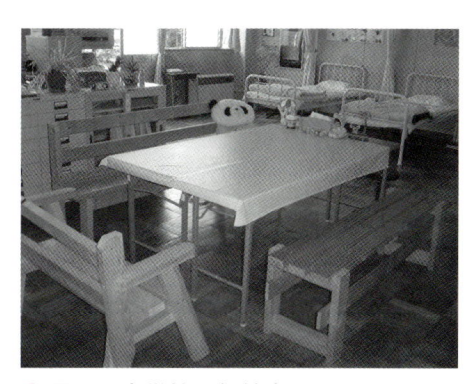

● **図2　中学校の保健室**
椅子や壁飾りなど，生徒たちの手作りです．

医学生A 具体的にどのような話をなさったのですか？
学校医 学校の話は一切しませんでした．私もサッカーが好きなので，養護教諭と母親と世間話をするような感じでサッカーの話をし，偶然イタリアの話題になりました．私が「ACミランのユニフォームは赤と黒の縦縞だね．赤はイタリア語でロッソ，黒はネロ．だからミランの愛称は，ロッソ・ネロさ」などと色の話をしていたらMさんが突然，「あ，ビーズの色も，そう言うよ」…しゃべってくれた！

❷ 経過

　Mさんは保健室登校が定着して，徐々に保健室にいる時間が長くなっていきました．そこにはいつも養護教諭がいるので彼女は安心して自習ができました．2回目に会ったとき，Mさんと母親と私（学校医），養護教諭の間では「本人が教室に行くと言うまで**待つ**」という方針を立てました．

> **医学生A** いつまで待てばいいのでしょうか．
> **学校医** 方針通り本人が行くと言うまで**待つ**つもりでした．ここで注意しなくてはいけないのは，学校医の職務[2,3]は，あくまでも健康相談までであることです．もし医療が必要ならば，かかりつけ医あるいは専門医に紹介しなくてはいけません．でも今回は彼女が他機関受診をとても嫌がったことも含め，毎月定期の健康相談で経過観察することにしたわけです．

❸ 振り出し

　しかし，落とし穴は突然現れました．11月，学校が強行突破をしてしまいました．誘い文句巧みに授業に出させてしまったのです．Mさんは当然翌日，学校に来ませんでした．…学校との連携不足，意志疎通の不徹底は，橋渡し役である私（学校医）の責任であると思いました．養護教諭も同様に悲しみました．

❹ 再出発

　その翌日，Mさんは母親と一緒に午後から保健室に来てくれました．私は偶然ほかの用件で学校にいたので，そのとき保健室で会うことができました．Mさんはブルブル震えていました．私と養護教諭はすかさず，「よく来たね〜！」と笑顔で讃えました．するとMさんは，鞄の中をモゾモゾと，何かを探し始めました．そして，ビーズで作った小さなかわいいペンギンのお人形（図3）を，私と養護教諭に手渡してくれました．…あの日約束したビーズの

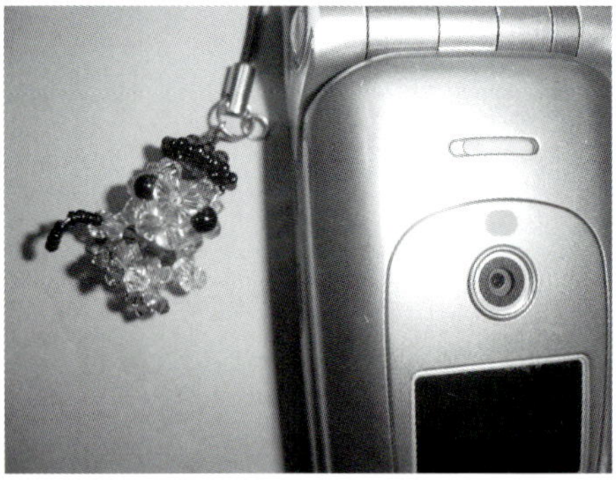

● **図3　携帯電話のストラップ**
ビーズのペンギン人形．

人形です！私はものすごくうれしくて「ありがとう，上手だね〜」って言いました．そしてさっそく携帯電話のストラップにつけました．Mさんはちょっと得意そうな顔になりました．彼女はいつでも渡せるように，鞄に大切にしまっておいてくれたのです．しかも，こんなに辛い状況のときなのに…．Mさんは，翌日以降も保健室に来てくれました．

> **医学生A** 学校のなかに信頼できるというか，落ち着ける場所のようなものがあったわけですね．そういった環境を築けた先生方はすごいと思います．

学校医　安全基地はとても大切だと思います．学校もこのとき以来，保健室の意義を再認識しましたし，母親も「雨降って地固まる」と解釈し，徐々に信頼関係が広がっていきました．

❺ 学校の対応の変化

学校は特別にビーズを保健室に持参することを許可しました．昼休みの保健室はビーズ作りの友達が集まるようになり，Mさんは作りかたを教えたりもしました．そして教頭先生をはじめ，授業が空いている先生が個別指導をしてくれました．こうして次第に彼女は学校になじみ，養護教諭や教頭先生や家庭科の先生の後をピョンピョンついていったり，トイレ掃除や学校行事の準備を手伝ったりするようになっていきました．私も「通りすがりの学校医だよ」と言いながら，保健室へ行きました．私の胸にはいつもビーズのストラップ．

学校医　学校がまとまると，こうもよくなることを知りました．スクールカウンセラー（週2日出勤）との連携も見逃せません．私はMさんが作ってくれたストラップを身につけて，「いつも応援しているよ」というメッセージを送り続けました．

❻ 変化

その後Mさんは学期の区切りのたびに自分で目標を設定するようになっていきました．そして7カ月が過ぎた3月末に動きがありました．春休みを前にして部活動を変えて新たな学校生活を過ごせるように準備し始めたのです．しかもほとんど自分で手続きをしました．新年度から新しい教室に行くことに決めたそうです．

学校医　ここでも養護教諭の助言が特筆されます．「トイレ掃除一緒に行こうか」とか，「新学期はどうなっていたらいいだろうね」とか，Mさんと毎日過ごすことによって，彼女がしたいことが読めるようになっているのです．とにかく**親身**でした．このようにMさんを中心にみんながお互いを信頼し，支えあえたからこそ，頑張れたのだと思います．

❼ 現在

4月からMさんは2年生．クラスも部活動も変わり，4カ月が経ちました．保健室に行っても，彼女に会わなくなりました．元気な証拠です．…今私の胸に，ビーズのストラップはありません．一足先に卒業しちゃったみたいです．

医学生A　女の子もよく頑張ったと思いますし，私が先生の立場だったら，きっとこういった女の子の頑張りを見ることで，こっちが励まされたりするのだろうなと思いました．

学校医　その通りです．「Mさん頑張ったね，どうもありがとう！」って言いたいです．彼女はこれからも困難と立ち向かうことがあると思いますが，そのとき今回の

経験が生きてくると思います．私も，みんなで**連携協力**すれば，よくなることがあることを体験できたことが財産になりましたし，そこに関与することができて幸せです．

事例2：先生，お腹が痛い

> **話を聴いたら，腹痛が治った小学校2年生女子Jちゃん**
> 概略：Jちゃんは2月5日から喉の痛みを自覚していました．熱はないのですが辛かったのだそうです．だから家で親に言いましたが「かぜだね」と言われただけでした．8日からお腹が痛くなりました．9日は学校に行きましたが2時限目から気持ち悪くなり，お腹も痛くなり，保健室のベッドで横になりました．でもその日はたまたま学校医の健康相談日だったので，養護教諭の勧めにより，飛び入りで健康相談に参加しました（図4）．学校医の診察の結果は咽頭が少し赤いものの，胸部・腹部など異常はありませんでした．でも学校医が話をよく聴くと，数日前からの体調不良の訴えに対して，親が真剣に話を聞いてくれず，だんだん心配になっていったことが判明しました．

❶ 診断と経過

診断は心因性の腹痛でした．

学校医が丁寧に診察し，話をよく聴いたことが女子の心を晴れやかにし，腹痛や嘔気を消失させました．「大丈夫みたいだから授業を受けてから帰ろうか」と言ったら，「はい！」と元気よく返事し教室に戻りました．翌日以降も元気に登校しています．

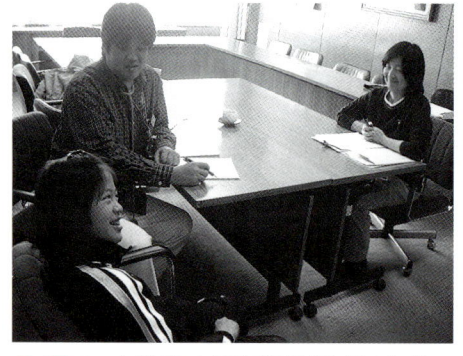

● 図4　小学校の健康相談（事例1年後の再現写真）
撮影：メディカル朝日　舘野　綾氏．

学校医　なぜ，このように断言できるかと言いますと…相談者は，実は，私の娘（次女）でした…．私は予期せぬ相談者に大変驚きましたが，忙しさを理由に自分の子ども（家庭）を後回しにしていたことが，すぐにわかりました．**親なのに親身に接していなかったことを思い知らされ**，猛反省したケースでした．その後は，まず家庭で子どもの話を聴くように努めています．

医学生B　わかりやすくて，ちょっと痛くて，そしてちょっと勇気が湧きました．勇気が湧くのは，自分にもできると思うし，したいと思えるからです．また，親ってこんなに影響力があるんだな，とか，お話を聴くことの重大さとか，子どもの

学校医：素直さというか，可愛さというか，はかなさとかも感じました．そう感じてくれることがうれしいし，救われた気分です．子どもはガラスのように壊れやすい宝物です．でも自分が壊れないように（無意識に），家庭や学校で何かサインを出しているのですね．大人が気づかなくてはいけません．でも学校ではそのサインを見つけようとした学校医が，家庭では軽視していたという事実は，悲しい笑い話です．まだまだ修行が足りません．大切なことを教えてくれたJちゃん（次女）に感謝いたします．

学校医は健診のとき，何に気をつける？

定期健康診断（以下健診）は，すべての学校医がかかわります．このうち内科健診は脊柱健診・結核健診の項目もあり，さらに成長・発達障害・心の問題など年代別の配慮も要しますが，ここでは筆者が健診のとき普段から留意していることを示します．

必ずチェックすべきこと

- ☑ 健診は，養護教諭との事前打ち合わせが重要．
- ☑ 健診は，あいさつに始まり，あいさつに終わる．
  健診時は，笑顔で応対する．
- ☑ 健診時は，その場で相談したり，病名を告げたり，結論を急いだりしない．
- ☑ 1. プライベートなことは，個別の健康相談につなげる．
  2. 全体的なことや評価は，学校保健委員会で話し合う．

以上は健診の位置づけ，プライバシー，人と接すること，学校医職務の流れ（図5）を考えればわかると思います．すなわち学校医は，ただ健診をすればいいのではなく，**子どもたちが楽しく有意義な学校生活を送れるように管理する者**，というわけです．

このように心がけていると，中学校の健診がこう変わります．

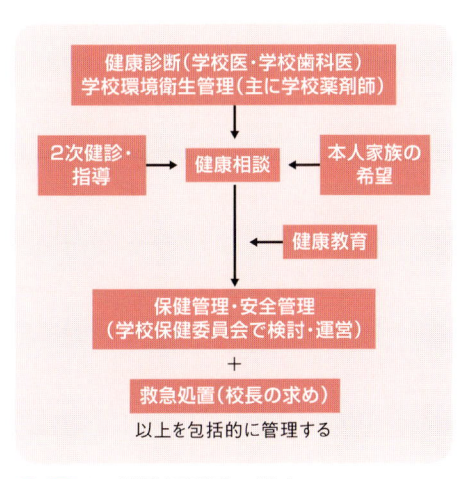

● 図5 学校医職務の流れ

…3年2組の健診直後，「岩田先生，来てください！」と養護教諭に呼ばれたので，あわててカーテンの裏側に行ってみると，男子全員が横一列にずらっと並んでいました．そして学級委員の号令で「ありがとうございました〜（礼）！」だって．私はうれしくて，感動して，みんなに向かって自然に拍手をしていました．すると生徒たちみんなも，笑顔で拍手を返してくれました．養護教諭も拍手をしていました．翌日この感動を賞状にしたため，校長先生に報告しました（図6）．校長先生も大変よろこび，全校集会で表彰してくれました．どんなに忙しくても，笑顔を絶やさぬように接している学校医への，子どもたちの答えなのかもしれません．すがすがしい五月晴れのひとときでした．（お勧めテキスト1「学校医は学校へ行こう！：拍手が起こる健康診断」から引用，一部改変）

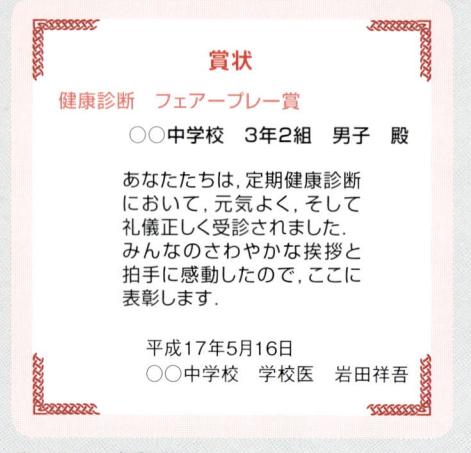

賞状

健康診断　フェアープレー賞

〇〇中学校　3年2組　男子　殿

あなたたちは，定期健康診断において，元気よく，そして礼儀正しく受診されました．みんなのさわやかな挨拶と拍手に感動したので，ここに表彰します．

平成17年5月16日
〇〇中学校　学校医　岩田祥吾

● 図6　**表彰状**

後日談ですが「いつも声をかけてくれる学校医さんに御礼を言おう」と，生徒たちだけで話し合っていたのだそうです．いじらしいですね．もう学校医，やめられません．

プロに聞きたい！ Q&A

Q1　学校医はいつ仕事をしているのですか？

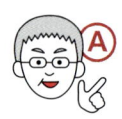

A　あらかじめ日時を決めて学校へ行きます．昼休み時間や休診日（研究日）を有効に利用することが多いです．どんなに忙しくても，日常診療（生活）のなかで学校医活動をコントロールすることはできるはずです．健康相談は，**子どもたちのホームである学校**（話しやすい環境）で行うところに，特徴と意義があると思います．

Q2　学校医とかかりつけ医（プライマリ・ケア医）との関係は？

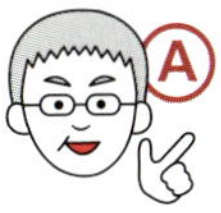

A：学校医は，かかりつけ医より一歩手前の**予防的，応急的な位置づけ**にあることを意識すべきです．もし困難な事例に遭遇したら，治療するのではなくトリアージ（振り分け）します．健康相談の結果はかかりつけ医にも読んでいただくように伝えますし，必要なら紹介状を書きます．かかりつけ医，専門医との連携はとても重要です．

さいごに

学校で活動する学校医のイメージが，膨らみましたでしょうか．ぜひ学校へ行ってみてください．実際の研修（実習）においては今回の事例のようなプライベートな部分へまでは介入できないと思いますが，今の時代における小児科診療に必要な（大切な）ものを，きっと見つけることができると思います．みなさんも，**宝探し（子どもの笑顔**探し）をしてみませんか．

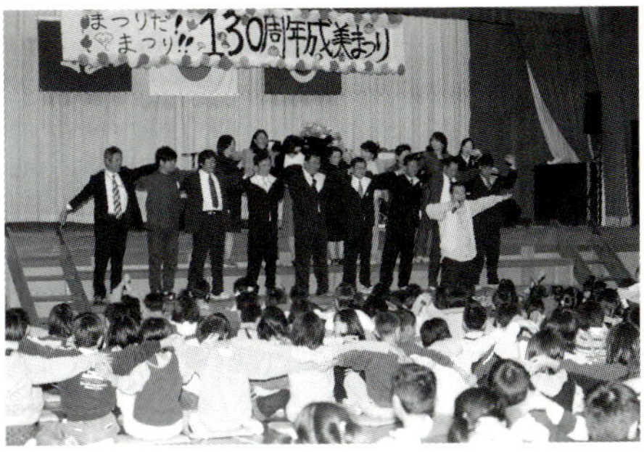

● 図7 小学校でのユズリン（中山譲さん）学校コンサート
フロアは子どもたち．壇上は先生方．前列向かって左から2人目が筆者．

COLUMN 読み聞かせデビュー

6月のある朝，読み聞かせボランティアとして学校に行きました．私は読み聞かせは初めてなので，チャレンジャー精神で臨みました．読み聞かせの最中は，子どもたち（1年生）の笑顔と熱い視線を強烈に感じ，心地よかったです（図8）．読み聞かせを終え，医院に戻りました．朝から気分よく診療ができました．子どもたちも気分よく授業を受けているかな．

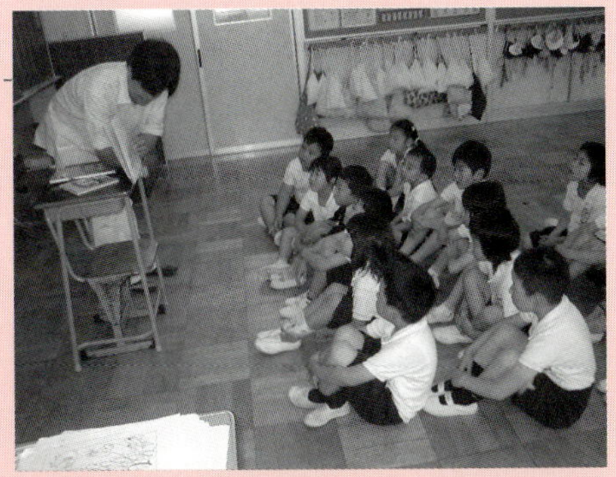

● 図8 読み聞かせデビュー（小学1年生）

お勧めテキスト
1）「学校医は学校へ行こう！拍手が起こる健康診断」．（岩田祥吾，他編），p212，医歯薬出版，2006
2）「学校医の手引き第2版」．（日本医師会，編），p125，協和企画，2004
3）「成育の視点に立った学校保健マニュアル」．（田原卓浩，編），p336，診断と治療社，2005

Profile 岩田祥吾 Shogo IWATA
南寿堂医院
1959年生まれ．内科医として11年間大学病院に勤務後，故郷へ戻り開業した（父の後継）．開業と同時に学校・園医も継承した．しかも保幼小中高つまり0〜17歳のすべての年齢の子どもたちと接することになり，最初は大変戸惑った（勤務医から開業医への転換だけでなく，小児科プライマリ・ケアや学校保健の勉強を余儀なくされたから）．勉強しながら学校に通って11年目．現在は日本外来小児科学会での活動（特に学校医）にライフワークを感じている．

第3部 小児診療の醍醐味！
小児プライマリ・ケアで必要な診療のワザを達人に学ぶ

7 話したがらない思春期の患者さんにどう対応するか

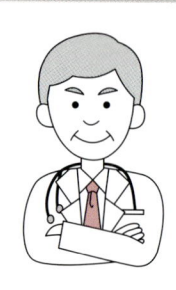

関口進一郎

> **Point**
> - 思春期になると，患者さん自身から個別に話を聴く時間を作ることが必要な場合があります．親に知られたくない秘密をもつようになる時期だからです
> - 患者さんの答えやすい質問から尋ねていきましょう．具体的な質問から抽象的な質問へ，家族や友だちのことを尋ねてから本人自身のことを尋ねる，というように
> - 背景にある心理社会的な問題やハイリスク行動のスクリーニングも大切です．性行動や薬物乱用，自殺念慮の有無などは，積極的に質問して初めて明らかになるものです

はじめに

　思春期の患者さんのなかには，うつむいて黙りこんでいたり，イライラして不機嫌で目を合わせずに座っていたり，質問に対する答えも「フツー」，「ベツニ…」，「ビミョー」といった調子だったりと，コミュニケーションのとりづらい人がいます．このような態度や行動をとることは思春期の発達過程においては，全く正常なこともあります．彼らが抱えている問題が，そのような態度や行動にさせていることもあります．なかなか話したがらない思春期の患者さんとの面接には，ちょっとしたコツがあり，工夫が必要です．そうしたコツや工夫は，どの年齢の患者さんを診るときにもきっと役に立つことでしょう．簡単な症例を示しながら，思春期の患者さんとの面接のコツを解説しましょう．

症例

　14歳のKさんは母親に連れられて来院した．母親によると「2週間ぐらい前から頭が痛い，背中が痛いといって具合が悪く，学校に行けなくなった．早く学校に行けるようになってもらいたい」という．Kさんは，体調はどうかと尋ねられると，「ふつう」と答えた．また，どこか具合の悪いところはあるかと尋ねられると，「べつに」と答えたまま黙ってしまった．

具体的な対応を考えてみよう！

指導医：Aさんが面接を担当した症例ですね．Kさん親子に話を聴いてどうでしたか．

研修医A：親子一緒に話を聴いたのですが，ほとんどお母さんから話を聴いている感じでした．Kさんに話をしてもらおうと質問を向けてみたのですが，「ふつう」とか「べつに」とか言うばかりで，そこで会話が止まってしまいました．

指導医：話を聴くのに苦労したようですね．Kさんはどうして話をしてくれないのでしょうね．

研修医A：私がお母さんから話を聴いている間，Kさんはお母さんに背を向けるようにして座っていました．お母さんの言うことを聞きたくなかったのかもしれません．

研修医B：そもそも病院に連れてこられたことが不本意だったのかもしれないですね．

指導医M：面接のときに親子の様子に注目したのは重要な点です．本人が嫌がっているのに親が無理に連れてきたのだったら，Kさんは話をしたくないでしょうし，お母さんの話も聞きたくないでしょうね．では，どのようにしたらKさんの話をもっと聴くことができるでしょうか．

研修医B：お母さんに部屋の外で待っていてもらって，Kさん1人と面接したらどうでしょう．

指導医：そうですね．親と離して個別に面接をすることは，思春期の患者さんでは大切です．思春期になると，子どもは親と違う自分の考えや，親の前では言えない秘密をもつようになるからです．

研修医A：そのような場面を作っても，話してくれるかなあ…．さっきのように「ふつう」，「べつに」という言葉しか返ってこないような気がします．

指導医：別の10代の患者さんがこんなことを言っていました．「『調子はどうだ』とか『体調はどう』と聞かれるのがウザイ．どうって聞かれても困る」と．

研修医A：答えづらい質問なのですね．

研修医B：医療面接では closed question よりも open-ended question の方がよいとされていますが，そうとも限らないのですか．

指導医：今回の症例のKさんのように，なかなか話をしてくれない患者さんには，比較的答えやすい質問から始めるのがよいでしょう．例えば「夜は何時に寝て，朝は何時に起きますか」とか「通学には何分くらいかかりますか」というように．質問に答えてくれるようになってきたところで，徐々に彼らの感じている具合の悪さや，彼ら自身の考えを説明してもらうようにしていきましょう．

研修医B：親に連れてこられた，と思っていると，それでもなかなか話をしてくれないかもしれません．

指導医：例えば「あなたは，自分は病院に行きたくないのに親に無理に連れてこられたと思って，怒っているのかもしれないね」というように，Kさんの気持ちを想像して，代わりに言ってあげるとうまくいくことがありますよ．

研修医A：面接していて沈黙が続いてしまうことがこわいのですが…．

研修医B：そうそう，いろいろ質問をしても相手が答えてくれないと焦ってしまう．

指導医　私たちは答えがすぐ返ってこないで静かになってしまうと焦ってしまうものですね．でも，患者さんが考えをまとめるのに時間がかかっていることもあるでしょう．**答えが返ってくるまでしばらく黙って待つ余裕も，私たちには必要ですね．**さて，Kさんは頭や背中の痛みのために学校を休んでいるようですが，家ではどのように対応していたのでしょうか．

研修医A　お母さんは毎朝7時にKさんに声をかけて起こそうとするのですが，Kさんは頭が痛いと言って起きられないようです．無理に起こそうとするとお母さんは蹴られたり叩かれたりするので，そのまま寝かせておく．そうすると昼ごろになってようやく起きてくる．夕方から夜には元気が戻ってふつうに生活しているようです．

研修医B　午前中の調子が悪いようですね．Kさんは学校に行きたくないのでしょうか，それとも具合が悪くて学校に行けないのでしょうか．

指導医　それはいい質問ですね．**身体的な体調の悪さのために生活に支障をきたしているだけなのか，身体の症状の背景に心理社会的な問題があるのか，**ということですね．思春期にはこれらを総合的に考えることが重要です．

研修医A　お母さんは，クラブ活動の友だちとKさんとの間でトラブルがあって，そのことがきっかけで学校に行きたくないのではないか，と考えているようです．でもKさんは「それは関係ない」と言いました．

指導医　Kさんはお母さんの考えをはっきり否定したのですね．そうすると，Kさん自身の考えを聴いてみたくなりますね．

研修医A　お母さんがそばにいない方が，きっとKさんにとって話しやすいと思います．

指導医　では，今度面接するときにはそういう場面を作ってみるとよいでしょう．

研修医B　Kさんの考えをどうやって尋ねたらいいのでしょうか．

指導医　子どもの希望を聞く方法として，こんな質問のしかたがあります．例えば，**「あなたは毎朝7時にお母さんに起こされているようだけれども，お母さんにどのようにしてもらったら，あなたはもっと楽になるのだろう」**と訊いてみます．「朝はゆっくり寝かせてほしい」，「起きる時間を自分で決めさせてほしい」などと答えが返ってくるかもしれません．ほかには3つの願い事を訊く方法があります．**「願い事が3つ，何でも叶うとしたら，あなたは何をお願いしますか」**と尋ねるのです．

研修医A　願い事を3つ答えてくれないときにはどうしたらよいのでしょう．

指導医　数はいくつでもいいのです．願い事の内容に注目しましょう．「何にもない」，「別の星に暮らしたい」，「自分の部屋が欲しい」，「何もかもが変わってほしい」，いろいろな答えが返ってきます．願い事の内容がポジティブかネガティブか，空想的か現実的かは，子どもの心理状態や思考能力の発達段階を推測する情報の1つになります．

研修医A　思春期の患者さんの面接は難しいですね．

指導医　患者さん自身からできるだけ多くの情報を得ることが重要なのは，成人患者の

場合と変わりません．なかなか話したがらない彼らから話を聴くためには，親と離して個別に面接したり，質問の方法や内容をうまく選択したりする工夫が必要です．初めは面接に時間がかかるでしょう．次に何を質問すればいいのか迷ってしまうこともあるでしょう．思春期の患者さんと出会うたびに，彼らが困っていることや悩んでいることを理解しようと努め，患者さん自身の声を聴こうと努力を重ねていくと，次第に思春期の患者さんとのコミュニケーション・スキルが磨かれていくことでしょう．

対応のまとめ

　思春期の患者さんの健康問題には，成長や性成熟に関する問題，心理社会的な問題，性行動や薬物乱用など行動の問題など思春期特有の問題があります．思春期は，親の保護監督を受けつつ，自立に向けて成長していく時期です．患者さんは未熟ながらも，親とは異なる自分自身の考えをもって行動するようになります．診療では，患者さんが思春期の発達段階（表1）のうちどの段階に位置しているのか，おおよそ把握しておくとよいでしょう．思春期の前期から中期には，次第にはっきりとした自分の考えを抱くようになりますが，まだ自分の言葉でうまく説明することができません．憮然とした表情で親の説明を聞いている患者さんには，「今，お母さんが話したことはどこか違うと感じている，でも自分でもうまく説明できない，そんな感じなのではないかなあ」と彼らの気持ちを代弁するとよいかもしれません．

● 表1　思春期の各時期における中心的な課題

項目	思春期前期	思春期中期	思春期後期
年齢	10〜13歳	14〜16歳	17〜20歳以降
性成熟度※	1〜2	3〜5	5
身体発育	二次性徴の発現；成長加速の開始；ぎこちない言動	身長の伸びが最大；体型・体組成の変化；にきび；体臭；初経；精通	成長は減速する
性	性への関心は強いが性行動には及ばない	性衝動の高まり；性行動の試み；性的志向への疑問	性同一性の固定
認知・道徳	具体的思考；保守的な道徳観	抽象的・論理的思考の始まり；道徳規範への疑問；自己中心的	理想主義的；絶対的な価値規準や真理を求める傾向
自己像	身体の変化に関心が集中する；体裁を気にする	自分が魅力的かどうかを気にする；内省の深まり	比較的安定した身体像
家族関係	自立しようとする試み；両価感情	自立性獲得への努力が続く	実質的に独立するが，家庭は安全基地であり続ける
仲間関係	同性の集団をつくる；画一化；徒党を組む	デートを始める；同性の集団の重要性は低下する	親密さを増す；場合によっては将来を誓い合う
社会とのかかわり	中学校への適応	自己の技能を評価し，目標達成の見込みを評価する	進路の決定（退学，大学進学，就職など）

※性成熟度は主に，乳房と恥毛の発育を1〜5度に区分して記載する．
文献1から引用，筆者訳．

● 表2　思春期患者に尋ねることのある心理社会的情報

大項目	小項目
Home 家庭	・家族構成〔家族の年齢(生年月日)，健康状態，同居・別居の別〕 ・親の職業，学歴 ・親・兄弟姉妹との関係 ・家庭内での患者さんの立場や役割 ・家庭内の変化の有無(結婚，別居，離婚，失業，転居，転校，誕生，病気やけが，死別，海外生活など)
Education 教育	・学校名，学年，クラス，担任の名前 ・学業成績 ・得意な教科，不得意な教科 ・出席・欠席・遅刻・早退の日数 ・学習塾，習い事の種類，曜日，時間 ・将来の進学目標
Activity 部活動・交友関係	・所属しているクラブ活動の名称，活動日，時間 ・スポーツ ・アルバイト ・趣味・特技 ・交友関係
Drug 薬物	・タバコ，アルコール，薬物の使用経験 ・仲間の薬物使用状況 ・仲間から薬物を勧められたことがあるか
Sexuality 性行動	・性経験の有無，初交年齢，パートナーの数 ・避妊や性感染症の予防を実践しているかどうか ・妊娠や性感染症の既往 ・性的虐待の経験の有無
Suicide/ depression 精神状態	・自己像，自尊感情 ・不安，恐怖，抑うつ状態の有無 ・自殺願望や自殺企図の経験
Safety 安全	・凶器の携帯 ・シートベルトやヘルメット着用状況 ・虐待や暴力による危険の有無

　特に慢性の症状を訴えて受診する患者さんでは，生活習慣や月経，心理社会的背景に関する情報収集が重要なことがあります．生活習慣としては，食事，運動，睡眠，排便，スクリーン・メディア利用の状況について尋ねます．女性には初経年齢，最終月経の期間，月経周期の規則性，月経痛の有無などを尋ねます．心理社会的情報については表2のように，家庭，教育，クラブ活動や友人関係，性行動，薬物・アルコール・タバコ，精神状態，安全に関して項目別に整理すると，全体像を把握するのに有用です．

プロに聞きたい！ Q & A

Q1 性行動に関することは尋ねにくいのですが，どのように質問したらよいでしょうか？

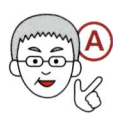

A 保護者のいないところで，秘密を守ることを保証したうえで尋ねるべき質問であることは言うまでもありません．私たちは患者さんに性行動に関して尋ねることに戸惑いを覚えがちです．尋ねられる患者さんもまた，いきなり質問されたらびっくり

するでしょう．前置きの言葉を工夫して，次のように話してみるのはどうでしょうか．

❶ 例1：仲間の性行動についてまず質問したあと，本人の性行動やそれに対する考えを尋ねる

医師 あなたの友だちのなかに，男性とつきあってエッチしたことがあるような人はいますか．あなたはそういう話を聞いてどう思いますか．あなたはつきあっている男性がいますか．

❷ 例2：特別な質問ではなく，全員に尋ねるごく普通の質問であることを強調する

医師 最近，中学生でも赤ちゃんができたということをときどき経験するので，中学生以上の女性には全員に聞く質問なのだけど，あなたはセックスしたことがありますか．妊娠している可能性はありますか．

Q2 思春期の患者さんの親は自分よりも年長ですが，うまく接する方法はありますか？

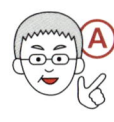

A 年上の親に対して指導しなければならないときに，私たちは緊張してしまいます．「～しないでください」，「～してください」と直接的に指導しようとすると，親の反感を買ってうまくいかないことがあります．

次の例では「～してください」と指示するかわりに，「～してみてはどうでしょう」と提案しています．さらに子どもの気持ちを想像してもらうような問いを投げかけて，親の気づきを促しています．いつもこのようにうまくいくとはかぎりませんが，提案や問いをうまく利用して説得する工夫を試してみてください．

❶ 例1：不登校の中学生の親が，毎朝無理に子どもを起こして学校に行かせようとしています．その対応を不適切と感じているあなたは，毎朝起こすのを止めてもらいたいと思っています

医師 お母さんはこれまで毎朝何とかして起きてもらおう，学校に行ってもらおうと努力してきたのですね．うまくいっていますか．
母親 いいえ，なかなか起きないので結局学校を休んでいます．
医師 それでは，うまくいかなかった方法を一度止めてみるのはどうでしょうか．
母親 起こさなかったら，この子はますます学校に行けなくなってしまいます．
医師 お母さんが，すごく疲れていて休んでいたいときに，まわりから休まないで頑張れ，もっと頑張れ，と言われつづけたら，どう思いますか．
母親 そうですね．お願いだから休ませてくれ，と思います．あ，もしかして私のやっていたことって…．わかりました．無理に起こすのを止めてみます．

COLUMN 親の主訴，子どもの主訴

　思春期の子どもは，親が説明する症状とは別の心配事をもっていることがあります．頭痛を主訴として母親と来院した15歳女性の例を示しましょう．母親の話によると，1カ月前から後頭部の痛みをよく訴える，受験のストレスではないか，ということでした．母親のいないところで話を聴いたところ，彼女はある男性と性関係をもった後，月経がないことを心配しているというのです．このように，思春期では親と子どもの主訴が異なる場合があります．主な受診理由とは別の悩みをもっている可能性についても広く考えながら，思春期の子どもを診察することが大切です．

お勧めテキスト

1) 「思春期医学臨床テキスト」．（日本小児科学会，編），診断と治療社，2008
2) 「今日からできる思春期診療」．（原朋邦，横田俊一郎，関口進一郎，編），医学書院，2007
3) 「10代の心と身体のガイドブック」．（米国小児科学会，編，関口進一郎，白川佳代子，監訳），誠信書房，2007

文献

1) Needleman, R. D. : Adolescence. Nelson Textbook of Pediatrics 17th ed. (Behrman, R. E., Kliegman, R. M. & Jenson, H, B., eds.), pp53-58, W.B.Saunders, Philadelphia, 2004
2) 関口進一郎：思春期の子どもたちの外来診療．小児内科，39：1305-1309，2007

Profile 関口進一郎　**慶應義塾大学医学部小児科学教室**
Shinichiro SEKIGUCHI　臓器別・系統別の専門診療が主体の大学病院で，外来総合診療という立場で仕事をしています．

第3部 小児診療の醍醐味！
小児プライマリ・ケアで必要な診療のワザを達人に学ぶ

8 中高生の身体症状に精神症状が隠れていたらどうする？

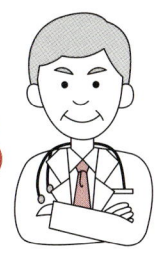

永光信一郎

> **Point**
> - 中・高生は精神症状を自覚，認知，言語化できないことが多いため，身体症状で心の悩みを表現することが多い
> - 中・高生にみられる全身倦怠感，食欲不振，睡眠障害などの身体症状が，ときに思春期のうつ病や統合失調症の症状として前面に出現してくることがある
> - 不慣れな医師は，心をいじらなくていい．小児科医，内科医らしく目の前にある身体症状を診てあげることで自然に心の扉に手が届いてくる
> - 小児科医，内科医は身体症状のなかに隠れた精神症状を見抜けないことはあるが，精神症状のなかに隠れた身体疾患を決して見逃してはならない

はじめに

　中高生が，頭痛，胸痛，腹痛，めまい，立ちくらみ，発熱，食欲低下，倦怠感，視力低下，意識消失，感覚障害，睡眠障害などの身体症状を呈し，諸検査にても異常がなく，症状が長期にわたり，不登校などの生活上の支障を呈してきたとき，初めてそれら身体症状の背景に，心理社会的因子が身体症状の発現に大きく関与している心身症や，うつ病，統合失調症などの精神疾患を疑うようになります（表1）．初期研修医，内科医，若手小児科医の多くは，身体症状の精査を進めるなかでその背景に気づいたとき，「しまった！」と思うかもしれません．なぜなら，"扱いに慣れていないし，時間をとられてしまう"，"誰に相談したらいいのだろう．どうしたら家族は納得して帰ってくれるの…"．忙しい一般外来のなか，時間だけがいたずらに過ぎていきます．そんな医師のために具体的な処方箋を紹介させていただきます．

● 表1　子どもの精神障害にみられる身体症状

精神症状・障害	身体症状
うつ病	睡眠障害，食欲低下（亢進），体重減少，倦怠感，頭痛，腹痛，易疲労感
統合失調症	睡眠障害，食欲低下，倦怠感，腹痛・下痢，耳鳴り
摂食障害	食欲低下，体重減少，食後の胃部不快感，嘔気・嘔吐，便秘，月経異常
解離障害	てんかん様発作，睡眠障害，感覚障害，運動麻痺

絶対に見逃してはいけない精神・身体症状のなかに隠れた身体疾患

症例

中学2年のA子は，「気分が落ち込む，お腹が痛い」と言って受診しました．母子家庭で母親は出稼ぎに行き，祖母が養育を担っていました．自分の気持ちをしっかりと話すことのできるよく気がきく子でした．クラスメートの事故死，校内でのいじめ，教室に入ると視られているような感覚．彼女の不安と腹痛はいつもシンクロナイズしていました．ストレスのためか生理不順を起こすこともありました．彼女に心身相関を説明し，身体症状に沿った内科的薬物療法，カウンセリングを行いましたが，一向に奏効しません．思い切って漢方治療に踏み切ってみました．そして1カ月後…

主治医　漢方…どう…だった？
A子　先生，治りました！
主治医　…（やった！）…
A子　内視鏡手術をして痛みがなくなりました．
主治医　…はぁ？
A子　子宮筋腫と子宮内膜症って病気でした．珍しいねって婦人科で言われました．

彼女はそれ以来，2度と心身症外来を訪れることはありませんでした．精神的な病気と間違われやすい病気にてんかん発作や脳腫瘍や他の神経疾患があります．

心身症の子に出くわしてしまった．さあ，どうする？

研修医A　N先生，1ヵ月前からの立ちくらみを主訴に来院して，めまい，食欲低下があり，OD（起立性調節障害）かなと診ていた中学2年の女の子ですけど，薬も効かないし，やっぱり心身症ですよ．お母さんが言っていましたけど，いじめが学校であるみたいです．あ～苦手だなあ～どうしましょう？
指導医N　ODのサブタイプは何かな？[1, 2]
研修医A　さあ？血圧は低いみたいですよ．
指導医N　家庭の食事は薄味かな？濃いのかな？寝る時間は？
研修医A　さあ？朝起きてないから食べないじゃないんですか．学校に行きたくなくて夜も遅いみたいですよ？どうしましょ，学校のこと．
指導医N　A先生，もう少し体を診ようよ．本人は今，君に語っているのは学校のことじゃなくて，立ちくらみでしょ．きめ細かい身体症状の説明があってこそ，薬も効くのですよ．さあ，もう一度診察をしてきて！

心より体を診てあげよう，触ってあげよう

　医師は，早い時期から身体症状が表面的な仮の症状であって，中核的な要素は精神症状であると気づくかもしれません．主治医の説明で家族が認めても患者さん本人が認めることは少なく，むしろ精神症状の部分に触られることを嫌がる子も少なくありません（小児科を受診する子に限ってですが）．なぜなら自分たちが弱い人間と思われることを恐れているからです．彼らがわずかに表に出すことを許している**身体的な症状を優しく受け止めてあげ，取り扱っていく**と，彼らが心の扉にわれわれを招き入れてくれます．お腹を触ってみてあげてください．意外にも彼らは無防備になり，安堵した様子で診察台に横たわります．

うつ病や統合失調症の子が小児科外来に訪れるのだろうか？ 訪れたら…

　子どものうつ病は，子ども自身が抑うつ気分を自覚，認識，言葉で表現できないことから，全身倦怠感，食欲不振，頭痛，腹痛，睡眠障害などの身体症状が，主体となることが少なくありません．身体症状を取り扱っていくなかで，**体重減少，日内変動（朝悪く夕方から改善），趣味に気持ちが向かわない，集中がなくなり，イライラするなどの症状**があれば積極的に疑う必要があります．また，統合失調症も前駆症状として，**倦怠感や活動性の低下，睡眠障害**を示すことがあります．では疑ったならどうするべきか？ これはやはり自殺予防，治療環境の視点からも**精神科医に診てもらうべき**だろうと思います．子どものうつ病が増えていると言われますが，小児科のフィールドに身を置く筆者にはその実感はありません．身体症状にマスクされたうつ症状を見逃しているのか，身体症状を中心に扱っているうちに潜在的なうつ症状の顕在化を抑えているのか…．しかし，精神的に疲労困憊しているときは子ども自身が，精神科受診を希望していることも知っていてほしいと思います．

プロに聞きたい！ Q&A

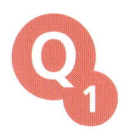

Q1 病棟で心の問題をもつ子を担当することになりました．初めてで，経験したことがありません．何かこれだけは言ってはいけないことはありますか？ 症状を悪くしないか心配です．

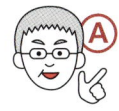

A 医療者が「一般病棟でやりづらい」と感じている気持ちこそ，患者さんたちが「一般世間でやりにくい」と感じている気持ちにほかならないでしょう．小児病棟にうつ病や統合失調症の子が検査，治療で入院してこられることはありません．したがって，絶対に言ってはいけない言葉はないと思います．主治医の純粋な気持ちを伝え

てみてはいかがでしょうか？　患者さんは怒ったり，話をしてくれなくなったりするかもしれません．ときには言葉かけが背中を押してくれることもあります．病棟という小さなコミニュティーであえて葛藤を起こさせ，問題解決能力を養っていくこともできるかもしれません．してはいけないことは，ある言葉かけではなく，このような子を1人で診ていくことだと思います．刺激する人，受け止めてあげる人，役割分担が医療チームのなかで必要です．

さいごに

　身体症状のなかに精神症状が隠れていたらどうするか？　忙しい一般外来のなかでのとりあえずの処方箋について紹介させていただきました．たとえ主治医が精神症状の存在に気づいても，診察室に入ってきた子どもが，身体症状を示すなら，そのことを受け止めてあげてください．子どもたちや家族が，2〜3週間通い続けてこられたら，先生はすでに頼りにされています．負担に思うこともありますが，自分にできることとできないことをはっきりさせておくと抵抗感も少なくなります．心の診療の部門は，専門的知識や技量がなくても，不思議なことに続けていくことで，自然とそれなりの結果が出てくるものです．患者さんを診察することで，子どもの身体症状が消えていくのをあなたが一度経験すると，心の診療に対するアレルギーも消えていくと思います．

COLUMN　子どもの心の診療をめざしている医師へ

　千歳空港での出来事でした．子どもの心の診療をめざす小児科医と精神科医の合同教育セミナーの帰路，セミナーに参加したある女性初期研修医は，息を切らしながらロビーで飛行機の出発を待つ私のもとへ走ってきました．「先生！　私どうしたらいいでしょう！　私は精神科医になって子どもの心に向き合いたいと思っていました．でも，小児科医って，なんて素晴らしいのでしょう！　小児科のフィールドでも働きたい気持ちです！」．精神症状を得意とする精神科では，まだまだ子どもの分野は根づいていません．身体症状を得意とする小児科単科で抱えることのできない症例はたくさんあります．将来ある若い医師が進路を見失わないために，活躍できるフィールドを確保するために久留米大学では精神科と小児科のお見合いをしました．治療文化の異なる両家が最初から結ばれることはありません．夫婦生活と一緒で，お互いを尊重しながら理解を深めあっています．

お勧めテキスト

1）富田伸：「精神科というビョーキ」．西日本新聞社，2006
2）小柳憲司：「子どもの心療内科」．新興医学出版社，2007
3）富田和巳：「小児心身医学の臨床」．診断と治療社，2003
4）傳田健三：「子どものうつ病　見逃されてきた重大な疾患」．金剛出版，2002

文献

1）日本小児心身医学会研修委員会ワーキンググループ：小児起立性調節障害診断・治療ガイドライン2005．子どもの心とからだ，15（2）：89-143，2007
2）小児起立性調節障害診断・治療ガイドライン2005．「小児心身医学会ガイドライン集」，（日本小児心身医学会，編），pp 1-54，南江堂，2009

Profile

永光信一郎
Shinichiro NAGAMITSU

久留米大学医学部小児科学教室
最近，カクレクマノミを飼い始めました．まだ人見知りが強く，水槽の隅で大人しくしています．イソギンチャクとの共生が楽しみです．

第3部 小児診療の醍醐味！
小児プライマリ・ケアで必要な診療のワザを達人に学ぶ

9 児童虐待

虐待される子どもたちの小さな叫びを聞き逃さないために

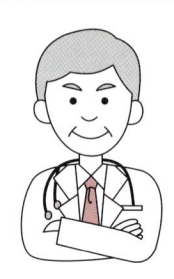

大部敬三

> **Point**
> - 乳児が交通事故以外の外傷で来院した際，常にその月齢の運動機能発達を考慮し虐待を念頭において診療に臨む姿勢が大切です
> - 見逃されやすいネグレクトの発見のために，医師やコメディカルさらには子どもの養育に携わるすべての人は，ネグレクトについて熟知しておく必要があります
> - 虐待の疑いがあれば，必ず公的機関へ報告することが法律で義務づけられています

はじめに

　最近は児童虐待をはじめ親族間の虐待や殺人など，家庭内で行われるおぞましき事件の報道が多くなりました．でも小児プライマリ・ケアに携わっていると，それらは氷山の一角に過ぎないことを痛感します．被害にあった子どもの一部は何らかの形で病院の門をくぐることになります．小児科医だけでなく，脳外科，整形外科，歯科，婦人科など小児医療に携わる医師すべては，虐待の早期発見に努め，将来起こりうる致死的局面から子どもを救済する心構えが必要です．今回は救命救急センターでの児童虐待の実例を研修医とともに経験し，児童虐待へのアプローチの第一歩を踏み出しましょう．

日本の児童虐待は多い？？

研修医　日本の児童虐待は多いのですか？
指導医　そうだなあ…，多いとも少ないとも言えるね．厚生労働省の発表によると2006年度の児童相談所での虐待処理件数は38,183件だったそうだ．これは小児人口からすると1,000人に2人の割合で，2000年度のほぼ2倍に増加している[1]．しかし米国保健福祉省の調査による米国2007年度の虐待報告件数は3,359,295件，1,000人に47人，虐待が確認された件数が753,357件，1,000人に11人（10.6人）の割合[2]であったことからすると圧倒的に少ないね．
研修医　その原因は国民性の違いですか？
指導医　むしろ潜在的な虐待がたくさんあるんじゃないかな．日米間の虐待の違いは，

日本ではほぼ50％が**身体的虐待**であるのに対し，米国では60％余りが**ネグレクト**で身体的虐待は17％に過ぎない．日本でも虐待の認識は高まっているけど，ネグレクトに関しては不十分なのかもしれない．**child maltreatment（子どもへの不良な扱い）**を児童虐待と翻訳すると，どうしても暴力的なイメージになってしまうからね．

研修医 医療機関からの報告はどれくらいですか？

指導医 日本では5％，米国では8％，絶対数も考慮すれば医療機関からの報告はまだ不十分．医療機関では加害者と直接かかわりながら被害者の診療をすることが多くなる．確固たる証拠に基づく報告でないと診療に支障をきたす可能性があり，報告の敷居が高くなっていることも考えられるね．日本でも今後さらに虐待が増加していくことが予想され，もっと報告への敷居が低くなるような環境整備が必要だと思う．

症例1：ベッドから転落した3カ月男児

3カ月男児．50 cm高のベッドから転落しうつ伏せでグッタリしたため，と母親が付き添い搬送されてきた．子どもは啼泣なくグッタリし，意識はJCS（Japan coma scale）の100〜200（刺激をしても覚醒しない状態），ときおり下肢にペダリング動作がみられる．頭皮の外傷はなく，左眼瞼周囲にかすかにあざがある．頭部CTスキャンで左頭頂葉の前内側の硬膜下，くも膜下，脳実質内に及ぶ出血，不明瞭な皮髄境界と側脳室の圧排を認め（**図1**），眼底検査で両側眼底出血，骨Ｘ線で右尺骨遠位端，右背部第5，6，7肋骨の骨折（**図2**）が認められた．

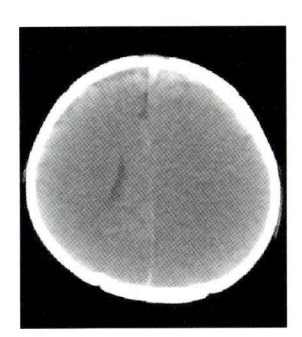

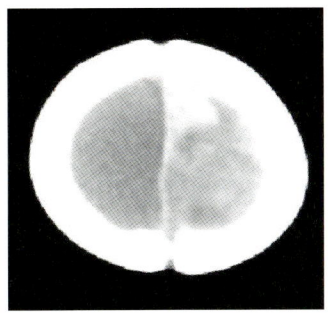

● **図1 硬膜下血腫**
くも膜下出血と脳実質の出血も認める

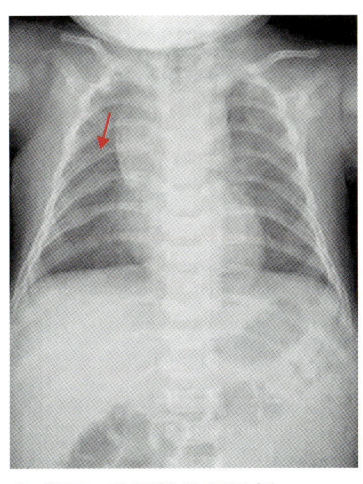

● **図2 陳旧性肋骨骨折**
右5〜7肋骨 →

研修医　この程度の高さからの転落でも頭蓋内出血が起こるのですか？

指導医　落下の高さを論じる前に小児の運動機能の発達を思い起こしてみよう．この年齢はようやく頸が座り始める頃で，寝返りをうつようになるのは2～3カ月先になる．子どもが自ら転落することは起こり得ないことじゃないか．

研修医　虐待ですよね．犯人は母親，それとも父親…？

指導医　何が原因であれ，小児の頭部外傷では**硬膜下血腫**が圧倒的に多い．特にこの子のようにびまん性軸索損傷を伴っている場合は，激しい揺さぶりにより脳と硬膜間の架橋静脈が断裂する **shaken baby syndrome** か，頭部をベッドや壁などに叩きつけて起こった可能性が高い[3]．多発性の**網膜出血**を伴う場合は虐待の可能性が高いので，必ず眼底写真を撮っておくように．

研修医　**あざ**も大事な所見ですよね．

指導医　そう，色調や形を正確に記載し，写真撮影しておくことが大事．

研修医　骨折は今回の頭部外傷と関係しているのですか？

指導医　仮骨形成があるから，すでに1カ月ほど経過しているだろう．以前から慢性的な虐待があったと考えられる．虐待ではよく**多発骨折**がみられるので，必ず全身の骨X線を撮ること．骨シンチグラフィーも役に立つよ．

研修医　虐待のときほかに注意しておくことはありますか？

指導医　**腹部外傷**による死亡も多く，診断の遅れもその原因と考えられている．必ず腹部の画像や生化学検査を行い，肝胆膵，脾臓，尿路，消化管の損傷の有無をチェックしておくべきだね．そして病歴から検査所見に至るまで詳細に記録しておくことが必要だ．

研修医　病歴聴取のポイントは何ですか？

指導医　中立な立場で病歴を聴取し，そのなかに**不自然さ**，**矛盾**，**曖昧さ**，**不一致**，**不相応**，**責任転嫁**を見出していくこと，保護者の振る舞いにも注目し記録しておくこと[4]．

研修医　警察に連絡しますか？

指導医　いや，まず各居住地区の児童相談所などの公的機関に報告し，早急に子どもの安全確立に向けて協議し，連携して対処していくことになるね．

●まとめ

交通事故など原因の明らかな外傷でない場合，次のような所見は身体的虐待を示唆します．
- 矛盾した病歴，医療機関受診の遅れ，年齢不相応な外傷
- 皮膚外傷：特に臀部，腰背部，外陰部，大腿部，頬部，口唇，耳介の挫傷，咬傷，擦過傷，裂傷，刺傷，緊縛痕
- 熱傷：境界明瞭な熱湯熱傷，多発性深部熱傷，タバコ熱傷（多発性，四肢，深部）
- 頭部外傷：くも膜下出血，脳実質内出血，脳挫傷，小脳損傷，頸椎損傷を伴う硬膜下血腫
- 眼底出血
- 骨折：骨幹端骨折，肋骨骨折，異なる発生時期の多発骨折

・腹部損傷：肝臓，膵臓，脾臓損傷，胃腸穿孔，腸壁内血腫

症例2：凍傷の1歳7カ月女児

1歳7カ月の女児がしもやけのため母親に連れられてやってきた．四肢末端は暗赤色，足指の付け根に壊死を伴う潰瘍がみられ（図3），身長・体重とも5‰未満，皮下脂肪は薄く，肋骨が隆起している．お座りはできるが，つかまり立ちはできない．無表情で点滴するときも啼泣なく硬い表情のままである．母親によると今月初めから手足に凍傷はあったが，靴下は履かせず，ブレーカーが降りるので暖房器具はつけていないとのことであった．40週2,600 g，2卵性双胎の第1子として出生し，生後3カ月時に心房中隔欠損を指摘されている．生後5カ月時鎖骨骨折，10カ月時顔面熱傷，1歳4カ月時にバスタブでの溺水の既往がある．

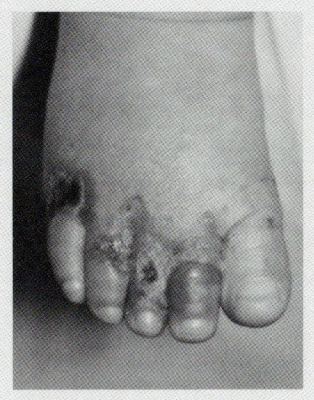

● 図3　凍傷

研修医：ネグレクトが疑われますね．

指導医：確かに…．でも心臓，腎臓，代謝，内分泌，消化器，感染，遺伝性疾患なども鑑別しておかないといけない．

研修医：ネグレクトに該当するのはどのような状況ですか？

指導医：定義では，児童の心身の正常な発達を妨げるような著しい減食または長時間の放置その他の保護者としての監護を著しく怠ることとされている[5]．必要な医療を受けさせない，家や車に放置する，食事を与えない，不潔な衣類や環境に放置する，学校へ登校させない，必要な愛情を与えないなどがそれに該当する．むろん捨て子や親子心中もね．

研修医：ネグレクトを受けている子どもには特徴がありますか？

指導医：この子にみられるような**発育発達不良**，**痩せや脱水**，**精神発達の遅れ**，**無意思**，**無気力**，**無表情**，**過度の緊張**もそうだね．汚れたままの衣類，入浴していないからだ，歯磨きしていない虫歯の多い口腔などがみられること，多動であったり，親子関係に距離が感じられることもある．病状が親の訴え以上に悪いことが多いね．

研修医：どのように対処したらいいでしょう．

指導医：子どもの安全確保のため保護入院になることが多い．そのうえで子どもに治療を施し，偏見なく保護者に説明していくべきだろうね．また速かに児童相談所などの公的機関に連絡し，その後の対応を関係機関とともに行っていくことが大事だと思う．

研修医 この子には骨折，熱傷，溺水の既往がありますが…．

指導医 ご明察通り身体的虐待の可能性が高いね．ネグレクトだけでなく身体的，性的虐待が併存していることもあるから要注意！ ネグレクトは身体的虐待のようにポイントとなる局面がなく発見が遅れることが多いから，子ども達が危機的局面を迎えることのないようにわれわれはその特徴を熟知し早期発見に努めないといけない．

プロに聞きたい！ Q&A

Q1 確信がもてないが虐待ではないかと疑ったときはどうするか？

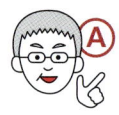

A 公的機関への報告義務が法律で決められており，それが虐待か否かの最終判断は公的機関が行います．医師がまず行うべきことは記録と報告です．根拠となる写真と詳細な記録をとり，とりあえず患者さんの住居地区の児童相談所に連絡することです．できれば1人で対処せず，上司などへ報告し病院のチームとして対処していくとよいでしょう．

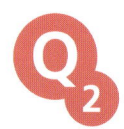

Q2 児童虐待に関する法律は？

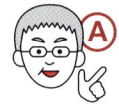

A
1）児童虐待の防止等に関する法律　第六条（平成17年11月7日改正）
児童虐待を受けたと思われる児童を発見した者は，速やかにこれを市町村，都道府県の設置する福祉事務所若しくは児童相談所又は児童委員を介して市町村，都道府県の設置する福祉事務所若しくは児童相談所に通告しなければならない．
前項の規定による通告は，児童福祉法（昭和二十二年法律第百六十四号）第二十五条の規定による通告とみなして，同法の規定を適用する．

2）児童福祉法　第二十五条
要保護児童を発見した者は，これを市町村，都道府県の設置する福祉事務所若しくは児童相談所又は児童委員を介して市町村，都道府県の設置する福祉事務所若しくは児童相談所に通告しなければならない．ただし，罪を犯した満十四歳以上の児童については，この限りでない．この場合においては，これを家庭裁判所に通告しなければならない．

3）医師法　第二十一条
医師は，死体又は妊娠四月以上の死産児を検案して異状があると認めたときは，二十四時間以内に所轄警察署に届け出なければならない．

Q3 代理人によるミュンヒハウゼン症候群ってなに？

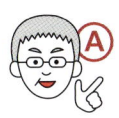

A 周囲の関心を引くために虚偽の病歴や自傷行為で病気を捏造する**虚偽性障害**のうち，身体症状が優勢で慢性的，重篤なものが**ミュンヒハウゼン（Münchhausen）症候群**と呼ばれ，主に母親が自分の身代わりに子どもを患者に仕立てるものが代理人によるミュンヒハウゼン症候群です．母親は子どもの病歴を偽ったり，薬物を使って子どもの健康を故意に害したり，検査標本をすりかえたりして子どもの病気をでっちあげるのです．

Q4 性に関する児童虐待は？

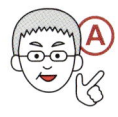

A 性行為を理解できない，社会的にタブーとされる子どもへの一方的な性行為を**性的虐待**といいます．加害者の指や性器による接触，挿入，精神的な性的抑圧などが含まれ，生殖器，肛門，直腸，尿路の感染症や外傷が虐待の徴候となることがあります．**性的暴行（レイプ）**は正当な法的合意なく人に性的接触を行うことで，暴力や威嚇による性行為の強要を含みます．

さいごに

虐待による頭部外傷後にvegetable（植物状態）になる可哀そうな子どもを前にすると，未然に防ぐことはできなかったのかと葛藤し，もし受診歴があれば後悔することになります．児童虐待は身近な問題であるということを十分認識し，後に悔いを残さないためにも強い気持ちで医師としての義務を果たしましょう．

お勧めテキスト
1）Joseph, J. T., Mary, E. F. & Thomas, M. M.：外傷．「小児救急学習用テキスト　原著第4版」，（徳永泰幸，訳），pp260-314，診断と治療社，2006

文献
1）厚生労働省雇用均等・児童家庭局総務課：「市町村における児童家庭相談業務の状況について」．

    2006
    　　　http://www.mhlw.go.jp/houdou/2006/10/h1031-7.html
 2）U. S. Department of Health and Human Services, Administration for Children & Families：「Child Maltreatment」．2007
    　　　http://www.acf.hhs.gov/programs/cb/pubs/cm07/index.htm
 3）Carol, D. B. & Meta, L. C.：児童虐待．「小児救急学習用テキスト　原著第4版」．（大部敬三，他訳），pp316-347，診断と治療社，2006
 4）厚生労働省雇用均等・児童家庭局：「子ども虐待対応の手引き」．2007
    　　　http://www.mhlw.go.jp/bunya/kodomo/dv12/00.html

COLUMN　子どもの"お腹が痛い"を鵜呑みにしない！

　3歳の子どもが"お腹が痛い"ということで来院されましたが，診察でもエコー検査でも異常が見当たりません．念のため腹部X線撮影を行ったところ，なんと立位写真の上端（食道第3狭窄部）にかろうじて円形異物の一部が写っていたのです．結局，誤嚥した**リチウム電池**により食道炎を起こしていました．子どもの言葉による表現力は未完成であることを肝に銘じ，広い視点から診療に臨みましょう．**精巣捻転**も要注意ですよ！

Profile　大部敬三　Keizou OHBU

聖マリア病院小児科
P.75, P.82 参照．

第3部 小児診療の醍醐味！
小児プライマリ・ケアで必要な診療のワザを達人に学ぶ

事故による傷害予防に取り組むとは

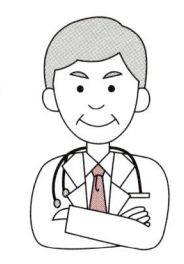

詳細な情報をとることが予防の出発点

山中龍宏

> **Point**
> - 誤飲，やけど，打撲，切り傷などの子どもを診る機会は多い．同じ傷害を何例も診ると，なぜ同じことが起こるのか疑問がわくであろう
> - 「親の不注意」，「決して目を離さないで」と指摘しても何の効果もない．親は十分に注意しており，見ている目の前で起こるのが事故である
> - 「傷害」を健康問題としてとらえ，予防に対して科学的なアプローチを自ら実践する必要がある
> - 予防とは，傷害の発生数・発生率の低下や，重症度が軽減したことを証明することである

はじめに

　小児の死亡原因の第1位は不慮の事故で，研修医の皆さんも子どもの事故の症例を診療したことがあると思います．診療から一歩進んで，事故の予防についてはどう考えているのでしょうか．ここでは，「事故予防」について，初期研修を終えた先生方と話し合いました．

　<登場人物の紹介>
　指導医　卒後33年で，現在，小児科医院を開業しています．約20年，子どもの事故予防に取り組んできました．
　研修医A　卒後3年目．この春に市中病院での初期研修を終えました．
　研修医B　同じく卒後3年目．この春に大学病院での初期研修を終えています．

子どもの事故の実態は

　指導医　子どもの死因のトップは何ですか？
　研修医A　不慮の事故です．
　指導医　そうですね．1960年以降，0歳を除き，1～19歳の死因の第1位は**「不慮の事故」**となっています．今年も，来年も，10年後も，子どもの死因の第1位は不慮の事故なのです．子どもの命にとって最大の敵は，病気ではなく不慮の事故なのです．

今日は，そのような事故の予防について考えてみたいと思いますが，まず，子どもの事故の実態をみてみましょう．研修中に子どもの事故として，どんな症例を経験しましたか？

研修医A 階段から落ちた，薬やタバコの誤飲，灯油を飲んだ，魚の骨がのどに刺さった，自転車で車とぶつかった，などの子どもを診ました．

研修医B 救急外来では私も同じような子どもに会いました．それと，私は大学病院で研修していたので，市中病院から搬送されて来た重症な熱中症とか，プールでの溺水の子もいました．

指導医 よくみられる症例を経験しましたね．しかし，わが国では死亡例を除くと，継続的に得られる事故による傷害のデータはありません．

生まれてから3歳までの間に，医療機関を受診した事故による傷害の経験人数を調べてみると，子ども1,000人あたり延べ791人，すなわち10人のうち7〜8人は3歳までの間に医療機関を受診するような事故に遭遇しています．家庭で処置が必要な事故も入れると，膨大な数の事故が起こっています．あなた方が診たケースもこのなかに入っているわけですが，統計資料にはなっていません．

研修医B いろいろな事故があり，治療もいろいろで，どう取り組んだらいいのかよくわかりませんが…．

指導医 実は**子どもは何カ月，あるいは何歳になったらどういう事故が起こるのか，ほぼわかっています**．例えばタバコの誤飲は物に手を伸ばすようになる6〜10カ月に起こるとか，お風呂での溺水は10カ月〜1歳代に起こるといった具合です．日本中，どこでも同じ頻度で起こっており，1件だけということはなく，同じ事故が何十件，何百件も発生しています．子どもの周りに新しい製品が出回れば，必ず新しい事故が起こります．医療機関，保健センター，保育所，学校など，いろいろなところで子どもの事故の実態調査が行われていますが，毎年，ほとんど同じデータが出ています．

研修医A どういう事故が起こるかわかっているなら，対策もとりやすいですね．

指導医 そう思うかもしれませんが，現実には何も対策が行われていません．子どもが事故を起こすと「親の不注意」，「親の責任」と指摘され，「気をつけてください」，「目を離さないでください」と言われておしまいになっています．ところが，診療の場で話を聞くと，お母さんたちは十分に気をつけていたのです．気をつけていても起こるのが事故なのです．ある調査によると，3歳未満の子どもの事故が起こったとき，8割は保護者がそばにいて，そのうちの6割は見ている目の前で事故が起こっているのです．

研修医A 私も8カ月の誤飲のケースを診たとき，指導医は「危ないものは手の届かないところに置いて，目を離さないでください」と保護者に言っていました．

子どもは発達するから事故に遭遇する

指導医　子どもに事故が多いのはなぜでしょうか．

研修医A　うーん，子どもは何にでも興味をもったり，何が危険かわからなかったり…思った以上のところに手が届いたりするからでしょうか．

指導医　そうですね．一言で言いますと，**発達するから**です．昨日できなかったことが今日できるようになるから事故が起きるのです．寝返りをしない子が，今日寝返りをしてソファから落ちてしまうのです．

反対に，高齢者になぜ，事故が多いのかというと，昨日できたことが，今日できなくなるからです．昨日なら足が上がったのに，今日は段差につまずいて階段から転落し，大腿骨の骨頭骨折をするのです．世の中は，健康な成人向けにできています．機能が未熟な子ども，機能がだんだん衰えていく高齢者は事故に遭遇しやすいのです．

研修医B　年齢によって起こる事故が決まっているということは，すなわち「発達している」ということなのですね．

事故は予防が最も大切

指導医　事故はありふれた事象ですが，頭を整理して取り組まないと混乱します．事故の問題を考えるときは，**「事故が起こる前」，「事故が起こったとき」，「事故が起こった後」** の3つに分けて考える必要があります．例えば，わが国では毎年，生後10カ月〜1歳代の子どもが30〜40人，浴槽で溺れて亡くなっています．その状況を継時的に追ってみましょう．「事故が起こる前」は，子どもが歩き始めるようになる．歩いてきて，開いているドアから浴室に入る．洗濯用に浴槽に水が溜まっている．浴槽の縁の高さは50 cm．ここで「事故が起こる」．子どもの頭は重いので，のぞくと浴槽に転落する．「事故が起こった後」は，水中で5分以上経てば呼吸も心臓も停止します．母親が子どもがいないことに気づき，家中捜すと浴槽に子どもが浮かんでいる．すぐに子どもを引き上げ，人工呼吸，胸骨圧迫を行い，救急車を呼んで医療機関に運び，治療をする．でも，死亡する，あるいは植物状態になって施設に入所する子がいます．呼吸器をつけた状態では1カ月に100万円の医療費がかかります．

研修医A　そういうケースには遭遇したくないですね．

指導医　事故が起こる前，起こったとき，起こった後のどの段階で対策をとるかを考えてみると，起こる前に予防することができればそれに越したことはありません．欧米では，人的な損失，経済的な損害の大きさから，事故が起こってから治療するより起こる前の予防にお金をかける方が安く済むと考え，20年以上前から事故が起こる前の予防にお金をかけています．

事故は誰もが遭遇するもの．意識と行動の変容を

指導医：先ほど，皆さんも小児の事故例を診たことがあると言っていましたね．そのときに，ご両親と予防の話はしましたか？

研修医A：タバコの誤飲の例では，上の先生が，「手の届くところに置かないでください」とか「子どものためにタバコをやめてください」と注意していました．

研修医B：どう伝えたらいいのか，よくわからないです．「気をつけてください」とか，普通の人と同じようなことしか思い浮かばないですね…．

指導医：そういう指導は事故の予防に有効だと思う？

研修医A：私が診た子は親がとても反省して子どもに謝っていたので，その例では有効だったのかな，と思いますが…．

指導医：実際に事故予防に何年も取り組んできて，ただ「注意してください」と言っても効果はないことがわかってきました．医師はしばしば「気をつけてください」と親を怒ったり，なかには誤飲のケースなどで反省させるためにわざわざ胃洗浄をする医師もいる．でも，例えばタバコの誤飲の発生頻度はこの20年全然変わっていません．1割では再発しています．話をきちんと聞いてみると，お母さんたちは，みんな十分注意しているのですね．けれど，24時間片時も目を離さないのは不可能ですし，見ている目の前で事故が起こることもあります．だから，ただ「気をつけて」と怒っても予防にはならないのです．

ではどうしたらよいのか．1つには，**「うちの子にも事故が起こるかもしれない」というように，意識を変えてもらう**ことです．そして，注意していても起こるのですから，起こらないように「製品」や「環境」そのものを改善していく必要があります．例えば，自転車に乗るならヘルメットをかぶる，自動車に乗せるならチャイルドシートを使う，というように具体的な行動を促さなければなりません．

研修医B：確かにおっしゃる通りですね．

指導医：健診の場などで事故についてお話をすると，ほとんどのお母さんは「まさかうちの子に限って」，「私が気をつけているから大丈夫」と思っていらっしゃいます．自分の子どもが事故に遭うとは決して思っていません．しかし，先ほど示したように，事故には必ず遭遇するのです．「まさかうちの子に限って」ではなく，「ひょっとしたらうちの子にも」と，事故に対する意識や行動を変える必要があります．われわれ医療関係者は，保護者の意識や行動を変えてもらうような活動をしなければならないのです．

研修医B：実際にはどう取り組むのですか？

指導医：事故の予防は，①重症度が高い事故，②発生頻度が高い事故，③増加している事故，そして④具体的な解決方法がある事故について優先的に取り組む必要があります．予防活動を行った場合は，①事故の発生数，あるいは発生率が減少した，または，②通院日数，入院日数，医療費などの重症度が軽減したことを

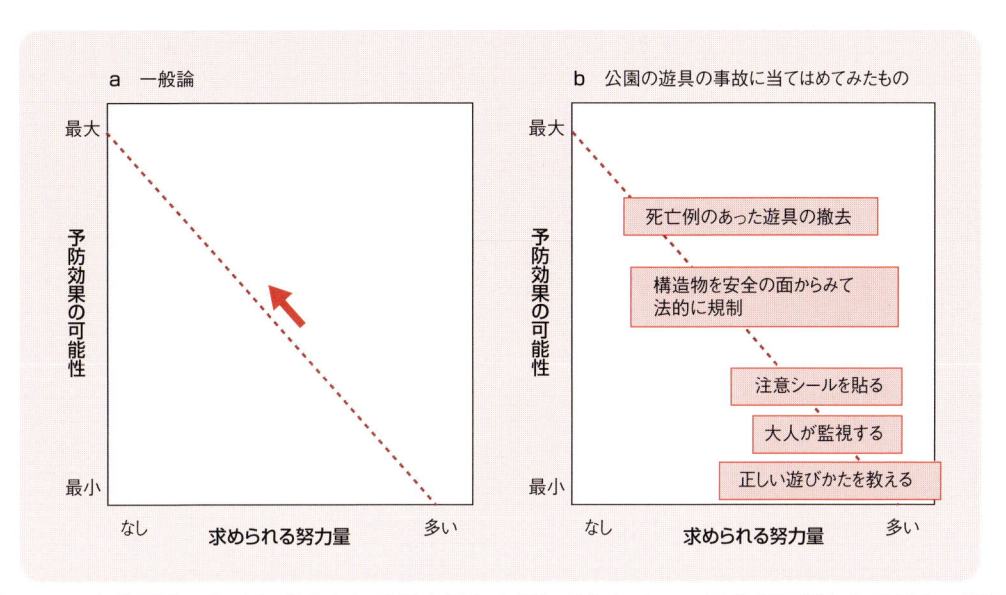

● 図1 事故予防のために求められる努力量と実際にそれによって予防が可能となる量との関係

a 一般論 / b 公園の遊具の事故に当てはめてみたもの
（縦軸：予防効果の可能性　最小〜最大、横軸：求められる努力量　なし〜多い）

b の項目：
- 死亡例のあった遊具の撤去
- 構造物を安全の面からみて法的に規制
- 注意シールを貼る
- 大人が監視する
- 正しい遊びかたを教える

科学的に評価する必要があります．事故の情報を収集し，分析し，予防法を検討し，予防活動を実践，その評価を行うというステップを経るのが真の事故予防です．

研修医A　頭のなかではわかりますが，実際に行うことは難しそうですね．

研修医B　医者だけではできない仕事です．

指導医　事故予防に取り組む場合の基本的な考えかたは，事故予防のために求められる努力量と，実際にそれによって予防が可能となる量との関係として表されます（**図1**）．求められる努力量は多いけど，予防効果が少ないことではなく，努力が少なくて予防効果が高いような環境を整えればいいのです．

1例をあげると「子どもを自動車に乗せるときには気を引き締めて」と何十回も指摘するよりも，チャイルドシートに座らせるということです．水薬の一気飲みを防ぐためには，「保管に気をつけて」と言うより，セーフティー・キャップ付きの容器（1度ギュッと押して回さないとフタが開かない）を使う．欧米ではこれを使用することによって一気飲みの事故が50％減ったという科学的なデータがあります．

有効な事故予防とは，予防効果が最大で，求められる努力量が最小のものということです．言い換えると「全く気をつけていなくても，安全が確保されているしくみ」が望ましいということです．

研修医たち　そうなんですね．

指導医　事故予防の指導においては，保護者が実行可能で，かつ科学的に有効とされている予防策を示し，保護者がその予防策を実行するという行動変容が重要となります．この行動変容があって初めて，事故は予防されうるのです．

具体的な事故予防活動とは

指導医 私は20年前から子どもの事故による傷害予防に取り組んでいますが，最初のうちは，リーフレットを配る，あるいはお母さんに「危ないですよ，気をつけてください」などと言っておりました．しかし，そのような活動は全く効果はありませんでした．

研修医B 保健所に研修に行ったときに，リーフレットをいくつか見ました．

指導医 事故予防活動は，教育的なことよりも環境の整備を優先することが原則です．**表1**に具体的な事故予防対策を示しました．

研修医A こんなにたくさん覚えられる自信がありません．

指導医 月齢や年齢に合わせて，このなかのいくつかを健診などで話していただくといいと思います．

医療関係者の役割

研修医A 安全な環境を作っていくことが大切なのですね．お話を伺っていると，製品そのものを変えていく必要がある場合もあるようですね．例えば，セーフティー・キャップ付きのビンを作ったように，タバコを誤飲するなら誤飲しても大丈夫なタバコを作る，といったことかと思いますが，そういうことは，ちょっとすぐにはできない感じもするのですが….

指導医 そうですね．確かに大変なことです．親だけではなく，メーカーや行政，社会全体で事故が起こらないよう取り組まなければならないということですね．

では，傷害予防の領域のなかで，医療関係者の役目とは何でしょうか？ 医療機関には，重症度が高い傷害を受けた患者さんが来院します．本来，事故の原因究明のためには，傷害が発生した場所を見て，傷害をもたらした製品や環境をチェックし，傷害を受けた人の話を聞くことが必要です．われわれ医療機関にいる者は，事故の起こった時間や場所の近くにいる職種ですので，傷害の発生情報を詳細にとることができます．例えばお風呂の溺水なら，浴槽の縁の高さが何cmで水がどのくらい張ってあったとか，事故が起こった状況を詳しく聞いて情報を集めることが重要です．また，「子どもは信じられないようなことをする」と言われますが，よくよく状況を聞くと理由があることが多いのです．**科学的な対策を立てていくために，きちんとした情報を収集することは医療関係者の責務である**と私は考えています．そして情報が集まったら，専門家に発信したり，乳幼児健診でお母さんたちに指導していくことが，事故予防につながると考えています．

研修医A 今まで診たケースは治療ばかりで，事故の発生状況までは考えてみませんでした．

研修医B 実際に，どういうところへ事故の情報を連絡すればよいのですか？

指導医 それは，残念ながらまだきちんと整備されていないのが現状です．私はいま，

● 表1　子どもの事故による傷害予防として優先すべき対策

自動車の事故	適切に装着されたチャイルドシートを使用 どの年齢層でも，自動車に乗る場合には必ずチャイルドシート，シートベルトを正しく使用 後部座席でもシートベルトを使用 妊婦もシートベルトを使用 車中に乳幼児を1人で放置しない ソフトカー（速度調節メカニズムの車）の使用 罰則の強化（飲酒運転，携帯電話の使用など）
自転車の事故	ヘルメットの着用 足部ガード付きの椅子の使用 子どもを乗せるときは最後に，下ろすときは最初に
浴槽での溺水	洗い場から浴槽の縁までの高さが50 cm以下の浴槽は転落する危険性が高い 子どもが2歳になるまで残し湯をしない 子どもが浴室に入れないようにする 子どもだけで入浴させない 子どもと入浴中は電話が鳴っても決して出ない 入浴時は，子どもを後から浴室に入れ，出るときは先に子どもを出す
水遊び，釣り，ボート遊び	ライフジャケットの着用
ベビーカーからの転落	5点式シートベルトで拘束 ベビーカーを止めたときに安定，固定の確認
ベッドからの転落	ベビーベッドの柵はつねに上げる 乳児を大人用ベッドに寝かせない
クーハン，歩行器，ショッピングカートからの転落	使用しない 使用する場合はベルトで固定
スキー，スケート，スケートボード，キックスケーターなど	ヘルメットの着用，肘・膝のプロテクターの使用
スポーツ（球技・団体競技，格闘技）	マウスガードの使用，ヘッドギアの使用
階段からの転落	転落予防の柵をつける
ガラスへの衝突	腰の高さ以下は強化ガラスを使用する
ベランダや窓からの転落	手すり柵の高さは足がかりから90 cm以上 足がかりは20 mm未満 手すり子のすき間は11 cm以内 踏み台となるものは手すり柵から60 cm以上離して設置 窓際にベッドやソファや椅子を置かない
ドアで挟む事故	玄関ドアの蝶番側にカバーをつける ドアクローザーの使用 子どもを確認後に自動車のドアを閉める 防火シャッターは安全停止装置付きのものとする
熱　傷	給湯温度の設定を50℃以下にする 子どもを熱源から遠ざける 途中で火が消えても花火をのぞき込まない 花火は水につけて完全に消す 熱湯の蒸気が出る加湿器は使用しない
火災・火傷	消火器，住宅用火災警報器の設置 難燃性のパジャマや毛布の使用 身体にフィットした寝衣を着る 防火タバコの使用・チャイルド・レジスタンス・ライターの使用
誤飲・窒息	口径39 mm以下の大きさのものは，床面から1 m以上の高さの場所に置く 誤飲チェッカー（販売：社団法人日本家族計画協会http://www.jfpa.or.jp）でチェック セーフティ・キャップの水薬ビン（金鵄製作所）の使用 飲み物の容器に食品以外のものを入れない 公園で遊ぶときは，かばん，水筒，ゲーム機，携帯電話機などループになったヒモ状のものは身につけない ヒモのループはすぐに外れやすい仕掛けにする
ペットによる咬傷	争っている動物を引き離さない ケガをしている動物を助けようと手を出さない
口腔内・眼球刺傷	箸，割り箸，歯ブラシ，フォーク，鉛筆など尖ったものを持って歩かせない
気管支異物	3歳（または5歳）になるまで乾いたピーナッツは食べさせない 仰臥位や歩きながらものを食べさせない 小さな食物塊やオモチャなどを放り上げて口で受けるような食べかたや遊びをさせない

そういった事故の情報を収集，公開できる場を作りたいと思って活動していますが，まずは1人1人の医師がきちんと情報収集に努めることが大切です．子どもの事故は親，あるいは本人の不注意と考えられてしまい，事故にあっても苦情の申し出はありません．しかし，「2度と同じ事故をくり返さない」ためには，事故の情報を専門家に提供，公開していただくことが不可欠です．そこで，国民には，傷害のデータは国民の財産，さらに広く人類の財産と考えていただき，傷害データこそが予防の出発点であるということを認識していただきたいと思っています．**「今日のこの傷害データを，明日の傷害予防へ」**．この標語を，医療関係者や国民に訴え続けることが私の役目と考えています．

研修医たち 今日は貴重なお話をありがとうございました．

プロに聞きたい！Q&A

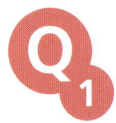

Q1 いろいろな事例を経験し，ときにはびっくりするような事例に遭遇します．その情報をどこかに伝えたいと思いますが，どこに伝えればいいのでしょうか？

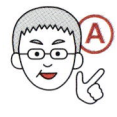

A 重症度が高い傷害を予防するためには，その傷害についての詳しい情報が不可欠です．医師側から，製品を作った企業に情報を伝えても「使用法が悪い」と無視されるか，隠蔽されるだけです．2009年9月，消費者庁が設置されて傷害の情報を一元的に集めることとなりましたが，実際に稼働するまでにはかなりの時間を要すると思われます．それまでは，日本小児科学会雑誌の「傷害注意速報」欄に投稿するか，産業技術総合研究所デジタルヒューマン研究センター子どもの傷害予防工学カウンシル（http://www.cipec.jp/）に相談するのがよいでしょう．

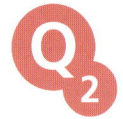

Q2 小児の健康問題として「傷害予防」が大切であることは理解できますが，何から始めたらいいのかわかりません．どこか，きちんと取り組んでいるところはありますか？

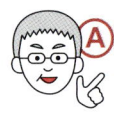

A まず初めに，自分がかかわっているところで傷害のデータをとってみよう．1年間の外来受診例，入院例，あるいは地域の乳幼児健診のアンケート調査などを調べれば，すでに報告されているデータと同じであることがわかるはずです．今までは，その段階で資料を作り，「保護者のちょっとした気配りが大切」というリーフレットを作成して配布，で終わりでした．それは，予防ではなく実態調査です．予防するとは，発生数や重症度を下げる活動であり，まずはじめに何を優先的にとり上げるかを検討します．重症度が高いものでも，発生頻度が高いものでも，ともかく1つの傷害をとり上げます．そして最終数値目標とその達成時期を設定し，実際に取り組んで

みます．わが国において，傷害予防活動を展開し，その有効性を科学的に確認した報告はありません．すなわち，きちんと取り組んでいるところはなく，自分でやるしかないのです．

さいごに

- 1960年以降，0歳を除いた小児の死因の第1位は不慮の事故であり，入院，外来を受診する傷害は，日々，膨大な数が発生しています．
- 事故による傷害は，小児の発達と密接に関連しており，何カ月，あるいは何歳になったらどういう傷害が起こるか決まっています．
- 傷害は，小児の重要な健康問題であると認識する必要があります．
- 事故の問題を考えるときは，「事故が起こる前」，「事故が起こったとき」，「事故が起こった後」の3つに分けて考えます．
- 健康問題としても，費用の面からも，事故が起こる前の「予防」に取り組むことが重要です．
- 事故の予防は，①重症度が高い事故，②発生頻度が高い事故，③増加している事故，④具体的な解決方法がある事故について優先的に取り組みます．
- 予防のためには，事故の原因の究明が必須で，傷害が発生した場所を見て，傷害をもたらした製品や環境をチェックし，傷害を受けた人の話を聞く必要があります．
- 事故予防は，教育的なことより製品や環境の整備を優先することが原則です．
- 予防活動をした後は，①事故の発生数，あるいは発生率が減少した，または，②通院日数，入院日数，医療費などの重症度が軽減したことを科学的に評価する必要があります．

COLUMN 指導しても起こった浴室での溺死

15年前，それまでに筆者は10例の浴槽での溺水例を経験し，そのうち5例は死亡した．浴槽での溺死は，生後10カ月から1歳代に発生する．これらの経験から，筆者の健診では洗い場からの浴槽の縁の高さを聞き，50cm以下であれば転落する危険性が高いこと，残し湯はしないこと，浴室に入れないような工夫をするよう指導していた．

1歳1カ月の女児．在胎32週，出生体重1,120g．低出生体重児として2カ月間入院し，経過は順調であった．10ヵ月健診は筆者が行い，浴槽の指導も行った．事故の1週間前から歩けるようになっていた．当日の午後7時半過ぎ，母親が布団を敷くために2階に上がり，5分くらい経ったときに下から突然ガタンという物音が聞こえたが，子どもの泣き声はしなかった．5分後に下に降りて子どもを捜すと，沸かしている浴槽の湯の中にうつ伏せに浮かんでいた．すぐに救急車を呼び，5分後に自宅に救急車が到着，10分後に筆者の病院の救急室に搬送され，筆者自身が診察した．すでに心肺停止，全身チアノーゼで瞳孔反射もみられなかった．21時間後に死亡した．

この母親には浴室の指導をしていたのに，言った通りの状況で溺死した．筆者の指導は全く意味がなかったことを痛感し，以後，事故予防は「環境の整備を優先」と叫んでいる．

COLUMN　事故による傷害を作り出す

　病気の原因を確かめ，治療法を検討するために「病気を作る」ことが行われ，近代医学はその方法で発展してきた．病気と同じく健康被害をもたらす「傷害」についても，同じアプローチが必要なのではないか．

　筆者は，事故による傷害をコンピュータ・グラフィクス（CG）で再現することに取り組んでいる．その過程で，今まで医療機関で収集してきた事故の情報は不十分であることがはっきりした．例えば，「階段から転落し前額部の切創」という事故でも，子どもの発達段階，靴下などその日の服装，階段の詳細な構造，保護者のいた位置，階段下の状況など，いろいろな情報がないとCGを作りあげることができない．CGを作ることができないような情報では，科学的な予防策を考えることはできない．

　参考：http://www.cipec.jp/

お勧めテキスト

1) ウィルソン, M. H., 他著：死ななくてもよい子どもたち．（今井博之，訳），メディカ出版，1998
2) 山中龍宏：「子どもの誤飲・事故を防ぐ本」．三省堂，東京，1999
3) World report on child injury prevention.（Peden, M., et al eds），WHO, 2008

文献

1) 山中龍宏：Injury prevention（傷害予防）に取り組む　─小児科医は何をすればよいのか─．小児内科，39：1006-1015, 2007
2) 西田佳史，本村陽一，山中龍宏：子どもの傷害予防へのアプローチ　─安全知識循環型社会の構築に向けて─．小児内科，39：1016-1023, 2007
3) 山中龍宏：傷害予防につながる情報収集へのアプローチ．小児保健研究，67：177-190, 2008

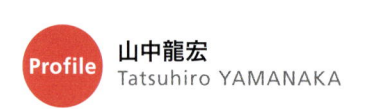

Profile

山中龍宏
Tatsuhiro YAMANAKA

緑園こどもクリニック
産業技術総合研究所デジタルヒューマン研究センター
子どもの傷害予防工学カウンシル（CIPEC）

1974年卒．10年間はリピドーシスの研究に携わっていた．1985年9月，プールの排水口に吸い込まれて死亡した中学2年女児を看取ったことから事故予防に取り組み始めた．現在，日本小児科学会こどもの生活環境改善委員会委員長，日本小児保健協会事故予防検討会委員，日本学術会議連携会員，産業技術総合研究所デジタルヒューマン研究センター子どもの傷害予防工学カウンシル（CIPEC）（http://www.cipec.jp/）代表．

第4部　知って役立つTips

1 手技のコツ

こうすれば成功する！

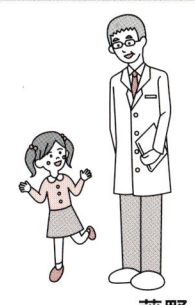

藤野　浩

はじめに

皆さんは先輩小児科医の熟練したルート確保に驚かれることがあると思います．特に超低出生体重児のルート確保など神業のように思われるかもしれません．しかし，誰も最初から今の技術を身につけていたわけではなく，皆，医師になったばかりの頃は皆さんと同じ状況であり，少しずつそのコツを掴んで今の技術を習得しているのです．この稿では小児を診る医師・研修医として最低限身につけていただきたい技術のうち，静脈のルート確保，静脈採血，腰椎穿刺の手技のコツについて述べようと思います．

動・静脈ルート確保および静脈採血

❶ 家族に気を配ること

小児科で点滴や採血を行う場合は，比較的子どもの状態が悪い場合が多いと思われます．まずは家族にこれから行う処置の必要性を十分に説明することが大事であり，この説明が上手くなされていない場合に家族からのクレームが多いように思います．

❷ 根拠のある自信をもって処置を行うこと（根拠のない自信は過信です．これは子どもにとって迷惑千万！）

"大丈夫かなぁ…"，"入るかなぁ…"などと考えると大体失敗します．そのためには血管走行の理解，キチンとした固定，正しい針操作の方法などを自分のなかで整理することが重要です．さらに血管確保や採血が上手な医師の手技を何度も見て，イメージトレーニングを行うことも大事です．操作を行いながら"次は何をするんだっけ？"などと考えないように，処置の前にイメージを作っておくことが重要と思います．

留置針操作の練習方法

点滴固定用のシーネに留置針を刺して内筒の抜きかたなどをトレーニングしてみてはどうでしょうか．

❸ 静脈採血およびルート確保方法：小児に於ける大事なポイント

①血管の走行をキチンと理解してください（図1）．確保のしやすい血管がいくつかあり

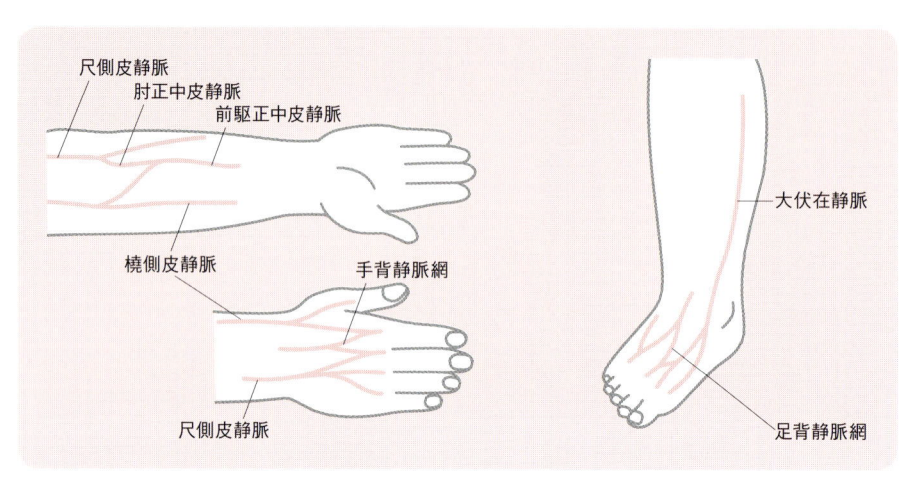

● **図1 よく利用される末梢静脈**
文献1から転載

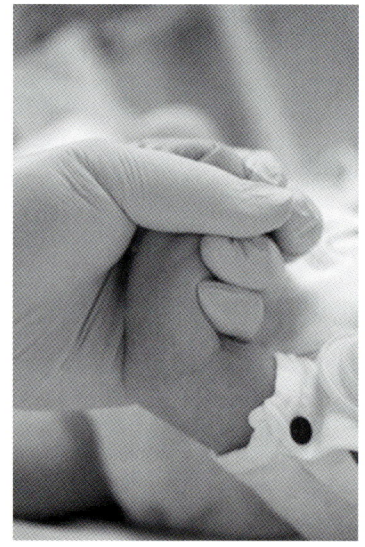

● **図2 小指をかけずにたるんだ手背の皮膚**

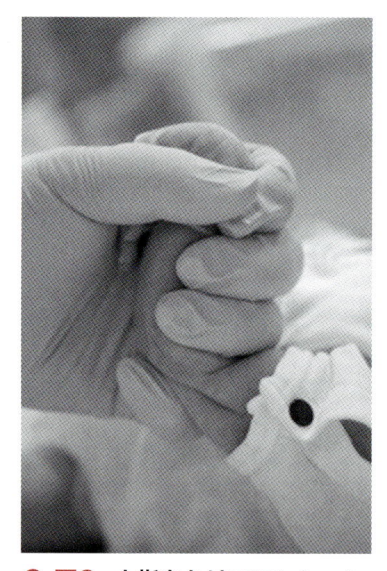

● **図3 小指をかけてテンションのかかった皮膚**

ます．誰でも同様の走行をしていますのでよく覚えてください．また，トランスイルミネーター（光を透過させて血管の位置を確認する装置）ですが，最近では小児でも使用可能な商品もあるため使用してもよいと思います．ただし，針が血管内に入った場合の確認がしにくいことと，血管の深さがわかりにくいので使用に際しては十分な慣れが必要です．

②**穿刺部をしっかりと固定**しましょう．新生児の場合は1人でも十分に可能ですが，小児の場合はできるだけ動かないように，上肢の場合は肩・肘，下肢の場合は腰・膝をしっかりと固定したうえで穿刺してください．

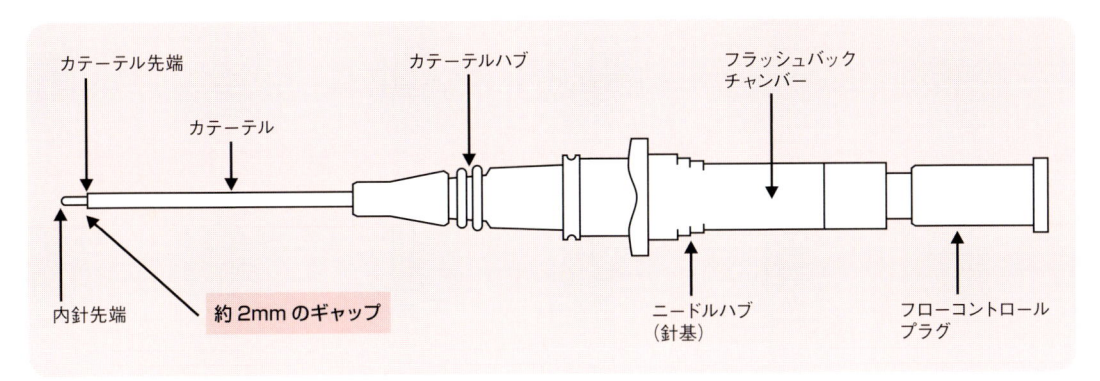

●図4 留置針の内筒と外筒のギャップ

③**皮膚の余分なたるみをなくす**ように皮膚に適切なテンションをかけてください．新生児・乳児の場合，図2のようにすると手背の皮膚がたるみやすいため，図3のように小指を児の肘にかけてテンションがかかりやすくするなどの工夫をしてください．
④駆血も強く縛ればよいのではなく，**静脈を上手く駆血し，動脈の血流はできるだけ遮断しない**ようにしてください（皮膚が紅潮するように巻くのがポイントです）．
⑤留置針を使用する際，**穿刺し血液の逆流を認めたら1～2mm程度針を進めてから内筒を抜く**ようにしてください．逆流を認めてすぐに内筒を引き抜くと，外筒が十分に血管に入っていないことがあり失敗します．内筒が入ったまま針を進めるのは勇気がいると思いますが，角度さえ正しければ突き破ることはありません．

ここがポイント！
留置針の**内筒と外筒の間には1～2mm程度の距離**があります．穿刺前によく確認してください（図4）．

⑥確実に血管内に外筒が入ったら外筒を進めるわけですが，その際に**やや外筒を寝かすようにして進めると入りやすい**と思います．また，外筒よりも細く見えるような血管に留置する場合は，一旦内筒を抜去した後にツベルクリン用の注射器などを内筒に接続し，生理食塩水などを注入しながら外筒を進めると入りやすくなります（ほとんど新生児でしか使わないと思いますが）．
　ここまでは採血の場合も静脈確保の場合も同じ注意事項です．
⑦小児における静脈採血方法：成人の場合は，肘静脈から採血する場合が多いと思いますが，**小児の場合は肘静脈に加えて手背からの採血**も比較的多用されています．また，静脈ルート確保の際に**留置針より血液を滴下させて採血する**場合も多いと思います（図5のように，穿刺後に針からの滴下で採血します）．

❹ 動脈ルート確保方法
静脈確保の際と違い，確保できる血管が限られるため穿刺しやすい部位を把握すること

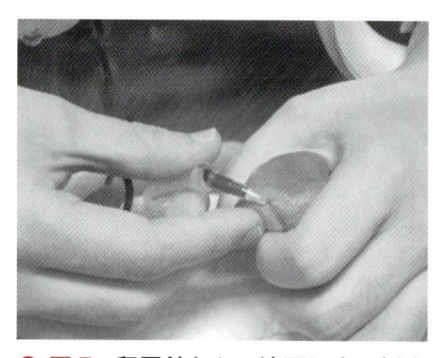

● 図5　留置針からの滴下による採血

と，上級医の手技をよく見ることが大事です．

① ここでも**大事なのは固定**です．橈骨動脈を確保することが多いと思いますが，手関節が動かないようにしっかりと固定してください．シーネを使用するなど自分の行いやすい固定方法を見つけましょう．
② **トランスイルミネーター**を使用して血管の走行を確認するのもよいと思います．
③ 穿刺方法は**セルジンガー法**[※1]で行う場合が多いと思いますが，やりやすい手技で行ってください．

ここがポイント！

セルジンガー法で行う場合，穿刺後，内筒をゆっくり引き抜いて血液の逆流を認めた際に，そのままの角度で外筒を押し込むと入りにくいため，**逆流を認めたところで少し外筒を寝かせてから進める**と比較的入りやすいと思います．

注意！

動脈ルートを確保する際は，橈骨動脈を使うことが比較的多いと思いますが，橈骨動脈で確保できず尺骨動脈を使用する際は，必ず**Allen test**[※2]を行い，動脈血流の確認をしてください．最悪，手関節以下の壊死をきたすことがあります．また，尺骨動脈の近くには尺骨神経が走っていますので注意してください．

memo

※1　セルジンガー法
血管確保の際に留置針で皮膚を穿刺し，血管を貫いて進めた後に徐々にカテーテルを引き戻し逆流を認めたところで血管内にカテーテルを挿入する方法のこと．

※2　Allen test
手関節の動脈（橈骨動脈，尺側動脈）を確保する際に，それぞれの動脈を同時に圧迫し，片方ずつ解除し血流が再開するかを確認するテストのこと．橈骨動脈での確保に失敗した際に，尺側動脈を圧迫し穿刺に失敗した橈骨動脈のみで血流が確保できるかどうかを確認するために行う．

腰椎穿刺

① 髄膜炎，悪性疾患が疑われる場合や化学療法の髄腔内注入の際などに行います．ただし，**脳腫瘍が疑われる場合や頭蓋内圧亢進症状を認める場合は禁忌**です．疑わしいときは必ず頭部CTを撮影し異常がないことを確認してから穿刺してください．
② やはり**固定が重要**です．乳児の場合はまだ小さいのでキチンと固定しやすいですが，幼児になると熟練した人がキチンと押さえないと暴れて検査ができない可能性があります．協力を得られないときなどは鎮静を行うことも必要でしょう．固定を行う際には児の様

子をキチンと確認しながら行います．
③穿刺部位は **Jacoby line（左右の腸骨稜上縁を結ぶ線）** 上で，かつ，脊柱正中線上を穿刺します（新生児の場合は第3腰椎以下，乳幼児の場合は第2腰椎以下を穿刺します）．
④穿刺する際は **穿刺部位と目線の高さが同じ** になるようにして行います（高さがあっていないと穿刺時に針に角度がつき失敗する可能性があります）．硬膜を破る際に"プチッ"という感触があるはずです（乳児や新生児では感じない場合も多いです）．
⑤その後内筒を抜いて **髄液の流出を確認** します．血液が出てきた場合や児の体動が激しく，針を穿刺しておくことが危険な場合などは直ちに針を抜去します．
⑥腰椎穿刺の合併症としては，穿刺部の痛み，頭痛，感染，血腫，**医原性脊髄腫瘍** などがあります．頭痛は穿刺部からの髄液の流出により脳硬膜が牽引される，あるいは髄液流出により脳内容積が減少し代償性に脳血管が拡張することが原因と考えられています．医原性脊髄腫瘍は内筒のない針を使って穿刺をした場合に上皮組織を脊髄腔内に押し込んでしまうために起こると言われています．

注意！
腰椎穿刺は何よりもまず **確実に患児を固定すること** が大事です．十分な固定ができていない状態で行うことは非常に危険です．必ず腰椎穿刺に慣れた小児科医と一緒に行うようにしてください．固定をしている人もしくは介助をしている人が必ず患児の顔色などを確認しながら行いましょう．

さいごに

研修医の方に最低限知っていただきたい代表的な手技を紹介しました．このほかにも皮内注射，皮下注射，筋肉注射，気管挿管なども重要な手技になります（挙げればキリがありませんね！）．積極的に行うことがもちろん大事なのですが，必ず手技を正しく理解し，上級医もしくは手技に慣れた医師の手法を参考にして行ってください．また，いずれの手技の場合もそうですが，2回もしくは3回失敗した場合は必ず他の医師と交代しましょう．意地になって行ってもよい結果は決して得られません．常にわが子に行う気持ちで接してください．

文献
1）奥山仲彦：血管確保-末梢静脈．小児内科，38（5）：849-852，2006

Profile 藤野 浩 Hiroshi FUJINO
藤野医院
平成4年，久留米大学医学部卒業．久留米大学小児科に入局の後，東京女子医大病院NICU，久留米大学病院NICUに勤務の後，平成21年より現職．

第4部　知って役立つTips

2 患者さん・保護者からこんな質問をされたらどう答える？

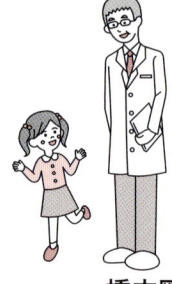

橋本剛太郎

はじめに

　医師は子どもの病気の病因や治療などの医「学」の説明は得意です．しかし保護者はむしろ熱の対処法や食事やお風呂，いつから保育園へ？といった家庭での世話（ホームケア）を教えてほしいのです．医師はホームケア指導の訓練を受けていないので困ってしまうこともあるでしょう．いくつかQ&Aの例を示しますので，これをきっかけにホームケアについてさらに広く学習してください．

Q1　こんなに熱が高くても大丈夫でしょうか？

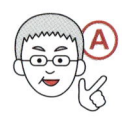

A　わが子が急に高熱を出せば親は不安になりあわてるものです．頭がおかしくなるのではないか，何か悪い病気なのではないか，と誰でも心配になります．このような親の気持ちを理解し共感することがまず大切です．
　熱の高さと重症度とはあまり相関しないので，体温計の数字に一喜一憂しないことです．全身状態をよく診て重症感染症ではなさそうだと判断したら，次は保護者の不安のケアをしましょう．熱が高くても脳に障害が起こるわけではないこと，薬で熱を下げるのはお子さんを少し楽にしてあげるのが目的で病気が治るわけではないことなどを説明してください．
　説明例：「いま拝見したところでは重い病気ではなさそうですよ．熱が高いからといって脳がやられるなどということはありませんから心配しないでください」

Q2　「高い熱のときは腋の下も氷で冷やすといい」と聞きましたが本当でしょうか？

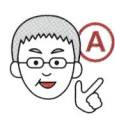

A　感染による発熱に対して体を冷やしてもほとんど効果はありません．体温調節中枢が高い体温にセットされているので，外部から冷やしてもその分の熱をさらに産生

するばかりで，結局体温は下がりません．解熱薬で体温調節中枢をリセットしない限り熱は高いままです（熱中症は逆に解熱薬は無効で冷却が必要）．子どもの体のあちこちを氷で冷やすのは苦痛を与えるばかりで熱を下げる効果はありません．

説明例：「冷やしても熱を下げる効果は残念ながらあまりありません．おでこを冷やして気持ちよさそうならやってあげるといいですが，体のあちこちを無理に冷やすと本人はかえってつらいかもしれませんね」

Q3 嘔吐・下痢のときはどんな食事にすればよいでしょうか？

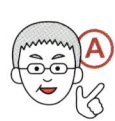

A ウイルス性胃腸炎の子どもの食事指導はとても大切です．薬はほとんど必要がなく食事指導が治療そのものなのです．

嘔吐が強い間は経口禁止ですがせいぜい半日以内にとどめ，経口補水（oral rehydration solution：ORS）を始めます．その後，スープなども試みて，離乳食をはじめからやり直すような気持ちで徐々に食べ物を増やしていきます．過度に慎重にする必要はありませんが，かと言って冷たいものや油っこいものをたくさん食べさせていては嘔吐・下痢が悪化してしまいます．

食事の具体的な内容を，できればパンフレットなどで指導するとよいでしょう．「消化のよいものを」などという漠然とした指導ではお母さんは困ってしまいます．

説明例：「しばらくは何も飲ませずに胃腸を休ませてあげましょう．○時になったらこの飲みもの（ORS）を20 mL飲ませてください．15分経って吐かなかったらまた20 mL…（と具体的に）…次はとうふのみそ汁とか…」

Q4 学校はいつまで休ませればいいですか？

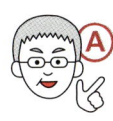

A インフルエンザ，水痘，麻疹など伝染力の強い疾患については学校保健法で登校基準が定められています．保育園にはに特に定めはありませんが学校の基準をあてはめればよいでしょう．「ホームケアガイド」（後述）には小児科外来で診る感染症すべてについて登園登校の目安が記されています．

かぜのとき，熱が前日まであったのに翌朝起きたら熱が下がっていたので保育園に行かせた，というのは感心しません．丸一日熱がないことを確かめてから登園するよう指導しましょう．

説明例：「インフルエンザの場合は，治ったと思ってもすぐには学校に行かないでください．2日間熱がないことを確かめてから行きましょう」

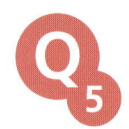

Q5 水ぼうそうの予防注射を受けるより，罹らせた方がいいですよね？

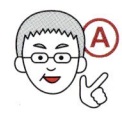

A VPD（vaccine preventable disease）という言葉があります．「せっかくワクチンがあるのに受けずに罹ってしまうなんて…」というアキレ声が聞こえてきそうな言葉です．すべてのワクチンは，その病気に罹ると重症になったり後遺症が残ったりするので苦労をして作ったものばかりです．それを受けずにいるなんて，もったいないことです．ましてわざわざ罹らせるとは，無茶ですね．

また，ワクチンを受けずに病気になったとき，知らないうちに誰かにうつすかもしれません．周りの人に迷惑をかけないためにも予防接種を受ける，という考えは多くの日本人に欠落しているようです．日本は世界的に有名な予防接種後進国ですが，その理由は大人たち（医師も含めて）の無知と鈍感さにありそうです．

説明例：「どの予防接種も，罹ってしまったら治療法のない病気だったり，重症になって合併症を起こしたり後遺症を残すことがある病気ばかりです．受けられる予防接種はすべて受けることをお勧めします」

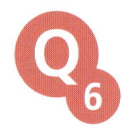

Q6 インフルエンザの予防接種を受けたのに罹ってしまいました

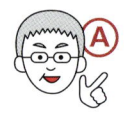

A ワクチンは弱らせた（あるいは死んだ）病原体を体に入れて，「病気にはならないが免疫はつく」ことをめざしています．でもそんなにウマくはいかないもので，免疫を高めようとすると病気に近い状態になって熱が出たり腫れたりしますし，熱などが出ないようにすると十分な免疫がつきません．ワクチンの開発はこのジレンマとの戦いです．したがって，接種した人全員に完全な免疫がつくワクチンというものはありません．

免疫がつく確率はワクチンによって違いますが，なかでもインフルエンザワクチンは年齢が低いほど効果を期待しにくいワクチンです．6歳以下では接種しても発病を防げる率は20〜30％（日本小児科学会）とされています．

説明例：「予防接種を受けても免疫がつかないことは，残念ながらあるんです」（注：罹ってしまってからこんな言い訳がましい説明をしても納得してはもらえませんね．注射を打つ前に効果をきちんと説明して同意を得ておくべきです）

答えがわからなかったら

日本外来小児科学会が編集した「お母さんに伝えたい子どもの病気ホームケアガイド」（医歯薬出版）には小児プライマリ・ケア外来で扱う疾患のホームケアのアドバイスが網羅さ

れています．本文中で述べた熱の対処法，冷却の可否，嘔吐下痢症の食事指導，登園基準，予防接種など，外来で必要な指導はこれ1冊あれば十分です．手元において該当のページをお母さんと一緒に読んでみるとよいでしょう．

お勧めテキスト

1)「お母さんに伝えたい子どもの病気ホームケアガイド　第2版」．（日本外来小児科学会，編），医歯薬出版，2003
2)「お母さんに伝えたい子どものくすり安心ガイド」．（日本外来小児科学会，編），医歯薬出版，2006

Profile　橋本剛太郎　はしもと小児科クリニック
Gotaro HASHIMOTO　P.46を参照．

第4部　知って役立つTips

3 対面しない保護者への説明の落とし穴
ケータイを介した質疑応答の課題と対策

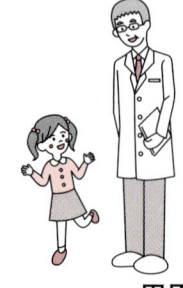

田原卓浩

はじめに

　小児医療サービスへのニーズは多種多彩です．小児科医ならびに小児医療チームに向けられる質問・要望もさまざまですが，個々への時間の確保が制限された診療のなかで，そのすべてに満足度の高い応答をすることは不可能と言えます．そうは言っても，顔と顔をつきあわせてのコミュニケーションでは，お互いの表情・語調・雰囲気などが伝わってきますので，保護者のキャラクターを考慮して言葉を選ぶこともできます．

　ところが，ケータイ・PC・電話を介したコミュニケーションには，われわれの五感を揺さぶる情報が備わっていないため，語句の強調や説明の深度を決定する手法が機能しない懸念が拭いきれません．そのために，一般的な表現を逸脱すること［映画のタイトル（例：『Mission Impossible』＝無理難題）などを使用すること］は避けなければなりません．

　しかしながら，近年メディアを介した相談や質問は急増しており，医療機関のサービスとしてのみならず，ビジネスとして国の内外を問わず活気を帯びています．

　電話相談では少なからず会話をすることになりますので，保護者の語感が伝わってくる可能性を秘めていますが，ケータイなどでのメールの交換だけの場合は意図の伝達度が自ずと低くなるようです．

　本稿では，「子育てサイト」の1つで展開している医療相談に寄せられた，相談者・利用者からの意見（異見）・感想を例に挙げて，われわれ小児医療サービス提供者が再認識するべき課題とその対応について述べます．

"なんでも相談室"の概要とアウトカム

　「子どもホームケア」は，相談者を母親中心に想定したケータイサイトです（図1）．このサイトの特徴の1つとして，相談者への回答についての満足度を評価するために利用者間の意見交換ならびに相談者・利用者からの意見（異見）などを返信できるシステムを機能させています．

　ケータイ画面の推移（図2）では，利用者が見る画面を提示しています．相談（"なんでも相談室"）に入る前に，過去の質疑応答が頻度の高い順に閲覧できる「場」を設置して自己学習ができるようにしてあります．回答を返信すると，相談者・利用者が感想の書き込みをしてくれますが（図3），当然のことながら満足していただける回答（図4，図5）

◆概要
　ケータイサイトの「子どもホームケア」では，子どもの病気についての知識や予防方法，かかったときの対処法や受診の目安など家庭でできる初期治療法を身につけることができます．他にも，子育て中に出会う悩みや不安を「なんでも相談室」や「おしゃべり掲示板」で解決したり「ケータイ版母子手帳」として日々成長する子どもを記録したりなど，育児に役立つ多彩なコンテンツを配信しています．

◆ユーザー属性
　20代〜30代前後の子育て世代ママを中心に，幅広い情報を配信しています．

◆子どもホームケアへのアクセス
　■ NTTdocomo iモード公式サイト
　　「iメニュー」⇒メニュー／検索⇒健康／ビューティー／ライフ⇒結婚／出産／育児⇒「子どもホームケア」
　■ KDDI au EZweb 公式サイト
　　「EZメニュー」⇒カテゴリ検索⇒住宅・健康・暮らし⇒子ども・育児⇒「子どもホームケア」
　■ Softbank Yahoo! ケータイ公式サイト
　　「メニューリスト」⇒くらし・健康⇒くらし総合⇒「子どもホームケア」

● 図1　「子どもホームケア」の概要

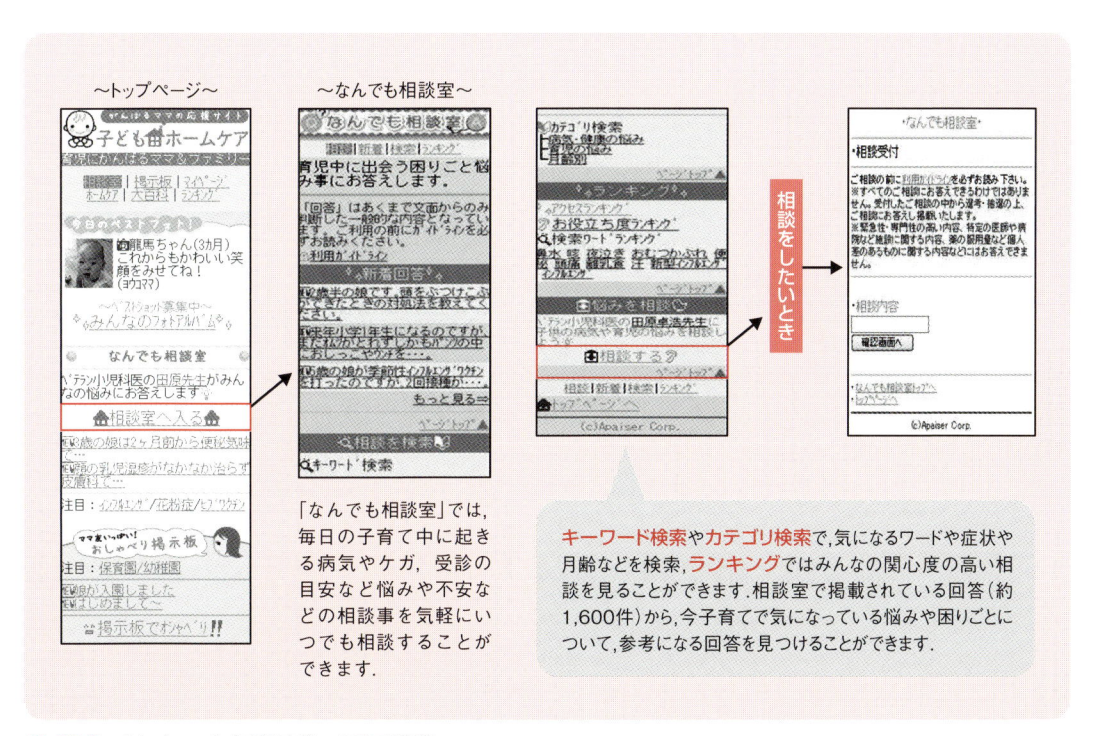

「なんでも相談室」では，毎日の子育て中に起きる病気やケガ，受診の目安など悩みや不安などの相談事を気軽にいつでも相談することができます．

キーワード検索やカテゴリ検索で，気になるワードや症状や月齢などを検索，ランキングではみんなの関心度の高い相談を見ることができます．相談室で掲載されている回答（約1,600件）から，今子育てで気になっている悩みや困りごとについて，参考になる回答を見つけることができます．

● 図2　"なんでも相談室"　画面推移

ばかりではなく，厳しい評価をいただくこと（**図6**，**表1**）もあります．
　相談は1〜2歳児に関することが最も多く，ジャンル別にみますと，病気・けがに関する相談では皮膚疾患・予防接種に関する質問が，また育児に関する相談では成長と発達・くせ・母乳に関する質問が多く寄せられました．回答件数と回答への評価（**表2**）からは回答数に比例してコメントの書き込み数も推移しておりますが，「参考にならなかった」と評価される回答数の比率には大きな差は表れていません．

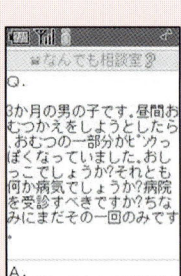

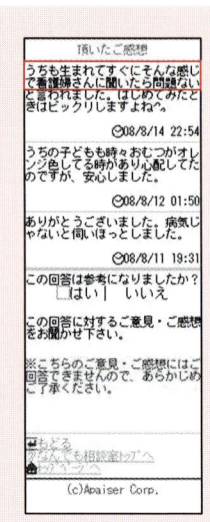

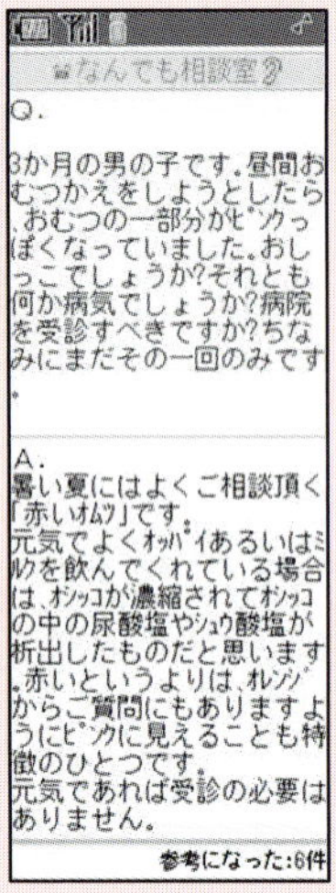

●図3 "なんでも相談室" 感想（満足度調査）

「満足度調査」では，なんでも相談室に掲載されている回答に対して感想や意見，後日談などを自由に書き込めます．そうすることで，相談内容に対する意識や知識を高めることができます．
また，回答に対しての満足度や関心度を測るため，参考になったかどうか「はい」「いいえ」で答えていただくシステムも提供しています．

Q 次男が産まれてから，4歳の長男を抱き締めたりできなくなりました．毎日私とケンカばかりで，余計かわいいと思えなくなりました．

A 大変ですね．お兄ちゃんの名前を遠くからでも呼んであげることをくり返してコミュニケーションを続けるようにしてみることはできますか？ 弟さんのケアをする前にお兄ちゃんの名前を．

私にも7歳の長男がいます．そして2月に念願の女の子が産まれました．7歳なのでさすがに赤ちゃん返りはしませんでしたが，急にお兄ちゃんになったようで，長男なりにいろいろ我慢しているのを見たり感じています．今まで以上に愛しいです．赤ちゃんはまだわからないので上の子には今まで以上に『あなたもかわいい』という態度でいっぱい接してあげてほしいです．赤ちゃんのお世話と同時進行でなかなか大変だとは思いますが，ゆったりした心で優しく接してあげてください．4歳ならまだまだママに甘えたい，くっついていたい盛りですよね．（参考になった）

我が家は3歳8カ月の男の子と2歳の男の子がいます．下の子が産まれてから2人ともに手がかかってとても大変な時期がありましたが，何もかも2人一緒に接してやることが多かったです．よく2人を抱えて買い物をしました．親は大変ですが，大事な時期だと思います．（参考になった）

うちは6歳，3歳，1歳の3人ですが，1番下の長男が私にべったり．6歳の長女は「私も抱っこしてママと寝たい」と言うけど，抱っこもできず横に一緒に寝ることもほとんどなくなり，昨日から別の部屋のベットで1人で寝るようになり母としては寂しい気持ちばかりです．長女の心も寂しいんだよなぁと考えさせられます．（参考になった）

ウチも上（♂）が2歳のときに下（♀）が産まれ，只今てんてこまい中だからわかるナ…その気持ち．ウチは叱った後しばらくしてから"あんたも母さんの宝物"って，ぎゅっと抱きしめたりしてますヨ．そうしたらふてくされ坊主もすぐに笑顔になるし，下の子にも優しくなるしネ．（参考になった）

●図4 "なんでも相談室" 感想コメント（例1）

Q 1歳5カ月の男児です．手に物を持てるようになった時期から，何か手にしようとして伸ばす腕は必ず左で，スプーンや鉛筆も左で持ちます．
左利きのようで物を渡すときは必ず右に渡すのですが必ず左に持ちかえます．無理に矯正しない方がいいのでしょうか？
また今の月齢で矯正するのは難しいのでしょうか？

家も4歳と1歳6カ月の子どもがいますが二人とも左利きみたいです．利き腕は生れつき決まっているそうですよ．昔は左利きはよくなかったのか義父が直そうとしてたけど，今はあきらめたみたいです．周りにも結構左利きの子がいますが，ママ達は別に困らないと言ってましたよ．（参考になった）

私の娘も左利きです．私自身字を書く以外は左利きなので遺伝？かと思っていましたが生まれつき決まっていると知り安心しました．（参考になった）

A 最近では，利き手の矯正はしない考え方が一般化しております．
ご指摘のように，矯正には時間がかかりますのでかなりの忍耐が必要です．
上手にバランスがとれると，両手で同じようなことができるようになる場合もあります．

回答していただきありがとうございました！無理強いせず本人の個性を生かしながら様子をみていこうと思います(^O^)（参考になった）

以前聞いた講義では右手への矯正のことを強制と言ってましたよ．元々左利きなのに矯正することで，脳に無理がくることもあるそうです．うちの子も左手を主に使っていて特に矯正などしませんでしたが，4歳になる今はいろんな場面で右手も使うようになっています．（参考になった）

● 図5 "なんでも相談室" 感想コメント（例2）

Q 生後26日目です．今，ミルクを100あげてますがそれでも足りなくてほぼ1時間おきに泣いてます．そんな時でも好きなだけあげて大丈夫なのですか？

私の子どもも，1時間くらいで泣き出し，授乳してるので参考になりました．（参考になった）

A 大丈夫です．基本は「自律授乳」(self-demand) 赤ちゃんが飲む量を決めてくれます．大人がコントロールをし過ぎないことが肝要です．

好きなとき好きなだけあげるのは，小児科の先生や保健婦さんに駄目といわれました．（参考にならなかった）

● 図6 "なんでも相談室" 感想コメント（例3）

● 表1 満足度調査結果「参考にならなかった」回答

1	質問内容：3カ月になる女の子です．妊娠中はタバコをやめていたのですが，出産してからまた吸うようになってしまいました．母乳で育てているので，やっぱりよくないですよね．そんなときにタバコを吸ったらどんな影響を及ぼすのですか？ 回答：タバコの成分（ニコチン）の母乳中への分泌もさることながら，お子さんの受動喫煙が問題となります．お母さまのお悩みもさぞかしと思いますが，小児科医としてはこれを機会にタバコを止めていただけるとありがたく思います．受動喫煙が子どもたちに与える影響も多彩です．最近では全国各地に「卒煙外来（そつえんがいらい）」を標榜した病院やクリニックが増えております．一度相談してみていただくのもよろしいかと存じます． 感想 参考になった：1 参考にならなかった：2 コメント：影響を聞いてるのに詳しく説明されてない気がします．

2	質問内容：11カ月になる子がタンが絡まって苦しく咳してたりしてます．何か親にできることありますか？ 回答：痰のからむ咳であれば，お薬を飲んでいただくことがあります．小児科を受診していただくことがベストだと思います．背中をさすることはよいのですが，強くたたきすぎるとその度に息を強く吸い込むことになりますのでご注意ください．	
	感想 参考になった：1　参考にならなかった：2 コメント：受診できればいいのですが，これからの時期，少しのことで病院行けないですよね，余計なもの移されそうで．もっと対処法が書かれてると心強く思います．	
3	質問内容：最近5カ月になったんですが，朝まで寝てくれません．酷いときは2，3時間おきに起きることも…．昼寝しなかった日でも寝てくれないので，どうしたらいいのかわかりません．どうしたら寝てくれるようになりますか？ 回答：大変ですね．しかし，まだ5～6カ月までは朝・夜のリズムは確立しないことが多いことがわかっています．したがって，朝・夜のリズムを備えたお母さまとはなかなかリズムが合いません．今しばらくは，赤ちゃんが寝たときにお母さんも一緒に寝ちゃう…と決め込んでいただくのがよい方法ではないでしょうか．もうしばらくのご辛抱です．	
	感想 参考になった：3　参考にならなかった：1 コメント：どうしようもなくて相談しているのだから，もう少し具体的なアドバイスがほしい．子どもに付き合うしかないのはわかっている．	
4	質問内容：6歳の男の子です．いまだオネショが治りません．3歳の妹は布パンツで寝ていますが，自分が紙パンツで寝ていることが気になるようです．が，本人はどうしてよいかわからないと悩んでいます．何かよい方法はありませんでしょうか？ 回答：「あせらず，起こさず，おこらず」がポリシーの世界です．いずれは落ち着いてくると思います．ご家庭でのチェックポイント①お食事の際に調味料（お醤油など）を自分で使わない（足さない）かどうか…②お漏らしがいつ頃か（寝入ってすぐか，起きる直前か，など）この点を踏まえて，また経過を教えてください．	
	感想 参考になった：1　参考にならなかった：1 コメント：私も同じ悩みを抱えております．ぜひ，この先のお話を伺いたいです．	
5	質問内容：2カ月半の男の子です．母乳のみで育てていますが，1週間くらい前までは夜間の授乳時間が5時間ほどあいたのですが，最近また2，3時間おきになってしまいました．日中飲ませたあと，服に吸いついたりしているのですが母乳が足りていないのでしょうか？今の体重は5,600グラムくらいで産まれたときは2,960グラムでした． 回答：体重の増え方は十分ですのでご心配なくゆったりとお過ごしください．赤ちゃんがほしがるときにほしがる量だけを飲ませてあげれば結構です．したがいまして，授乳の間隔はまちまちになると思います．	
	感想 参考になった：5　参考にならなかった：1 コメント：吸い付く仕草は母乳が足りていないからか？という質問に対しての答えがない．	
6	質問内容：1歳9カ月の息子がいます．寝る時は必ずおっぱいをしゃぶって寝ます．私は息子がほしがるまであげようと思ってるんですが，歯並びや虫歯（夜授乳前に歯磨きします）が心配です．お乳もそれほど出ていませんが今のままで平気でしょうか？1歳半健診で前歯の裏が虫歯のなりかけと言われました． 回答：歯並びはまだご心配なく…虫歯については，授乳後の歯のケア（ブラシ，ガーゼで拭く）をしてみてください．	
	感想 参考になった：1　参考にならなかった：2 コメント：寝る前のおっぱいなのに，歯のケアはどうやってするんですか？夜中の授乳後になかなか歯磨きは難しいと思うのですが…．	
7	質問内容：6月で3歳になった娘がいます．春から保育園に入園したのですが…毎月2週間くらいしか通えず，後はずっと熱を出したり，咳や鼻水が酷くてなかなか保育園へ続けて通えません．こんな状態で下の子（1歳）にも毎回うつってしまっています．こんなに熱を出してしまうのであれば…保育園を辞めた方がよいのでしょうか？ 回答：集団保育の現場では，いろいろな病気の流行は日常的です．保育園のお部屋のスペースと人数の関係はどうでしょうか…込み合っている感があれば他の保育園を考慮していただいてもよろしいと思います．	
	感想 参考になった：3　参考にならなかった：1 コメント：保育士ですが，経験上少し違うのではないかと思います．最初熱を出す子どもは多いです．集団生活や慣れない環境，家の中にいるのとは違います．でもだんだん体も強くなってきます．保育園に入ったら熱を出すのは覚悟しておいた方がいいと思います．どこの園に行っても同じです．	

● 表2 "なんでも相談室" 満足度調査 回答件数

2007年	総回答数	1,227	総コメント数	237
	参考になった	1,188	コメント数	220
	参考にならなかった	39	コメント数	17
2008年	総回答数	2,755	総コメント数	596
	参考になった	2,704	コメント数	580
	参考にならなかった	51	コメント数	16
2009年	総回答数	1,466	総コメント数	281
	参考になった	1,450	コメント数	273
	参考にならなかった	16	コメント数	8

2007年2月5日～2009年10月31日

対面しない保護者への説明の落とし穴と対処

　最も重要な点（落とし穴）は，相談の対象となっている子どもを診ていないことです．稀ながら，発疹や下痢などの写真が送信されることもありますが，"臨場感"なしに文字として回答する場合には「安全な表現」に腐心せざるを得ないため，『冷たい回答』『質問に十分答えていない』といった厳しいコメントをいただくことになります．

　これからの小児診療の現場では，満足度の高い説明を提供できるスキルを備えることの重要度は増してきます．対面の有無にかかわらず，わかりやすく表現する姿勢（俗談平和）と説明への満足度を聴く姿勢がわれわれ医師にこれまで以上に求められています．

Profile 田原卓浩
Takahiro TAHARA

たはらクリニック
東京慈恵会医科大学卒業．東京慈恵会医科大学小児科学教室講師，国立大蔵病院小児科医長，国立成育医療センター総合診療部小児期診療科医長を経て，2003年5月より現職．診療のほかにもさまざまな立場から子どもを守り育てる活動（おもちゃ美術館など）を展開している．

索引

英文

BCG	103, 104
capillary refill	71
child maltreatment	175
do no harm	13
DPT	103
FISH法	125
γグロブリン療法	105
Hibワクチン	108
maternal UPD	125
MRワクチン	103, 104
Oral Rehydration Salts	73
ORS	73
shaken baby syndrome	176
UPD	125

ア行

アレルギー疾患	106
育児環境	129
育児環境の情報	129
医師−患者配置	13
医師法	179
胃腸炎	71
遺伝カウンセリング	118
遺伝子検査	119
医療面接	10, 163
親の不注意	182

カ行

片親性ダイソミー	125
学校	153, 161
学校医	153, 159, 161, 174
学校医職務	159
学校保健委員会	159
化膿性髄膜炎	108
川崎病	105
基本的信頼感	131, 134
共同注視	127

均衡型転座	123
均衡型転座保因者	119
食う・寝る・遊ぶ	11
薬の量と味	44
経口補液剤	71
結核予防法	102, 107
健康相談	155, 159
健診	159
原発疹	84
行動変容	185
硬膜下血腫	176
子育て支援マインド	127

サ 行

三種混合ワクチン	103
自我の芽生え	134
事故	183
事故予防	184
事故予防対策	186
事故予防の説明	130
思春期	163, 165
児童虐待	174
児童福祉法	178
重症度	184
傷害の経験人数	182
傷害予防	181, 187
食前・食後の指示	42
知りたくない権利	122
知る権利	122
新生突然変異	120
身体計測	127, 128
身体発育曲線	129, 130
身長体重曲線	129, 130
心理社会的情報	166
ステロイド	106
刷り込み変異	125
生活習慣	166
性行動	166
製剤量	43
正常範囲	132

性腺モザイク	120
精巣捻転	180
性的虐待	179
性的暴行	179
生理食塩水	75

タ行

ダウン症	119
脱水	71
多発骨折	176
腸重積	71
ツルゴール	72
低Na血症	73
定期健康診断	159
溺水	178
てんかん	106

ナ行

泣かせない工夫	12
乳酸リンゲル	75
ネグレクト	175
熱傷	176
熱性けいれん	106

ハ行

肺炎球菌7価ワクチン	108
発育曲線	132
発疹	83
発生数	184
発生頻度	184
発生率	184
発達	183
発達診断学的診察法	133
母親の育児感情	131
人見知り	127, 128, 134
皮内テスト	107
びまん性軸索損傷	176
ファミリーツリー	121

ブックスタート ……………………………………………… 134
不慮の事故………………………………………………… 181
母系遺伝 …………………………………………………… 120
保健室登校 ………………………………………………… 155
母子手帳 …………………………………………………… 129
母子相互作用……………………………………………… 131, 134
ポリオワクチン …………………………………………… 103

マ行

水中毒……………………………………………………… 73
ミュンヒハウゼン症候群 ………………………………… 179
網膜出血…………………………………………………… 176

ヤ行

薬剤量 ……………………………………………………… 43

ヨ行

養護教諭 …………………………………………………… 153, 155, 157
予防 ………………………………………………………… 183
予防接種の計画…………………………………………… 130
予防接種法 ………………………………………………… 102
読み聞かせ ………………………………………………… 161

ラ行

卵白アレルギー …………………………………………… 107
リチウム電池 ……………………………………………… 180
レイプ ……………………………………………………… 179
連携協力…………………………………………………… 153, 158

ワ行

ワクチン …………………………………………………… 102

編者・執筆者一覧

● **編集**

| 森田　潤 | Jun MORITA | こどもクリニックもりた |

● **執筆（掲載順）**

久我修二	Shuji KUGA	国立成育医療研究センター手術・集中治療部
森田　潤	Jun MORITA	こどもクリニックもりた
白川嘉継	Yoshitsugu SHIRAKAWA	福岡新水巻病院周産期センター
武谷　茂	Shigeru TAKEYA	たけや小児科医院
南　武嗣	Taketsugu MINAMI	みなみクリニック
橋本剛太郎	Gotaro HASHIMOTO	はしもと小児科クリニック
進藤静生	Shizuo SHINDO	しんどう小児科医院
岩元二郎	Jiro IWAMOTO	飯塚病院小児科
坂口万里江	Marie SAKAGUCHI	飯塚病院小児科
大部敬三	Keizou OHBU	聖マリア病院小児科
弓削　建	Ken YUGE	ゆげ子どもクリニック
深澤　満	Mitsuru FUKAZAWA	ふかざわ小児科
山根浩昌	Hiromasa YAMANE	北九州市立八幡病院小児科救急センター
松尾勇作	Yuusaku MATSUO	ゆうかり学園・ゆうかり医療療育センター
藤田　位	Takashi FUJITA	藤田小児科医院
渡邊順子	Yoriko WATANABE	久留米大学医学部小児科学教室
戎　寛	Yutaka EBISU	えびす子どもクリニック
金原洋治	Yoji KANEHARA	かねはら小児科
岩田祥吾	Shogo IWATA	南寿堂医院
関口進一郎	Shinichiro SEKIGUCHI	慶應義塾大学医学部小児科学教室
永光信一郎	Shinichiro NAGAMITSU	久留米大学医学部小児科学教室
山中龍宏	Tatsuhiro YAMANAKA	緑園こどもクリニック 産業技術総合研究所デジタルヒューマン研究センター 子どもの傷害予防工学カウンシル（CIPEC）
藤野　浩	Hiroshi FUJINO	藤野医院
田原卓浩	Takahiro TAHARA	たはらクリニック

医学とバイオサイエンスの 羊土社

羊土社 臨床医学系書籍ページ　http://www.yodosha.co.jp/medical/

- 羊土社では，診療技術向上に役立つ様々なマニュアル書から臨床現場ですぐに役立つ書籍，また基礎医学の書籍まで，幅広い医学書を出版しています．
- 羊土社のWEBサイト"羊土社 臨床医学系書籍ページ"は，診療科別分類のほか目的別分類を設けるなど書籍が探しやすいよう工夫しております．また，書籍の内容見本・目次などもご覧いただけます．ぜひご活用ください．

▼ メールマガジン「羊土社メディカルON-LINE」にご登録ください ▼

- メディカルON-LINE（MOL）では，羊土社の新刊情報をはじめ，お得なキャンペーン，学会・フェア情報など皆様に役立つ情報をいち早くお届けしています．
- PC版は毎月3回の配信です（研修医号，エキスパート号，医学総合号）．各号のテーマに沿って情報を配信いたします．また，手軽にご覧いただける携帯版もございます（毎月1回配信）．
- PC版・携帯版ともに登録・配信は無料です．登録は，上記の"羊土社 臨床医学系書籍ページ"からお願いいたします．

かゆいところに手が届く

小児プライマリ・ケアガイド

2010年7月20日　第1刷発行	編　者	森田　潤
	発行人	一戸裕子
	発行所	株式会社　羊　土　社
		〒101-0052
		東京都千代田区神田小川町2-5-1
		TEL　03(5282)1211
		FAX　03(5282)1212
		E-mail　eigyo@yodosha.co.jp
		URL　http://www.yodosha.co.jp/
	装幀・DTP	株式会社ジェイアイ
ISBN978-4-7581-0684-9	印刷所	株式会社平河工業社

本書の複写にかかる複製，上映，譲渡，公衆送信（送信可能化を含む）の各権利は(株)羊土社が管理の委託を受けています．
JCOPY ＜(社)出版者著作権管理機構　委託出版物＞
本書の無断複写は著作権法上での例外を除き禁じられています．複写される場合は，そのつど事前に，(社)出版者著作権管理機構（TEL 03-3513-6969，FAX 03-3513-6979，e-mail:info@jcopy.or.jp）の許諾を得てください．

羊土社オススメ書籍

薬剤ごとの違いがわかる ステロイドの使い分け
豊富な薬剤情報と症例

山本一彦, 鈴木洋史／編

薬剤編では，剤型ごとに各薬剤の特徴と違いを徹底解説．疾患編では，各疾患ごとに豊富な症例と処方例を提示し，使い分けを具体的に解説．症状に応じた適切なステロイドの使い分けが根拠からよくわかる！

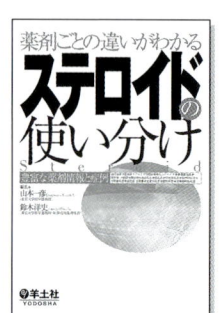

- 定価（本体4,200円＋税）
- B6判
- 365頁
- ISBN978-4-7581-0683-2

ステロイド薬の選び方・使い方ハンドブック

山本一彦／編

どの薬を何錠，何日間？効果がなかったら？副作用が出たら？ステロイド薬の基礎知識と使用の根拠から疾患別の処方とコツまでわかる1冊．付録には商品名，薬価，後発医薬品，会社名がわかるステロイド薬リストを収載．

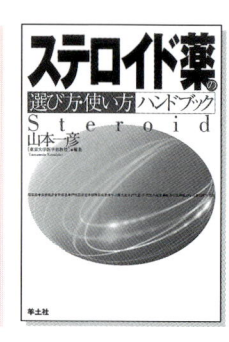

- 定価（本体4,300円＋税）
- B6判
- 333頁
- ISBN978-4-7581-0635-1

NSAIDsの選び方・使い方ハンドブック

佐野 統／編

どの薬を1日何錠？何日間？効果がなかったときの代替薬は？副作用が出たときの対応は？NSAIDsの基礎知識と疾患別の処方のポイント・使い分け・禁忌までわかる．症例つきで「経験」も積める充実の1冊！

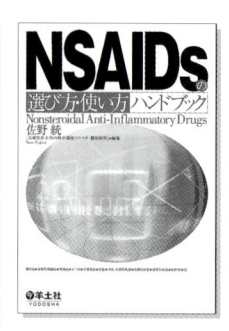

- 定価（本体4,300円＋税）
- B6判
- 319頁
- ISBN978-4-7581-0687-0

筋骨格注射スキル
注射の原理原則と部位別実践テクニック

岸本暢将／監訳　山本万希子, 萩野昇／訳

知りたかった筋骨格注射のコツが写真と解剖イラストで見える！わかる！
肩・肘・手・手首・殿部・股関節・足・足首の注射テクニックを解説．
整形外科医，リウマチ医，プライマリケア医必携．

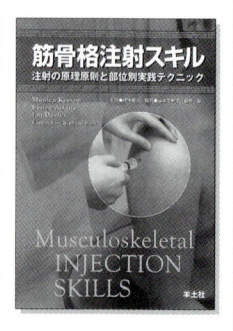

- 定価（本体6,000円＋税）
- B5変型判
- 200頁
- ISBN978-4-7581-0641-2

発行　羊土社 YODOSHA
〒101-0052　東京都千代田区神田小川町2-5-1　TEL 03(5282)1211　FAX 03(5282)1212
E-mail：eigyo@yodosha.co.jp
URL：http://www.yodosha.co.jp/

ご注文は最寄りの書店，または小社営業部まで

羊土社オススメ書籍

絶対わかる抗菌薬はじめの一歩
一目でわかる重要ポイントと演習問題で使い方の基本をマスター

矢野晴美／著

「抗菌薬は覚えることが多すぎる…」とお悩みの研修医の方，必読！必須知識を超厳選，ポイントが一目でわかるからみるみる理解が深まり，演習問題で応用力も鍛えられる！妊婦への投与など，臨床で役立つ付録表付き！

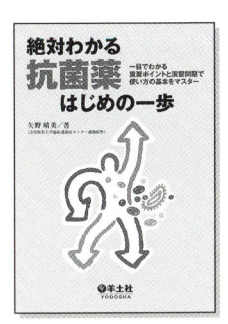

- 定価（本体3,300円＋税）
- A5判
- 207頁
- ISBN978-4-7581-0686-3

抗菌薬について内心疑問に思っていることQ&A

大曲貴夫／編

抗菌薬を自由に使いこなすには？臨床の現場で日々湧き起こってくる、感染症診療や抗菌薬治療にまつわる素朴な疑問に、現場の先輩医師がやさしく答えます。「レジデントノート」での好評特集＆大人気連載を単行本化！感染症科の医師必読！

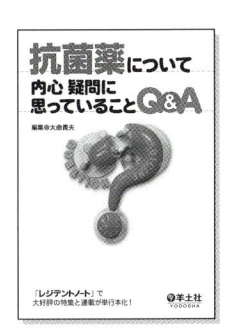

- 定価（本体3,600円＋税）
- A5判
- 222頁
- ISBN978-4-7581-0680-1

治療薬・治療指針ポケットマニュアル2010 年度版

梶井英治／監　小谷和彦，朝井靖彦／編

初期診療の診断から投薬までを一冊に凝縮！使い分けのコツや使用上の注意などのアドバイスが豊富で薬の選び方・使い方がよくわかります．2010年度の改訂では同種薬/類似薬や副作用などの情報を大幅に追加！

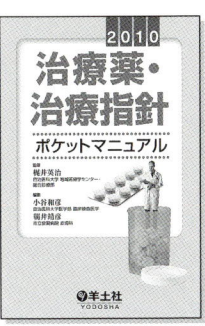

- 定価（本体3,800円＋税）
- A6変型判
- 863頁
- ISBN978-4-7581-0902-4

類似薬の使い分け
症状に合った薬の選び方とその根拠がわかる

藤村昭夫／編

薬の使い分けの難しい疾患別に，類似薬の特徴と使い方の違いを比較して解説．分類図で類似薬が一目でわかり，豊富な症例から具体的な処方も学べて理解しやすい！薬選びに困っている全ての医師に役立つ一冊．

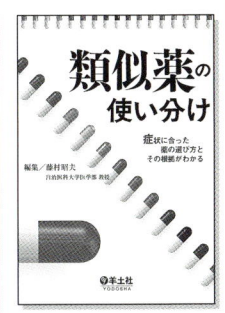

- 定価（本体3,600円＋税）
- A5判
- 286頁
- ISBN978-4-7581-0665-8

発行 羊土社 YODOSHA
〒101-0052　東京都千代田区神田小川町2-5-1　TEL 03(5282)1211　FAX 03(5282)1212
E-mail: eigyo@yodosha.co.jp
URL: http://www.yodosha.co.jp/

ご注文は最寄りの書店，または小社営業部まで

羊土社オススメ書籍

輸液ができる、好きになる
考え方がわかるQ&Aと処方計算ツールで実践力アップ

今井裕一／著

Q&Aで必須知識と理論的な背景をやさしく解説．さらに現場に即した症例を用いた演習問題で，学んだ知識を実践応用する力が身につきます．また，無料で使える自動計算ソフトで日常の輸液計算が瞬時に行えます！

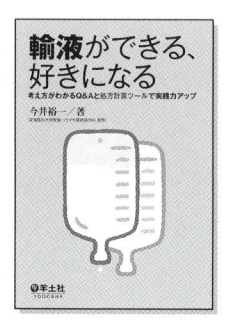

- 定価（本体3,200円＋税）
- A5判
- 254頁
- ISBN978-4-7581-0691-7

酸塩基平衡、水・電解質が好きになる
簡単なルールと演習問題で輸液をマスター

今井裕一／著

ややこしい計算をしなくても簡単・的確に輸液が使えるようになる，目からウロコのルールを伝授！ 疑問に応える解説や豊富な演習問題で、基本から現場での応用力までいつの間にか身につきます．もう輸液で迷わない！

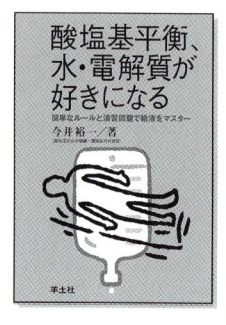

- 定価（本体2,800円＋税）
- A5判
- 202頁
- ISBN978-4-7581-0628-3

ポケット輸液マニュアル 改訂版
正しく使うための基本と疾患別療法

北岡建樹／編

輸液の定番書、「ポケット輸液マニュアル」が改訂！輸液の組立て（どこから？何を？どれくらい？）がすぐわかるハンディな書籍です．改訂版ではQ&A形式のcase studyも加わり，より実践的になりました！

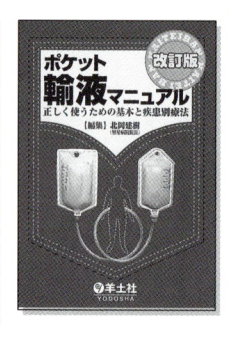

- 定価（本体3,600円＋税）
- A6判
- 357頁
- ISBN978-4-7581-0685-6

根拠からよくわかる 注射薬・輸液の配合変化
基礎から学べる，配合変化を起こさないためのコツとポイント

赤瀬朋秀，中村 均／編

注射薬や輸液を扱うすべての薬剤師にオススメ！配合変化の予測・回避に必要な知識が基礎から学べて，各章末の演習問題で実務に役立つ応用力が身につけられます．調剤事故を予防するために必携の一冊です！

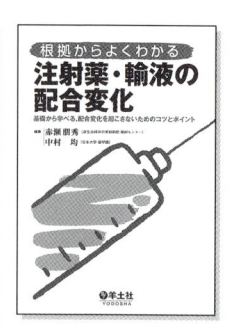

- 定価（本体2,600円＋税）
- A5判
- 228頁
- ISBN978-4-7581-0924-6

発行 羊土社 YODOSHA
〒101-0052 東京都千代田区神田小川町2-5-1　TEL 03(5282)1211　FAX 03(5282)1212
E-mail：eigyo@yodosha.co.jp
URL：http://www.yodosha.co.jp/

ご注文は最寄りの書店，または小社営業部まで

羊土社オススメ書籍

困りがちな あんな場面こんな場面での 身体診察のコツ

ジェネラリストのこれからを考える会／企画
大西弘高／編

普段，見よう見まねで行っている身体診察，でも実は困ってしまうことがある…そんな事例が満載！臨床の第一線で活躍する執筆陣が上級医ならではのワザやコツを伝授します．一歩先を目指したい若手医師にオススメ！

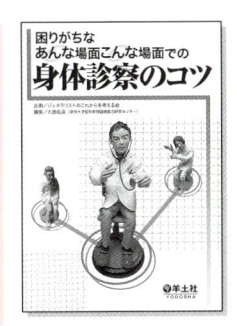

- 定価（本体3,400円＋税）
- A5判
- 173頁
- ISBN978-4-7581-0690-0

全ての診療科で役立つ 皮膚診療のコツ
これだけは知っておきたい症例60

山崎雄一郎／監
木村琢磨,松村真司,出来尾格,佐藤友隆／編

日常診療で出会う皮膚疾患の診かたを伝授！一般臨床医が行った症例へのアプローチに対して，皮膚科医が治療やコンサルテーションのタイミングなどをわかりやすく解説．症例写真も充実！

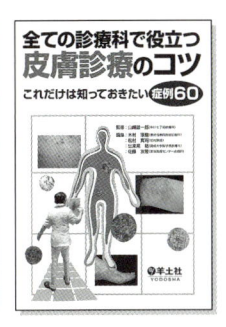

- 定価（本体3,800円＋税）
- A5判
- 151頁
- ISBN978-4-7581-0689-4

疾患を絞り込む・見抜く！ 身体所見からの 臨床診断

宮城征四郎,徳田安春／編

身体所見から得られた知見を臨床診断へどうつなげるか？コモンディジーズを中心に，身体所見から診断への道筋を網羅！宮城征四郎医師をはじめ身体所見教育の第一人者の医師が執筆．日常診療にすぐに役立つ1冊です．

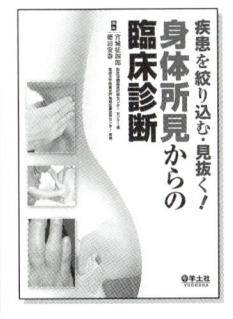

- 定価（本体4,200円＋税）
- B5判
- 246頁
- ISBN978-4-7581-0679-5

当直で困らない 小外科のコツ 改訂版

平出 敦／編

ベストセラーの改訂第2版！やけど，骨折，子供の誤嚥から，虫が耳に入った！など当直で出合うけがや疾患，その他の症状に適確に対処できるコツが満載．医療安全面の情報を補充し，さらに役立つ一冊になりました．

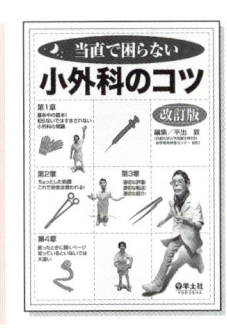

- 定価（本体4,500円＋税）
- B5判
- 213頁
- ISBN978-4-7581-0673-3

発行　羊土社 YODOSHA
〒101-0052　東京都千代田区神田小川町2-5-1　TEL 03(5282)1211　FAX 03(5282)1212
E-mail：eigyo@yodosha.co.jp
URL：http://www.yodosha.co.jp/

ご注文は最寄りの書店，または小社営業部まで

日常診療の疑問を解決できる！大好評の臨床医学雑誌

プライマリケアと救急を中心とした総合誌

レジデントノート

年間定期購読なら送料サービス！

月刊のみ　定価（本体24,000円＋税）
（通常号12冊）

月刊＋増刊　定価（本体39,600円＋税）
（通常号12冊＋増刊号4冊）

"医療現場での実践に役立つ研修医のための必読誌です"

1 実践的ですぐに役立つ
…臨床の第一線で活躍中の医師が，研修医の声と最新のエビデンスを踏まえて解説します

2 日常診療の基本を丁寧に解説
…日常診療の「困った」への具体的な対応を手とり足とり解説します

3 研修で悩むあれこれをサポート
…プレゼンのコツや後期研修情報など，臨床研修で必要なさまざまなテーマに対応．かゆいところに手が届く内容満載です

4 上級医の方にも読まれています
…知識のブラッシュアップ，指導の際のテキストにも使われています

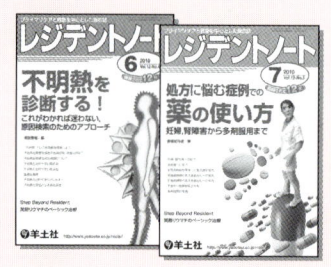

月刊

【特集テーマ】
2010年
■ 6月号　不明熱を診断する！
■ 7月号　処方に悩む症例での　薬の使い方
■ 8月号　創傷治療　こんなときどうする？
■ 9月号　救急外来で困らない　心エコー図検査の基本とコツ（仮）

【好評連載】
■ スナップ診断で切り抜ける！救急外来
■ よく使う日常治療薬の正しい使い方
■ Step Beyond Resident　…ほか

B5判　毎月1日発行　定価（本体2,000円＋税）

増刊

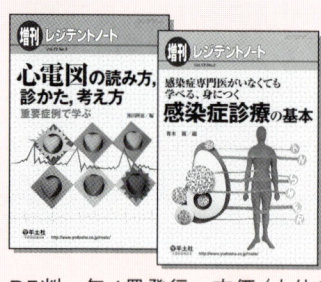

月刊レジデントノートのわかりやすさで，1つのテーマをより広く，より深く

■ 日常診療での薬の選び方・使い方（2009年10月発行）
■ 心電図の読み方，診かた，考え方（2010年3月発行）
■ 感染症専門医がいなくても学べる，身につく
　感染症診療の基本（2010年6月発行）

B5判　年4冊発行　定価（本体3,900円＋税）　※創刊号「輸液療法パーフェクト」のみ定価（本体3,800円＋税）

発行　羊土社 YODOSHA　〒101-0052　東京都千代田区神田小川町2-5-1　TEL 03(5282)1211　FAX 03(5282)1212
E-mail：eigyo@yodosha.co.jp
URL：http://www.yodosha.co.jp/

ご注文は最寄りの書店，または小社営業部まで